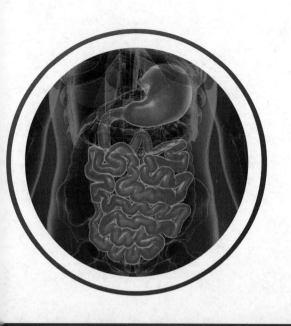

U0259165

**XIANDAI XIAOHUA NEIKE**
**LINCHUANG JINGYAO**

# 现代消化内科
# 临床精要

苗秋实　主编

中国纺织出版社有限公司

**图书在版编目（CIP）数据**

现代消化内科临床精要 / 苗秋实主编. -- 北京：
中国纺织出版社有限公司, 2021.11
ISBN 978-7-5180-8873-7

Ⅰ. ①现… Ⅱ. ①苗… Ⅲ. ①消化系统疾病—诊疗
Ⅳ. ①R57

中国版本图书馆CIP数据核字（2021）第184902号

---

责任编辑：樊雅莉　　责任校对：高　涵　　责任印制：王艳丽

中国纺织出版社有限公司出版发行
地址：北京市朝阳区百子湾东里A407号楼　邮政编码：100124
销售电话：010—67004422　传真：010—87155801
http://www.c-textilep.com
中国纺织出版社天猫旗舰店
官方微博 http://weibo.com/2119887771
唐山玺诚印务有限公司印刷　各地新华书店经销
2021年11月第1版第1次印刷
开本：889×1194　1/16　印张：10
字数：295千字　定价：78.00元

---

凡购本书，如有缺页、倒页、脱页，由本社图书营销中心调换

# 编 委 会

**主　编**　苗秋实　刘培曦　赵红燕　于　洪　刘　辉

**副主编**　李慧茹　刘凡睿　曹友红

　　　　　于　佳　回广飞　杨兰艳

**编　委**　(按姓氏笔画排序)

　　　　　于　佳　中国人民解放军联勤保障部队第九八〇医院

　　　　　　　　　（白求恩国际和平医院）

　　　　　于　洪　烟台毓璜顶医院

　　　　　回广飞　北部战区总医院

　　　　　向　未　西南医科大学附属中医医院

　　　　　刘　辉　大连医科大学附属第二医院

　　　　　刘凡睿　佳木斯大学附属第一医院

　　　　　刘培曦　四川省医学科学院·四川省人民医院

　　　　　李慧茹　佳木斯大学附属第一医院

　　　　　杨兰艳　云南省第三人民医院

　　　　　苗秋实　佳木斯大学

　　　　　官　瑜　孝感市中心医院

　　　　　赵红燕　哈尔滨医科大学附属第四医院

　　　　　曹友红　南京市高淳人民医院

# 前　言

　　消化系统疾病知识更新极为迅速，尤其是在知识爆炸的当今时代，网络的应用，循证医学、整合医学及个体化医学等概念对医学产生了革命性冲击，对疾病诊治的思维方式提出了极大的挑战。作为消化内科临床医师，必须认真学习消化系统疾病的相关知识，熟悉并尽快掌握专科诊疗技术。因此，编者收集了大量的相关文献，并结合自身的临床经验，编写了这部实用的临床著作。

　　本书首先介绍消化内科疾病的主要表现，然后以较大篇幅重点介绍了消化系统常见疾病的诊治，具体包括消化道感染性疾病、胃食管反流病、胃息肉、慢性胰腺炎等内容，最后还介绍了消化道内镜治疗技术的相关内容。全书论述详尽、资料新颖，对消化内科疾病的诊断和治疗具有指导意义，适合消化内科各级临床医师阅读参考，以便于了解和掌握常见消化疾病的最新诊疗手段，为患者提供最佳的治疗方案。

　　在本书编写过程中，虽力求做到写作方式和文笔风格一致，但由于编者较多，加之篇幅和时间有限，难免有一些疏漏和错误之处，恳请广大读者予以批评指正。

编　者
2021 年 6 月

# 目　录

第一章　消化内科疾病的主要表现 ························································· 1

  第一节　腹痛 ····································································································· 1

  第二节　吞咽困难 ···························································································· 4

  第三节　恶心、呕吐和消化不良 ····································································· 7

  第四节　腹泻和便秘 ······················································································ 13

  第五节　消化道出血 ······················································································ 24

  第六节　黄疸 ·································································································· 28

  第七节　腹胀和腹腔积液 ··············································································· 34

  第八节　消瘦 ·································································································· 37

第二章　消化道感染性疾病 ·················································································· 40

  第一节　急性感染性腹泻 ··············································································· 40

  第二节　艰难梭菌感染 ··················································································· 45

  第三节　腹腔感染和脓肿 ··············································································· 48

  第四节　幽门螺杆菌感染 ··············································································· 56

  第五节　沙门菌病 ·························································································· 61

  第六节　细菌性痢疾 ······················································································ 67

  第七节　弯曲杆菌及其相关菌群的感染 ·························································· 72

  第八节　霍乱及其他弧菌引起的疾病 ······························································ 75

  第九节　病毒性胃肠炎 ··················································································· 80

  第十节　阿米巴病和自由生活阿米巴感染 ······················································ 84

  第十一节　肠道原虫感染和毛滴虫病 ······························································ 89

  第十二节　肠道线虫感染 ··············································································· 95

第三章　胃食管反流病 ························································································ 101

  第一节　胃食管反流病概述 ··········································································· 101

  第二节　胃食管反流病临床特征与诊断 ·························································· 103

  第三节　胃食管反流病的治疗 ········································································ 106

第四章　胃息肉 ································································································· 109

  第一节　胃息肉临床特征与诊断 ···································································· 109

  第二节　胃息肉的治疗 ·················································································· 110

第五章　非酒精性脂肪性肝病 ·············································································· 111

  第一节　非酒精性脂肪性肝病临床特征与诊断 ················································ 111

  第二节　非酒精性脂肪性肝病的治疗 ······························································ 112

第六章　急性胆囊炎 ··························································································· 114

  第一节　急性胆囊炎概述 ··············································································· 114

　　第二节　急性胆囊炎临床特征与诊断 …………………………………………………… 116
　　第三节　急性胆囊炎的治疗 ……………………………………………………………… 117
第七章　胆石症的治疗 ………………………………………………………………………… 120
第八章　慢性胰腺炎 …………………………………………………………………………… 123
　　第一节　慢性胰腺炎概述 ………………………………………………………………… 123
　　第二节　慢性胰腺炎临床特征与诊断 …………………………………………………… 124
　　第三节　慢性胰腺炎的治疗 ……………………………………………………………… 126
第九章　常见消化内科疾病内镜治疗 ………………………………………………………… 127
　　第一节　上消化道异物取出术 …………………………………………………………… 127
　　第二节　消化道狭窄扩张及支架置入术 ………………………………………………… 128
　　第三节　食管浅表癌的内镜治疗 ………………………………………………………… 132
　　第四节　食管胃底静脉曲张出血的内镜下治疗 ………………………………………… 136
　　第五节　早期胃癌的内镜治疗 …………………………………………………………… 139
　　第六节　经皮内镜下胃造瘘术及经皮内镜下肠造瘘术 ………………………………… 142
　　第七节　早期大肠病变的内镜治疗 ……………………………………………………… 147
参考文献 ………………………………………………………………………………………… 151

# 第一章

# 消化内科疾病的主要表现

## 第一节　腹痛

正确诊断急性腹痛的原因极具挑战性。极其细微的症状和迹象常常可以提示危重疾病，不能疏忽任何临床表现。详细地询问病史，严格的查体至关重要。尽管病因学分类尚不全面，仍可为评估腹痛病因提供有益的参考。

不建议使用"急性或外科急腹症"的诊断，这一诊断经常具有误导性，表达错误的涵义。大多数明显的急腹症并不需要手术干预，极其轻微的腹痛却常提示病情危急。因此需要对每一位近期有腹痛发作的患者进行彻底的检查并准确诊断。

### 一、起源于腹部疼痛的相关机制

#### （一）腹膜壁层炎症

腹膜壁层炎症的疼痛特点为持续性，并直接发生于炎症部位上方。由支配腹膜壁层的躯体神经传输可获得疼痛的准确部位。在特定时间内，作用于腹膜表面炎症物质的类型和数量决定了疼痛的强度。例如，少量的胃酸突然渗入腹腔造成的疼痛远较等量的大量细菌污染的中性粪便为著。具有酶活性的胰液和炎症导致的疼痛远比等量不具酶活性的无菌胆汁造成的疼痛强烈。血液和尿液与腹膜接触时不会引起突发和强烈的疼痛。在诸如盆腔细菌感染的炎症疾病状态下，在细菌繁殖造成的刺激性物质大量聚集前，疼痛的强度往往相对较轻。

刺激性物质作用于腹腔的频率相当重要。溃疡病穿孔可有不同的临床表现，取决于胃液进入腹腔的速度。

触诊或由于咳嗽或打喷嚏造成的腹膜活动可引起腹膜张力的改变，进而加重腹膜炎症导致的疼痛。腹膜炎患者表现为在床上静卧避免活动，与腹疝患者不断扭动以减轻疼痛形成了鲜明的对比。

腹膜刺激征的另一个特点是腹肌的反射肌肉痉挛会累及全腹。伴随腹膜炎症发生的肌肉痉挛的强度依赖于炎症发生的部位和速度及神经系统的完整性。肌肉痉挛可减轻盲肠阑尾穿孔引起的疼痛，或者当溃疡进入小腹膜囊时疼痛会减弱或消失，起到"保护"作用。炎症缓慢的发展往往极大地削弱了肌肉痉挛的程度。发生于慢性、病重、虚弱的老年患者或有精神症状患者的危重腹部急症，如溃疡穿孔发生，疼痛极弱或不易察觉，肌肉痉挛较轻。

#### （二）空腔脏器梗阻

腹部空腔脏器梗阻而导致的疼痛，传统意义上认为是间歇性的，或腹部绞痛。由于空腔脏器肿胀极少伴发严重持续的疼痛，即缺乏痉挛特点的疼痛，这一点对于避免误诊十分重要。另外，空腔脏器梗阻疼痛远不及腹膜炎症所致腹痛容易定位。

小肠梗阻产生的绞痛好发于脐周或脐上，且定位困难。小肠持续扩张而失去肠鸣音，绞痛的特点随之消失。同时合并绞窄性肠梗阻，由于肠系膜根部被牵引，其疼痛会辐射至腰部以下。结肠梗阻的疼痛强度较小肠弱，并常发生于脐下部位。疼痛辐射至腰椎常见于结肠梗阻。

胆道系统的突然扩张引发持续性疼痛区别于绞痛，因此，"胆绞痛"这一术语有一定的误导性。急性胆囊扩张通常引起右上腹疼痛并辐射至右后肩胛区，或右肩胛骨上部，也可至中线。胆总管扩张通常与上腹部并辐射至腰上部的疼痛相关。疼痛的变异相对大，但也可能消失，因此，鉴别诊断非常重要。可以没有典型的肩胛下或腰部放射痛。不同部位的胆道系统扩张导致疼痛可以不同，如胰头癌，有可能并无痛觉，或只产生上腹部或右上腹的轻微痛觉。胰管扩张引起类似于胆总管扩张的疼痛，另外，斜卧位会加重疼痛，而直立位疼痛可缓解。

膀胱梗阻引起耻骨弓上钝性疼痛，强度较轻。在病情较轻的患者中，坐立不安且无特殊疼痛主诉可能会是膀胱膨胀的主要表现。相反，输尿管内的急性梗阻引发特异性的耻骨弓上和侧腹部痛，并辐射至阴茎、阴囊及大腿内侧。肾盂输尿管连接部梗阻会在肋椎角感觉到疼痛，而输尿管其余部位的梗阻与侧腹部痛相关并发展到同侧腹部。

### （三）血流障碍

尽管大量的临床经验并不提示腹腔内血流障碍相关的疼痛是突发和危重的，但总是被误认为其疼痛是突发和危重的。肠系膜上动脉血栓或血栓形成或腹部大动脉瘤先兆破裂导致的疼痛显然非常严重，并且是弥散性的。然而单纯肠系膜上动脉堵塞的患者，只在血管破裂或腹腔炎症，或破裂的前2~3天才有轻微持续、弥散性痉挛疼痛。在初期，一般只有轻微的不适，是由蠕动增强所致，而不是腹腔炎症造成的。肠系膜上动脉阻塞的临床特点是腹痛常常不伴有腹肌反跳痛及肌紧张，腹痛辐射至骶区、侧腹部或生殖器应该始终认为是腹部动脉瘤破裂可能发生的征兆。疼痛在血管或血管瘤破裂前会持续数天。

### （四）腹壁原因

源于腹壁的疼痛往往持续而剧烈。活动、长时间站立和压力可加重不适和肌肉痉挛。目前，绝大多数腹直肌鞘的血肿是由于抗凝治疗造成的，下腹部可发现包块。如同时累及其他部位的肌肉通常有助于鉴别诊断腹壁肌炎与同一部位腹腔内可能导致疼痛的疾病。

## 二、腹部疾病牵涉痛

由于上腹的疾病，如急性胆囊炎或溃疡穿孔，通常与胸腔内并发症相关，因此，胸腔、脊椎或生殖器引发的腹部牵涉痛使临床诊断受到干扰。一个至关重要、常常被忽略的问题是，对于每一位腹痛患者都应该考虑到胸腔疾病的可能性，特别在上腹疼痛时。针对心力衰竭、肺栓塞、肺炎、心包炎或食管疾病（经常被误诊为急腹症的胸腔内疾病）的系统询问病史和体格检查可以提供充分的线索以明确诊断。由于肺炎或肺栓塞继发的胸膈膜炎可造成右上腹和锁骨上部疼痛，辐射至锁骨上部的疼痛，需要与由肝外胆道系统急性扩张继发的肩胛下牵涉痛相鉴别。腹痛的病因需经数小时的细致观察和综合考虑才能明确，在上述时间内反复询问病情和体格检查为确保得到正确的诊断提供证据。

胸源性疼痛往往是伴随着一侧胸部的移动受限及呼吸节律的延迟或停顿。上述疼痛的程度往往比腹腔内疾病造成的腹痛来得更明显。另外，牵涉痛造成的腹部肌肉痉挛在吸气相时减弱，如果是胸源性疼痛无论是吸气相还是呼气相，痉挛均持续存在。触诊于腹部牵涉痛部位一般不会加重疼痛，多数情况下反而有所缓解。胸部疾病和腹部疾病经常同时存在，鉴别诊断较为困难。例如，患者已知有胆道疾病，常伴发心肌梗死引起的上腹部疼痛；或是早先罹患心绞痛的患者，其胆绞痛发作时，往往有心前区和左肩的牵涉痛。

来源于脊椎的牵涉痛往往存在神经根的压迫和刺激，其特点是当某种活动如咳嗽、打喷嚏或用力时，疼痛加重，并与受累神经节段的感觉过敏相关。来源于睾丸或精囊的牵涉痛，即使对上述器官施以最轻微的压力也会加重疼痛。

## 三、腹部代谢性危象引起的疼痛

代谢性来源的疼痛易于与几乎任意一种腹内疾病相混淆，这是由多种因素造成的。在某些情况下，代谢性疾病如高脂血症，本身也可伴发诸如胰腺炎一类的腹内疾病。酯酶缺乏相关血管神经性水肿往往伴发严重腹痛。无论何时，腹痛原因不明时，都应考虑代谢性疾病的可能性。腹痛也是家族型地中海热的重要指征。

有些疼痛的鉴别诊断比较困难。卟啉病疼痛和铅绞痛经常很难与肠梗阻引起的疼痛区分，原因在于上述疾病的突出特征均为肠蠕动增强。尿毒症和糖尿病的疼痛是非特异性的，疼痛和压痛经常发生位移和强度的变化。糖尿病性酸中毒常突发急性阑尾炎或肠梗阻，因此，如果纠正代谢异常不能迅速缓解腹痛，就应高度怀疑潜在器质性问题。黑寡妇毒蛛叮咬产生强烈疼痛，并使腹部肌肉及其背面僵硬，这是一种不常见的累及腹部的疾病。

## 四、神经性因素引起的腹痛

灼痛可能发生于感觉神经受累的疾病。其特征是灼痛并局限于周围神经的分布区域。患者处于静止状态，诸如触摸或温度变化等正常刺激往往可导致此类疼痛。不规则、间断点状皮肤疼痛，是陈旧性神经损伤的表现。即使轻微触诊也可引发强烈的疼痛，腹部肌肉未见痉挛，往往与呼吸有关。腹胀较为少见，疼痛与进食无关。

由脊神经或脊神经根因素引起的疼痛来去突然，属于刺痛类型。造成此类疼痛的原因可能是带状疱疹、关节炎侵犯、肿瘤、椎间盘突出、糖尿病或梅毒，疼痛与进食、腹胀和呼吸的变化无关。脊髓结核引起严重的肌肉痉挛疼痛看似胃痉挛，但腹部触诊可缓解或不加重疼痛；脊椎移动加重疼痛，通常只限于某些神经节段；感觉过敏较为常见。

功能性病因造成的疼痛不符合上述任一类型。其机制尚不明确。肠易激综合征（IBS）是一种以腹痛和排便习惯改变为特征的功能性胃肠失调。IBS 的诊断依靠临床标准并排除结构异常。疼痛常由紧张所致，疼痛的类型和部位变化相当大。恶心和呕吐少见。局限性疼痛和肌肉痉挛常不持续或未见。IBS或相关的功能性失调的病因尚不明。

## 五、对患者的处置

无论患者病状如何，几乎没有急腹症因为需要立即急诊手术而放弃术前常规处置。只有那些腹腔出血的患者（如动脉瘤破裂）急需立即手术，这种情况下评估疾病临床特征的时间极为有限，需要立即建立静脉通路保持足量的补液输入，然后开始手术。消化道出血通常可通过其他手段控制。

详细而严谨地探究病史比实验室和影像学检查更具价值，并且不可替代。尽管探究病史耗时费力，但很多病例只是藉由病史就可获得诊断。腹痛采用计算机辅助诊断，并不比医生独立地临床评估有优势。多数情况下，急性腹痛较易确诊，慢性腹痛则不然。临床医生应时刻记住 IBS 是腹痛的常见病因。尽管疼痛的定位有助于疾病的鉴别诊断但患者病史中按时间顺序出现的临床事件比强调疼痛的定位更为重要。如果检查者能够全面和有条不紊地询问病史，并善于倾听患者主诉，患者本人通常会给出有利于得出诊断的答案。要特别关注非腹腔脏器导致的腹痛。女性准确询问其月经史至关重要。明确诊断前或治疗方案确定前，应禁止使用麻醉药或镇痛药；通过缓解疼痛的药物来协助诊断是不可行的。

对患者进行查体时，首先要快速观察那些重要体征，如面容、卧床体位和呼吸活动等，这些可能会提供有价值的线索。收集信息的数量与检查者动作柔和以及全面查体直接成正比。初诊医生草率完成患腹膜炎症患者的查体，下一位检查者想要准确评估疾病几乎是不可能的。对疑诊腹膜炎的患者施以深触诊并突然松开以引发腹膜刺激征的行为会造成患者较大的痛苦且完全没有必要。对腹部施以温和的叩诊（轻微的反跳痛）能够获得同样的信息，此种诊断方法的选择更为精确和易于定位。让患者咳嗽，避免用手施压于腹部，就可引发腹膜刺激征。此外，对焦虑紧张的患者强迫引发腹膜刺激征会引发保护性痉挛，真正的腹膜刺激征却没有出现。如果触诊生硬，非自主的肌肉僵硬会造成自主的肌肉痉挛叠加，而使得可触及的病变漏掉。

和病史采集一样，需要充足时间查体。腹部体征不明显时，如果伴发其他明显症状，对于诊断至关重要。盆腔腹膜炎的腹膜体征往往几乎无法探及，因此要对每一位腹痛患者进行仔细的盆腔和直肠检查。在其他腹部体征不明显时，具有手术适应证的穿孔性阑尾炎、憩室炎、卵巢肿瘤蒂扭转以及很多其他疾病可引发盆腔和直肠检查时的触痛。

应该特别关注肠鸣音的有无、性质和节律。危急重症如绞窄性小肠梗阻或穿孔性阑尾炎发作时，肠鸣音可以是正常的。相反，梗阻近端小肠显著扩张和水肿，肠鸣音会失去其原有特性，表现为减弱或消失，此种体征也常见于腹膜炎发生时。突发严重的化学性腹膜炎时，肠鸣音常完全消失。这时要对患者的全身情况如容量状态进行评估。

实验室检查对于评估腹痛患者有一定价值，然而要认识到仅凭实验室检查常常无法确诊，鲜有例外。对于决定是否采取手术，白细胞增多始终不能作为唯一的决定性因素。内脏穿孔时，白细胞总数可 $> 20 \times 10^9/L$（20 000/$\mu$L），胰腺炎、急性胆囊炎、盆腔炎性疾病和肠梗阻发生时，白细胞计数会更显著升高。腹腔脏器穿孔时，白细胞计数正常也不少见。相对于白细胞计数，贫血的发现往往更有助于诊断，特别是结合其他病史时。

尿液分析可以提示容量状态，排除严重的肾疾病、糖尿病或尿路感染。血尿素氮、葡萄糖和血清胆红素水平也有助于诊断。除了胰腺炎，血清淀粉酶升高也常见于其他多种疾病，如溃疡穿孔、绞窄性肠梗阻和急性胆囊炎，所以血清淀粉酶升高不能排除手术的可能。血清脂肪酶测定的准确性往往高于淀粉酶。

立位或侧位的腹部 X 线片的影像学检查，为肠梗阻、溃疡穿孔等多种疾病提供有价值的信息。急性阑尾炎或绞窄性腹外疝发作时通常不需要腹部影像学检查。极少数情况下，钡剂或水溶性对比造影剂就可显示消化道上段的局部肠梗阻，而无须采用其他检查手段。如果任何有关结肠梗阻的问题发生，应避免口服硫酸钡。另一方面，怀疑结肠梗阻（无穿孔）时，对比灌肠造影有助于诊断。

在无创伤的情况下，超声、CT 和腹腔镜已经替代了腹腔灌洗。超声扫描术已被证明在发现胆囊和胰腺扩张、胆囊胆石、增大的卵巢及输卵管妊娠时非常实用。腹腔镜探查特别有助于诊断盆腔疾病，如卵巢囊肿、输尿管妊娠、输卵管炎和急性阑尾炎。乙酰苯胺亚氨二醋酸肝胆显像有助于急性胆囊炎和急性胰腺炎的鉴别诊断。CT 扫描可显示增粗的胰腺、破裂的脾、结肠肠壁增厚和阑尾增粗，以及憩室炎和阑尾炎时结肠系膜的条纹和阑尾系膜的特征。

有时，即使在各种辅助手段都齐备，临床技术最好的医务人员在场的情况下，在检查刚刚开始的时候也难以明确诊断。尽管缺乏明确的解剖诊断，对于有经验和思维缜密的内科和外科医生也可以准确地判断手术指征。若对临床判断存疑，观察等待的同时，反复地询问病情和查体通常可以最终明确疾病的本质，并进一步采取适当的治疗措施。

# 第二节　吞咽困难

吞咽困难指食物或水由口腔至咽喉部或通过食管困难。严重的吞咽困难可致营养不良、误吸而降低生活质量。与吞咽困难有关的术语有以下几个：吞咽障碍指食管完全梗阻，常见的是大块食团梗阻或外部肿物压迫。吞咽痛指咽下疼痛，多因口咽或食管黏膜溃疡所致，多伴吞咽困难，但吞咽困难却不一定伴吞咽疼痛。咽下异感症是指并不妨碍吞咽的颈部异物感，有时可通过吞咽缓解。传输性咽下困难在吞咽时常导致鼻反流、肺吸入，以口咽性咽下困难为特征。恐食症（害怕吞咽）和拒绝吞咽可能是精神性的，或与对食团梗阻、吞咽痛、误吸的预期焦虑相关。

## 一、吞咽的生理

吞咽开始于口腔期，包括食物咀嚼和与涎液混合。随后是传输期，食团被舌推送入咽部。食团进入下咽部启动咽喉的吞咽反应，这主要由中枢控制，包括一系列复杂的动作，将食团由咽部推送入食管，避免食团进入气管。为完成这一过程，咽喉上抬并向前凸出，食管上括约肌（UES）舒张。舌运动推进食团通过 UES，随后蠕动性收缩清除从咽部至通过食管的食物残渣。当食团进入食管，食管下括约肌（LES）舒张，持续至蠕动性收缩将食团推送入胃。由吞咽引发的蠕动性收缩称为原发性蠕动，包括整个食管肌肉的收缩及随后抑制收缩导致的松弛。在蠕动性收缩前的抑制称为吞咽抑制。食管局部的扩张可能与胃食管反流相关，引起继发性蠕动，并向远处推进。三级食管收缩是非蠕动性的，在荧光镜下，可见自发出现的紊乱的食管收缩。

口腔、咽、食管上括约肌、颈段食管的肌肉为骨骼肌，直接受脑神经的下运动神经元支配。口腔肌肉由第Ⅴ对（三叉神经）和第Ⅶ对（面神经）脑神经支配；舌肌肉由第Ⅻ对（舌下神经）脑神经支配；咽部肌肉由第Ⅸ对（舌咽神经）和第Ⅹ对（迷走神经）脑神经支配。

生理上，食管上括约肌包括环咽肌、相邻的咽下缩肌、颈段食管的近段。食管上括约肌的神经支配来自迷走神经，而吞咽时支配 UES 舒张的神经来自第Ⅴ对、第Ⅶ对和第Ⅻ对脑神经。休息时 UES 仍关闭，因其内在的收缩性及神经介导的环咽肌收缩。吞咽时 UES 开放因支配环咽肌的迷走神经兴奋停止，同时舌骨上肌、颏舌骨肌同步收缩，使 UES 开放，同时喉部上抬和前移。

引发蠕动的食管近端和远端部分的神经肌肉是特殊的。颈段食管，与咽部肌肉一样，由骨骼肌构成，由迷走神经的下运动神经元支配。食管近端的蠕动由疑核中迷走神经元顺序激发。相比之下，食管远端和 LES 由平滑肌构成，由食管的肌间神经丛的兴奋和抑制神经元控制。在原发性蠕动中，迷走神经的背侧运动神经元来源的脊髓节前神经元通过节神经元引发蠕动。兴奋性节神经元的神经递质为乙酰胆碱和 P 物质，抑制性神经元的神经递质为血管活性肠肽和一氧化氮。蠕动起始于抑制性节神经元的兴奋，随后为兴奋性节神经元兴奋，远端抑制性神经元逐渐占主导。同样，LES 舒张在吞咽抑制后开始，持续至蠕动结束。LES 在休息时收缩是因兴奋性节神经元刺激和内在的血管肌源性收缩，血管肌源性收缩使 LES 区别于相邻的食管。右横膈周围的肌肉加强了 LES 的功能，在吸气、咳嗽或腹部紧张时作为外括约肌起作用。

注意矢状面上舌占据很大部分，且与喉（气道）和食管的关系密切。在未吞咽时，食管入口是关闭的；吞咽时，食管入口打开。

## 二、吞咽困难的病理生理

吞咽困难可根据部位及发生情况分类。根据部位可分为口咽、食管吞咽困难。整个食团的正常输送取决于食团的黏稠度和大小、管腔的口径、蠕动性收缩的完整性、UES 和 LES 在吞咽时被抑制。因过大的食团或狭窄的管腔所致的吞咽困难称为结构性吞咽困难。而由蠕动异常或括约肌舒张功能受损所引起的吞咽困难称为推进性或动力性吞咽困难。在吞咽困难的患者中，不止一种机制起作用。硬皮病的患者常缺乏食管蠕动，且 LES 功能减退，从而形成消化道狭窄。同样，头颈部肿瘤的放疗可引起口咽的吞咽功能减退，引起颈段食管狭窄。

### （一）口咽吞咽困难

口腔期吞咽困难与食团形成及控制不良相关，导致食物长期在口腔中滞留，可能从口腔中漏出。流口水或起始吞咽困难是其特点。食团控制不良可致食团未进入下咽部而过早漏出，伴吸入气道或反流至鼻腔。咽期吞咽困难与食物滞留在咽部相关，因舌及咽喉推进能力差或 UES 梗阻。声音嘶哑和脑神经受损可能与口咽吞咽困难相关。

口咽吞咽困难可能因神经性、肌肉性、结构性、医源性、感染和代谢原因所致。医源性、神经性及结构性原因多见。医源性因素包括手术和放射治疗，常有头颈肿瘤的病史。神经性吞咽困难源于脑血管意外、帕金森病，肌萎缩性脊髓侧索硬化症是误吸和营养不良的主要病因。延髓核直接支配口咽。单侧的口咽吞咽困难提示结构性咽病变或选择性同侧脑干神经核或脑神经病变。先进的功能性大脑成像技术显示了大脑皮质在吞咽及吞咽困难中的重要作用。

引起吞咽困难的口咽结构性病变包括 Zenker 憩室、环咽肌压迹和肿瘤。Zenker 憩室多发生于老年人，发生率在 1 : 10 000 至 1 : 1 000。除了吞咽困难，患者可能有食物残渣的反流、误吸和口臭。发病机制与环咽肌狭窄、UES 开放迟缓相关，使吞咽时下咽部压力增加，迅速在薄弱处如 Killian 裂开处形成推进式憩室，环咽肌压迹是在第 3 环状软骨后的凹陷压迹，与 Zenker 憩室相关。环咽肌压迹限制了环咽肌的扩张性，可导致 Zenker 憩室形成。环咽肌压迹是常见的影像学表现，多数患者一过性环咽肌压迹是非对称性的，治疗前应排除导致吞咽困难的其他病因。另外，环咽肌压迹可能继发于其他神经肌肉病变。

因吞咽的咽期小于 1 秒，快速的荧光镜检查对于评估功能是否正常十分必要。充分的荧光镜检查需患者清醒并且能够配合。检查需要记录摄入食物和液体后的吞咽动作。检查咽部是为了探查是否有食团阻滞、鼻反流、误吸等。需分析吞咽时咽喉收缩、UES 开放的时间及完整性，以评估误吸的风险及治疗的可能性。口咽结构性病变，特别是需要活检的部位，也应经喉镜检查评估。

## （二）食管吞咽困难

成年人的食管长 18 ~ 26 cm，解剖上可分为颈段食管（即从咽食管接合处至胸骨上切迹的部分）和向下一直进入至横膈裂孔的胸段食管。当食管扩张时，管腔的前后径约 2 cm，左右径约 3 cm。当管腔狭窄至直径小于 13 mm，或遇到难以咀嚼的食物或动力异常时，虽然管腔直径大一些，也会发生固体食物的吞咽困难。全食管管壁病变较区域管壁病变更有可能引起吞咽困难。最常见的结构性吞咽困难的病因为 Schatzki 环、嗜酸细胞性食管炎、消化道狭窄。吞咽困难也发生在无狭窄的胃食管反流性疾病中，因食管感觉、扩张或动力异常而发生。

导致食管吞咽困难的动力性异常包括蠕动障碍和（或）吞咽抑制，可能影响颈段或胸段食管。因为口咽和颈段食管的肌肉为骨骼肌，主要表现为口咽吞咽困难。胸段食管和 LES 的肌肉为平滑肌。平滑肌病变的主要临床表现为缺乏蠕动，指吞咽不能引发肌肉收缩或无蠕动存在或无节律的收缩。无蠕动和吞咽时 LES 舒张障碍是失弛缓症的主要特征。在弥漫性食管痉挛（DES）中，LES 功能是正常的，但食管体部动力异常。无蠕动和 LES 功能障碍是硬皮病患者常见的非特异性类型。

1. 病史

患者的病史对于做出假设性诊断十分重要，至少可限定大部分患者的鉴别诊断。病史的关键是了解吞咽困难的部位，什么情况下发生吞咽困难，与吞咽困难相伴随的症状、病情进展情况。胸骨上切迹以上的吞咽困难提示口咽或食管病变，30% 的食管远端病变导致的吞咽困难表现为近端的异常。定位在胸部的吞咽困难为食管来源。吞咽时鼻反流和气道吸入是口咽吞咽困难和气管食管瘘的特点。声音嘶哑是另一个重要的诊断线索。声音嘶哑在吞咽困难之前，原发病灶通常在喉部；而声音嘶哑在吞咽困难之后可能因恶性肿瘤反复侵犯喉神经所致。引起吞咽困难的食物类型是重要的细节。仅在吞咽固体食物时出现间歇性吞咽困难提示结构性吞咽困难，而吞咽固体及液体食物时持续性吞咽困难提示动力异常。尽管有动力异常，硬皮病患者通常仅对固体食物有轻度的吞咽困难，而口咽吞咽困难的患者常对液体食物吞咽困难的程度大于固体食物。在数周至数月时间内吞咽困难逐渐进展需警惕肿瘤。数年来间断对固体食物吞咽困难提示良性疾病，如 Schatzki 环或嗜酸细胞性食管炎。固体食团甚至液体食物长期不能通过为结构性吞咽困难的典型表现。不管是动力异常、结构异常或反流性疾病，吞咽困难常伴有胸痛。长期在吞咽困难前出现胃灼热感提示消化道狭窄或少见的食管腺癌。如有长期鼻饲管置入，食管或头颈部手术，摄入腐蚀性制剂或药片，既往放疗或化疗史或有相关的皮肤黏膜疾病，可帮助明确吞咽困难的病因。吞咽困难如伴随吞咽痛，常提示溃疡，但也应考虑感染或药物引起的食管炎。在艾滋病或其他免疫异常的患者中，应考虑机会性感染引起的食管炎，如白色念珠菌、单纯性疱疹病毒、巨细胞病毒感染，或考虑肿瘤，如 Kaposi 肉瘤、淋巴瘤。有特异反应性的病史需考虑嗜酸细胞性食管炎。

2. 体格检查

查体对于评估口腔及咽喉吞咽困难很重要，因吞咽困难常常仅是疾病过程的多种表现之一。延髓麻痹或假性延髓麻痹的体征，包括构音困难、发音困难、上睑下垂、舌萎缩、极度活跃的下颌反射，还有常见神经肌肉疾病的表现需要明确。需检查颈部是否有甲状腺肿大。需仔细检查口咽以发现阻碍食物通过的病灶。体格检查在评估食管吞咽困难中帮助不大，因病变局限在食管。查体在皮肤病导致的吞咽困难中非常重要，皮肤改变可能提示硬皮病或皮肤黏膜疾病，如类天疱疮、大疱性表皮松懈，这些都可累及食管。

3. 诊断过程

尽管大部分吞咽困难都为良性疾病，但吞咽困难也可能是某些恶性肿瘤的主要表现，所以需重点评估。引起吞咽困难的疾病即使不是恶性肿瘤，也可能是一种可确诊和治疗的疾病，所以评估此症状对患者有利，也可满足医师的要求。特定的治疗方法由病史决定。如怀疑口腔及咽喉吞咽困难，通常采用荧光镜行吞咽检查。根据病情行口腔咽喉镜检查和神经系统评估也很重要。对怀疑食管吞咽困难的患者，内镜是最重要的检查。内镜比钡剂造影能更清楚地看到黏膜病变位置，同时可取黏膜活检。另外，必要时可行食管扩张治疗。嗜酸细胞性食管炎已成为成年人吞咽困难的常见病因，因此推荐在评估难以解释的吞咽困难时，即使内镜下并无明显的病灶，也应把食管黏膜活检作为常规。对于怀疑食管动力异常的患者，因肿瘤和炎症病变可引起失迟缓或食管痉挛，故内镜仍是主要的检查。如内镜不能明确吞咽困难的病因，需行食管测压，以明确是否有食管动力异常。对于轻度或复杂的食管狭窄、食管憩室或食管旁癌，钡剂可提供有用的信息。在特殊情况下，CT 和超声内镜可能有用。

4. 治疗

吞咽困难的治疗取决于病变部位及特定的病因。口咽吞咽困难常因神经系统疾病所致的功能障碍引起。在这种情况下，治疗的重点是在有经验的医师指导下，利用体位和方法清除咽部的食物残渣和加强气道保护。改变摄入食物和液体的黏稠度可减少误吸风险。因脑血管意外所致的吞咽困难通常可在事后几周自行好转，但并不总是如此。病情严重且顽固的患者可能需要胃造口术和肠内营养。治疗原发性神经肌肉疾病的药物对重症肌无力和多发性肌炎的患者有效。除特殊疾病，如先天的环咽肌切迹、Zenker 憩室、环咽肌营养障碍外，环咽肌切开术通常无效。慢性神经系统疾病，如帕金森病、肌萎缩性脊髓侧索硬化症可能有严重的口咽吞咽困难。为给予营养支持，可考虑鼻饲管或内镜放置胃造口管，但这些方法并不能防止分泌的涎液及反流的胃内容物引起误吸。

大部分引起食管吞咽困难的疾病可通过探条和气球进行食管扩张得到有效的治疗。尽管内镜技术可用于缓解症状和基础治疗，但肿瘤和失弛缓症的患者常行手术治疗。感染性疾病可使用抗生素。最后，嗜酸细胞性食管炎是吞咽困难的重要病因，治疗上可清除食物中的过敏源或局部使用激素。

# 第三节　恶心、呕吐和消化不良

恶心是想要呕吐的主观感受。呕吐是由于胃肠道和胸腹壁肌肉组织的收缩而使胃肠道内容物从口腔排出的过程。反流与呕吐不同，为胃内容物可轻易地反流入口腔。反刍指胃内容可反复返回口腔再次咀嚼和再次吞咽。与呕吐不同，这些现象常可受意志控制。消化不良是一个非特异性术语，泛指多种消化道的不适症状，包括恶心、呕吐、胃灼热感、反流和消化不良（这些症状被认为起源于胃十二指肠区域）。一些消化不良患者主诉有明显的上腹部灼烧感、啃噬感或疼痛感。另一些消化不良患者主诉一系列不适症状包括餐后饱胀、早饱（指未达到正常进食量即产生"饱"的感觉）、腹胀、打嗝（嗳气）和厌食。

## 一、恶心和呕吐

### （一）发病机制

呕吐是由脑干控制而使胃肠道、咽部及胸腹壁产生反应的过程。恶心的机制还不甚明确，但被认为可能与大脑皮质有关，因其只发生在患者神志清醒时。脑电图显示恶心发生时有颞额部脑区激活，也支持以上观点。

1. 呕吐的调控机制

脑干核团包括孤束核、背侧迷走神经和膈神经核，控制呼吸的延髓及控制咽部、面部和舌运动的核团共同控制了呕吐的发生。参与调控的神经递质还不清楚，但可能包括神经激肽（NK1）、5-羟色胺（5-HT$_3$）、血管加压素系统等。

在呕吐过程中，骨骼肌与脏腑肌呈现出典型表现。吸气肌群和腹壁肌群收缩，产生的胸腔和腹腔内高压有利于胃内容物的排出。贲门向上脱出膈孔以及喉头上抬促进了呕吐物排出口腔。在正常情况下，肠道肌电节律控制的推进性收缩，为胃 3 次/分和十二指肠 11 次/分的慢波。而且呕吐发生时，慢波节律消失，由口腔起始的强烈痉挛激发了逆行性收缩使胃肠内容物进入口腔。

2. 呕吐的激发物

催吐刺激物可作用于不同的部位。由不适的念头或气味引起的呕吐起源于大脑皮质。而刺激发生咽反射后可由脑神经介导呕吐。晕动症和内耳功能失调是由于内耳迷路器异常引发的呕吐。胃内刺激物和细胞毒性物质如顺铂通过刺激胃、十二指肠迷走神经传入神经导致呕吐。延髓后区可对血源性呕吐刺激物做出反应而被称为"化学感受器触发区（催吐化学感受区）"。许多催吐药物可作用于此区，细菌毒素以及尿毒症、缺氧及酮症酸中毒时产生的代谢因子也可作用于该部位。

介导呕吐发生的神经递质在不同的解剖位置是有选择性的。迷路功能失调可激活前庭毒蕈碱型 $M_1$ 受体和组胺 $H_1$ 受体，而迷走传入神经兴奋则可激活 $5-HT_3$ 受体。延髓后区处的神经富含 $5-HT_3$、$M_1$、$H_1$ 及多巴胺 $D_2$ 亚型等受体。大脑皮质中的神经递质目前还不甚清楚，目前认为大麻素（CB1）通路可能参与其中。只有清楚了解呕吐相关的通路才能更好地选择止吐的药物。

## （二）诱因

恶心和呕吐的诱因可分为肠内因素、肠外因素以及药物或循环毒素。

### 1. 肠内因素

内脏的梗阻以及空腔或实质脏器的感染可以是呕吐的诱因。溃疡或恶性肿瘤可能引起胃部的梗阻，而粘连、良恶性肿瘤、肠扭转、肠套叠以及炎性疾病如克罗恩病则可能引起小肠或大肠的梗阻。减重或长期卧床所继发的肠系膜上动脉综合征，可导致肠系膜上动脉压迫十二指肠。腹部辐射可破坏肠运动神经元而导致肠腔狭窄。胆绞痛可因刺激内脏传入神经而引起呕吐。胰腺炎、胆囊炎和阑尾炎可因内脏神经或空肠激惹而引发呕吐。病毒或细菌如金黄色葡萄球菌、蜡样芽孢杆菌感染引起的结肠炎常发生呕吐，尤以儿童多见。巨细胞病毒或单纯疱疹病毒造成的机会感染常在免疫功能低下的患者中引起呕吐。

肠感觉运动神经功能异常常导致恶心和呕吐的发生。胃轻瘫被定义为胃的排空延迟，常继发于迷走神经切断术、胰腺内分泌肿瘤、肠系膜血管缺血性疾病，以及糖尿病、硬皮病和淀粉样变性等系统性疾病。没有任何系统疾病基础上发生的特发性胃轻瘫是最常见的形式，其可能表现出的病毒感染前驱症状提示可能与感染相关。假性肠梗阻是指肠壁肌肉的运动功能紊乱，进而导致肠道排空和分泌功能停滞、细菌过度生长、营养吸收不良、恶心、呕吐、腹痛、腹胀及排便习惯改变。假性肠梗阻可为特发性或继发性，继发性因素包括家族性内脏肌病、内脏神经病、系统性疾病或小细胞肺癌的副肿瘤综合征。胃食管反流患者可主诉恶心与呕吐，一些肠易激综合征患者也可有此主诉。

成年人中还有一些功能性疾病可引发恶心与呕吐。慢性特发性恶心是指一周数次的恶心发作，不伴随呕吐。而功能性呕吐定义为一周内 1 次以上的呕吐发作，不伴随进食障碍或心理障碍。周期性呕吐综合征是一种病因不明的罕见疾病，表现为周期性、发作性不间断的恶心和呕吐。发作与偏头痛有很强的关联性，提示一部分患者的症状有可能是偏头痛的变异表现。周期性呕吐综合征常发生在幼儿时期，但也有成年人病例被报道与胃排空过快或长期使用大麻相关。

### 2. 肠外因素

心肌梗死和充血性心力衰竭可能引起恶心与呕吐。25%的手术患者术后可能发生呕吐，且最常发生于接受开腹手术和整形手术的患者，女性患病率更高。肿瘤、出血、脓肿或脑脊液流出道梗阻所导致的颅内压升高，可引起明显的呕吐，伴或不伴恶心。晕动症、迷路炎和梅尼埃综合征通过迷路途径诱发呕吐。精神性疾病如神经性厌食、贪食症、焦虑症、抑郁症患者也可主诉明显的恶心，可能与胃排空延迟相关。

### 3. 药物和代谢性疾病

致吐药可作用于胃（如镇痛药、红霉素）或延髓后区（如地高辛、阿片类药物和抗帕金森病药物）。致吐药物包括抗生素、抗心律失常药、抗高血压药、口服降血糖药和避孕药。化疗所导致的呕吐可分为急性（用药后数小时内）、迟发性（用药后 1 天以上）或预期性。急性呕吐是由于高浓度的致吐成分（如顺铂）通过 $5-HT_3$ 通路诱发的，而迟发性呕吐则是 $5-HT_3$ 非依赖性的。预期性呕吐使用抗焦虑药治疗的效果往往好于用止吐药。

一些代谢性疾病也可引起恶心和呕吐。妊娠是导致呕吐最常见的内分泌原因，70%的女性可在妊娠的前 3 个月内发生呕吐。妊娠剧吐可导致严重的体液流失和电解质平衡紊乱。尿毒症、酮症酸中毒和肾上腺皮质功能不全，以及甲状旁腺和甲状腺疾病等均可引起呕吐。

循环毒素也可作用延髓后区而诱发呕吐。内源性毒素可来源于暴发性肝衰竭，而外源性肠毒素可来源于肠道细菌感染。乙醇中毒是常见的引起恶心、呕吐的原因。

### （三）诊断

#### 1. 病史和体格检查

病史有助判断恶心、呕吐的诱因。药物、毒素和胃肠道感染是引起急性症状最常见的原因，而有的疾病常导致慢性症状。幽门梗阻和胃轻瘫引起的呕吐发生在进食后 1 小时内，而肠梗阻引起的呕吐发生较晚。严重的胃轻瘫患者，可呕出几小时甚至几天前未消化的食物残渣。呕血提示溃疡、恶性肿瘤或贲门黏膜撕裂，而带有恶臭味的呕吐物提示可能存在远端小肠或结肠梗阻。呕出胆汁可排除胃梗阻，而呕出未消化食物提示存在 Zenker 憩室或贲门失弛缓。呕吐后腹痛缓解是肠梗阻的特征，而呕吐不能缓解胰腺炎或胆囊炎引起的腹痛。出现明显的体重降低需要考虑恶性肿瘤或梗阻。发热提示感染的存在；如果出现头痛或视野改变需要考虑颅内压原因。眩晕或耳鸣提示迷路疾病。

体格检查可以完善病史信息。直立性低血压和皮肤弹性减退提示有循环血量减少。肺部体检异常要警惕合并呕吐物的吸入。腹部听诊可出现与空肠相关的肠鸣音消失。高亢肠鸣音提示肠梗阻，而有横向运动的振水音提示胃轻瘫或幽门梗阻。触痛和腹壁紧张提示感染存在，而粪便带血提示溃疡合并的黏膜损伤、缺血或肿瘤。神经系统疾病常同时存在视盘水肿、视野消失和局灶性神经异常。触诊包块和淋巴结肿大提示肿瘤。

#### 2. 诊断性试验

选择合适的筛查试验可以帮助复杂症状的鉴别诊断。电解质检查可以提示低血钾和代谢性碱中毒。缺铁性贫血提示需要寻找黏膜的损伤。异常的胰腺或肝生化指标提示胰胆管疾病，而激素和血清学检查的异常可能与内分泌疾病、风湿性疾病或副肿瘤性疾病相关。如果怀疑肠梗阻存在，需要完善卧立位腹部 X 线片检查，可见气-液平面及结肠内气体减少。

如果筛查试验不能帮助做出明确诊断，可以进行进一步检查。胃镜能够发现溃疡、肿瘤；小肠钡剂造影能够诊断部分肠梗阻。结肠镜或气钡双重造影可发现结肠梗阻。超声和 CT 可提示腹腔内的炎症过程。头部的 CT 和 MRI 可以帮助确定颅内疾病。腹部的 CT 和 MRI 检查对于诊断肠道炎症，如克罗恩病有明显的优势。肠系膜血管造影、CT 和 MRI 有利于缺血的诊断。

胃肠动力检查有助于无器质性改变的动力性疾病的诊断。胃轻瘫主要可通过胃核素显像检查诊断，检查时患者食用核素标记的试餐并记录胃排空情况。放射性核素呼气试验和无线动力胶囊检查方法已经被验证并可能在日后成为重要的替代胃核素显像法诊断胃轻瘫的方法。假性肠梗阻在气钡双重造影时常表现为钡剂通过异常及肠腔扩张。小肠传输减慢也可由无线胶囊技术检测。小肠测压的收缩图形可以帮助诊断肠道动力异常并对其进行分型，确定为神经性或肌性。这项检查可以避免以往为确定是平滑肌还是神经退行性原因所需进行的肠道开放活检。

### （四）治疗

#### 1. 一般治疗

呕吐的治疗原则为通过药物或手术尽可能进行纠正。重度脱水的患者，尤其是口服补液不能够维持的患者建议住院治疗。一旦口服补液能够耐受，需要同时补充低脂营养物，因为单纯口服补液容易造成胃排空延迟。食物应尽量避免含有难消化的成分，因其也会造成胃动停滞。

#### 2. 止吐药物

抗组胺药物如美克洛嗪、茶苯海明和抗胆碱能药物东莨菪碱作用于迷路通路，对晕动症和内耳功能失调有效。多巴胺受体 $D_2$ 拮抗药可抑制延髓后区的兴奋，对药物、毒素和代谢原因引起的呕吐有效。多巴胺受体拮抗药能够自由通过血—脑脊液屏障，导致焦虑、肌张力减退、高泌乳素血症（溢乳和性功能障碍）和不可逆的迟发性运动障碍。

其他种类的药物也具有止吐功能。5-HT$_3$受体拮抗药如奥坦西隆和格拉司琼对抑制术后呕吐、放疗后呕吐和预防化疗引起的呕吐具有一定作用，但对其他原因引起呕吐作用不佳。低剂量三环类抗抑郁药对慢性特发性呕吐、功能性呕吐，以及对病程较长的糖尿病患者的恶心、呕吐有一定缓解作用。

3. 促胃肠动力药

胃轻瘫可以使用促进胃排空药物。甲氧氯普胺是5-HT$_4$受体激动药和D$_2$受体拮抗药，对胃轻瘫有一定作用，但也存在抗多巴胺的不良反应，尤其是迟发性运动障碍，所以限制了其的使用。红霉素（一种大环内酯类抗生素）可通过作用胃动素受体加快胃十二指肠的蠕动，胃动素是一种内源性促动力物质。静脉使用红霉素对难治性胃轻瘫患者具有一定作用，口服剂型也有部分作用。多潘立酮（一种未在美国上世的D$_2$受体拮抗药）具有促动力和止吐的作用，但不会与其他脑区发生交叉反应，所以很少发生焦虑和运动障碍等不良反应。多潘立酮的主要不良反应是其能透过血—脑脊液屏障作用于垂体区域引起高泌乳素血症。

难治性胃肠动力障碍在治疗方面比较具有挑战性。液态的促动力药比片剂更具有优势，因为液体的胃排空更快。甲氧氯普胺可以在监测下皮下给药。生长抑素类似物奥曲肽对假性肠梗阻有作用，因其能够诱导推进性的小肠复合运动。乙酰胆碱酯酶抑制药如吡斯的明被认为对部分小肠动力障碍患者有作用。非对照试验报道向幽门注射肉毒菌素对胃轻瘫患者有作用。放置空肠营养管能够减少部分药物难治性胃轻瘫患者的住院需要和增强其一般情况。置入胃电起搏器能够减少药物难治性胃轻瘫患者的症状，提高生活质量，减少医疗费用支出，尽管小样本的对照试验只报告了中等的效果。

4. 选择性临床治疗

一些肿瘤化疗药物如顺铂是强烈的致吐剂。预防性地给予5-HT$_3$受体拮抗药能够防止大部分患者化疗引起的急性呕吐。5-HT$_3$受体拮抗药与糖皮质激素的联合使用常能够达到止吐的最佳效果。苯二氮䓬类如劳拉西泮能减少预期性恶心和呕吐。但对化疗后1~5天的迟发性呕吐的治疗效果往往不佳。神经激肽NK1受体拮抗药（如阿瑞吡坦）对化疗后的急性和迟发性恶心、呕吐具有一定效果。一直以来被建议用于肿瘤相关呕吐的大麻素如四氢大麻酚，有明显的不良反应，且没有表现出优于抗多巴胺药物的效果。大多数的止吐方案对呕吐的缓解作用优于恶心。

临床医师对妊娠呕吐患者的管理要特别小心。对目前止吐药物致畸作用的研究结果还存在分歧。少数对照试验在有妊娠恶心的患者中进行过，抗组胺药如美克洛嗪和抗多巴胺药如丙氯拉嗪的效果优于安慰剂。一些妇产科医师建议患者使用其他方法，如维生素B$_6$及穴位按摩。

治疗周期性呕吐综合征也是有难度的。在多数患者中，预防性地使用三环类抗抑郁药、赛庚啶或β肾上腺素能受体拮抗药能够减少发作的频率。静脉使用5-HT$_3$受体拮抗药联合有镇静效果的苯二氮䓬类如劳拉西泮是治疗急性呕吐的主要方法。小样本研究报告了抗偏头痛治疗也有效，包括5-HT$_1$受体激动药如舒马曲坦和选择性抗惊厥药如唑尼沙胺、左乙拉西坦。

# 二、消化不良

## （一）病因与发病机制

消化不良最主要的原因是胃食管反流和功能性消化不良。其他情况可能是某些更严重疾病的继发表现。

1. 胃食管反流

胃食管反流可由多种生理性缺陷导致。下食管括约肌压力下降是硬皮病和妊娠反流的重要原因，也是无其他系统性疾病患者反流的原因。许多患者频繁地出现一过性下食管括约肌松弛表现，而松弛期间胃酸或非酸液体反流入食管。暴饮暴食和吞气症能够短暂破坏下食管括约肌的屏障功能，而受损的食管体运动功能和减少的涎液分泌延长了反流液对食管的刺激。食管裂孔疝的作用目前仍存在争议——尽管大多数反流患者存在食管裂孔疝，但是大多数食管裂孔疝患者没有过多的胃灼热感症状。

2. 胃动力紊乱

胃动力紊乱是一部分患者胃食管反流的原因。25%~50%的功能性消化不良患者存在胃排空减慢。

这些异常与症状发生之间的关系尚未明确。研究发现，症状的严重程度与动力紊乱程度之间存在弱相关。餐后胃底舒张功能受损可能是腹胀、恶心和早饱等症状发生的基础。

3. 内脏传入神经高敏感

胃感觉功能异常是功能性消化不良的发病机制之一。内脏高敏感最早在肠易激综合征患者中被描述，这些患者在直肠球囊充气试验中表现出感觉阈值的降低，但不存在直肠顺应性改变。同样，消化不良患者对胃扩张引起不适的感觉阈值低于正常对照者。一些存在胃灼热感症状的患者并没有酸性或非酸反流的增加。这些功能性胃灼热感患者被认为是因为对正常食管内 pH 和容积的敏感性增高。

4. 溃疡性疾病

在大多数胃食管反流病（GERD）患者中，食管并未受到损伤。但是约有 5% 的患者出现食管溃疡，一些形成狭窄。仅凭症状并不能将非腐蚀性食管炎与腐蚀性食管炎或溃疡性食管炎区别开。15%～25%的消化不良患者由胃或十二指肠溃疡发展而来。导致溃疡病最主要的原因是幽门螺杆菌感染和非甾体抗炎药的使用。其他导致胃十二指肠溃疡的少见因素包括克罗恩病和胃泌素瘤，后者是一种由内分泌肿瘤引起胃泌素过度分泌的情况。

5. 恶性肿瘤

消化不良患者常因害怕得肿瘤而就医，但仅有 <2% 的患者真正存在胃食管恶性肿瘤。食管鳞状细胞癌常发生在有长期吸烟和饮酒史的患者中。其他的高危因素包括腐蚀性物质的摄入、贲门失弛缓症和遗传性胼胝症。食管腺癌通常由长期酸反流造成。8%～20%的 GERD 患者存在食管的肠化生，称为 Barrett 化生。这种化生有形成食管腺癌的倾向。胃恶性肿瘤包括腺癌和淋巴瘤，其中前者在某些亚洲国家的患病率很高。

6. 其他原因

食管的机会性真菌或病毒感染可能引起灼热感或胸部不适的症状，但更常引起的症状为吞咽痛。其他食管炎包括嗜酸细胞性食管炎和药物性食管炎。胆绞痛需要与消化不良相鉴别，但是大多数真正胆绞痛的患者主诉为右上腹或上腹部发作性痛，而非慢性烧灼感、恶心和腹胀。肠乳糖酶缺乏可导致进食乳糖后肠道产气增加，表现为腹胀、腹部不适和腹泻。乳糖酶缺乏症在高加索人群（北欧血统的白种人群）中的发生率为 15%～25%，在黑种人和亚裔人群中的患病率更高。其他糖类（如果糖、山梨醇）的不耐受也能够产生类似的症状。小肠细菌过度生长也能够导致消化不良，常合并肠功能紊乱、腹胀和吸收不良。在一些消化不良患者的十二指肠黏膜活检中可见嗜酸性粒细胞浸润。胰腺疾病（慢性胰腺炎和胰腺癌）、肝细胞肝癌、乳糜泻、巨大肥厚性胃炎、浸润性疾病（结节病和嗜酸性粒细胞性胃肠炎）、肠系膜缺血、甲状腺和甲状旁腺疾病，以及腹壁强直均可引起消化不良。可能引起消化不良的腹膜外原因包括充血性心力衰竭和肺结核。功能性消化不良的易感基因目前正在研究中。

## （二）诊断

1. 病史和体格检查

消化不良患者需要进行全面的问诊和评估。GERD 患者的典型症状是胃灼热感，表现为上腹部自下向上移动的胸骨后灼热感。胃灼热感常可由进餐加重，甚至能使患者从睡梦中醒来。伴随的症状包括酸性或非酸性液体反流、胃灼热以反馈性的涎液分泌，不典型症状包括咽炎、哮喘、咳嗽、支气管炎、声音嘶哑和类似心绞痛的胸痛。一些食管 pH 监测显示有酸反流的患者并没有胃灼热感的主诉，但报告了腹痛或其他症状。

一些消化不良患者主诉有间歇性和固定性的明显上腹痛或烧灼感。一些患者有以餐后饱胀感为特点的餐后不适综合征和早饱感，伴随腹胀、嗳气或恶心。功能性消化不良可重叠其他功能性疾病如肠易激综合征。

胃食管反流病和功能性消化不良患者的体格检查通常无阳性表现。在不典型 GERD 患者中可见咽红斑和哮鸣音。反复的酸反流可导致牙列不良。功能性消化不良可能有上腹部触痛或腹部膨隆。

对于功能性和器质性消化不良的鉴别，要求排查一些特定的病史和体格检查特征。吞咽疼痛提示食管感染，而吞咽困难则需要考虑是否存在良性或恶性肿瘤造成的食管梗阻。其他的报警征象包括不明原因的体重减轻，反复呕吐，便隐血阳性或消化道出血，黄疸，可触及的包块或肿大淋巴结，以及有消化道肿瘤家族史。

**2. 诊断性试验**

因为消化不良很常见且绝大多数患者的病因是胃食管反流病或功能性消化不良，所以检查的一般原则是对于特定的病例只进行有限的直接的诊断性试验。

当报警征象被排除后，有典型 GERD 表现的患者不再需要进一步检查，而可以直接开始经验性治疗。对于症状不典型、症状不能够被抑酸药控制以及有高危因素的患者，可通过胃镜排除黏膜损伤。对于胃灼热感病程超过 5 年，尤其是年龄 >50 岁的患者，应通过胃镜排除 Barrett 食管化生。但是对于此检查的临床收益及性价比，仍没有被对照试验所验证。使用导管或置入性食管胶囊装置的便携式食管 pH 监测，可对有药物难治性症状或不典型症状如不明原因胸痛的患者应用。食管压力测定最常用于考虑接受手术治疗的胃食管反流病患者。下食管括约肌压力低预示患者对药物治疗的反应可能不好，需要进行手术治疗。如果有食管体部蠕动功能紊乱的表现可能影响到手术可行性及术式选择。高分辨食管测压能够帮助增强对无效食管蠕动的特征描述，在一些 GERD 患者中，这种无效蠕动是食管廓清功能受损的原因。测压合并激发试验能够帮助症状不典型患者明确诊断。盲法交替灌注生理盐水或食管酸灌注试验（Bernstein 试验）能够明确酸反流是否是胸痛的原因。核素反流扫描或食管阻抗 pH 监测能够提示或诊断非酸反流，与单纯 pH 监测相比，阻抗和 pH 的联合监测能够提高 15% 的诊断率。便携式食管胆红素水平监测对碱性反流的诊断有重要帮助。

胃镜是年龄 >55 岁或有报警征象的不明原因消化不良患者首要的诊断性检查项目，因为该人群是发生恶性肿瘤或溃疡的高危人群。对于年龄 <55 岁且没有报警征象的患者，处置取决于当地幽门螺杆菌感染的患病率。如果该患者所处地区的感染率低（<10%），建议给予 4 周的试验性抑酸药如质子泵抑制药治疗。如果试验性治疗失败，下一步最常用的方法为"检测和治疗"。幽门螺杆菌的感染情况可以使用尿素呼气试验、粪便抗原检查或血清学方法进行检测。对于感染阳性的患者，可以给予杀菌治疗。如果杀菌方案能够改善症状，则不需要给予进一步的干预。对于生活在高感染率（>10%）地区的患者，推荐直接进行检测和治疗，对于杀菌失败或没有感染的患者在治疗后可继续给予抑酸药物。在每一组患者中，如果症状没有缓解都需要进行胃镜检查。

如果同时存在其他情况就需要进一步检查。如果有出血，需要通过血常规检查排除贫血。代谢性疾病需进行甲状腺功能和钙离子浓度检查，乳糜泻需进行血清学抗体检查。如果存在胰胆管问题，需行胰腺和肝生化检查。超声和 CT 检查能够为一些异常的表现提供很多重要的信息以帮助诊断。对于那些症状类似餐后不适综合征但药物治疗无效的患者，可行胃排空检查以排除胃轻瘫可能。对于 GERD 患者，胃核素显像也可用于评估胃轻瘫，尤其可用于考虑进行手术干预的患者。在进食糖类后行呼吸试验能够帮助发现乳糖酶缺乏症或对其他糖类不耐受或小肠细菌过度生长。

## （三）治疗

**1. 一般治疗**

对于轻度消化不良的患者，仅需要再次确认不存在严重器质性疾病即可。如果可能，应停用可能引起反流或消化不良的药物。GERD 患者应限制乙醇、咖啡因、巧克力摄入和吸烟，因为这些因素都可降低下食管括约肌的压力。其他针对 GERD 的措施包括低脂饮食、避免睡前进食、提高枕头高度等。

对于器质性疾病给予针对性治疗，如胆绞痛可以考虑手术治疗，乳糖酶缺乏症或乳糜泻可进行饮食调整。一些疾病如消化性溃疡可经药物治愈。大多数的消化不良由胃食管反流或功能性消化不良引起，所以可以给予抑酸、促动力和降低胃肠敏感度等治疗。

**2. 抑酸或胃酸中和药物**

对 GERD 患者常给予减少或中和胃酸的药物治疗。组胺 $H_2$ 受体拮抗药如西咪替丁、雷尼替丁、法莫替丁和尼扎替丁可用于治疗轻中度 GERD。对于症状严重或有腐蚀性或溃疡性食管炎的多数患者，可以使用质子泵抑制药如奥美拉唑、兰索拉唑、雷贝拉唑、泮托拉唑、埃索美拉唑或右旋兰索拉唑。质子

泵抑制药可抑制 $H^+-K^+-ATP$ 酶，抑酸作用强于 $H_2$ 受体拮抗药。有 1/3 的 GERD 患者质子泵抑制药治疗效果不好，其中 1/3 患者存在非酸反流，10% 存在持续性酸相关疾病。抑酸药物可根据症状严重程度选择持续性服用或按需服用。长期服用质子泵抑制药的潜在不良反应包括感染、小肠细菌过度生长、营养不良（维生素 $B_{12}$ 及铁、钙缺乏）、骨质脱矿和影响其他药物吸收（如氯吡格雷）。许多起始服用质子泵抑制药的患者可随症状缓解降级使用 $H_2$ 受体拮抗药继续治疗。一些难治性患者可联合使用质子泵抑制药和 $H_2$ 受体拮抗药。

抑酸药也可用于一些功能性消化不良患者。对于 8 个对照试验的 Meta 分析研究计算出的危险因子为 0.86，95% 可信区间为 0.78~0.95，说明质子泵抑制药的治疗效果优于安慰剂。但是一些较弱的抑酸治疗药物如 $H_2$ 受体拮抗药的效果还未被证实。

液体抑酸药可以用于轻度 GERD 患者的短期控制，但是对重度患者没有效果，哪怕给予能够产生不良反应（含镁成分导致腹泻，含铝成分导致便秘）的高剂量。直立时有症状的患者可给予海藻酸和抗酸药的联合使用，因其可形成浮动性的屏障抑制酸反流。硫糖铝是一种八硫酸蔗糖的氢氧化铝盐，能够中和胃酸，吸附胃蛋白酶和胆汁酸盐，对胃食管反流病的作用效果与 $H_2$ 受体拮抗药相当。

3. 根除幽门螺杆菌

只有消化性溃疡和黏膜相关淋巴组织淋巴瘤患者明确需要进行幽门螺杆菌根除。根除治疗对功能性消化不良患者的作用还不明确，但是 <15% 的病例与幽门螺杆菌感染有关。对 13 项对照试验的 Meta 分析显示，危险因子为 0.91，95% 可信区间为 0.87~0.96，说明根除治疗优于安慰剂治疗。几种药物的联合使用能够有效根除幽门螺杆菌，常用的根除方案包括质子泵抑制药或胶体铋剂联合两种抗生素，连续使用 10~14 天。幽门螺杆菌感染与 GERD 呈负相关，尤其在老年人群中。但是幽门螺杆菌的根除不会加重 GERD 的症状。到目前为止，是否要对 GERD 患者进行幽门螺杆菌根除治疗尚无一致的定论。

4. 促胃肠动力药物

促胃肠动力药如甲氧氯普胺、红霉素和多潘立酮对 GERD 的治疗效果有限。一些研究发现，促胃肠动力药对功能性消化不良有效果，但没有确凿有说服性的证据。一些医师建议有类似餐后不适综合征症状的患者可以使用促胃肠动力药。γ-氨基丁酸 B（GABA-B）激动药巴氯芬可通过抑制下食管括约肌一过性舒张而减少食管的酸或非酸暴露，这种药物可用于难治性酸或非酸反流。

5. 其他方法

抗反流手术（胃底折叠术）最常用于年轻，需要终身治疗，有典型胃灼热感反流症状和对质子泵抑制药治疗有效的 GERD 患者。手术治疗对一些非酸反流患者同样有效。具有不典型症状和有食管体部动力障碍患者的手术治疗效果可能不好。胃底折叠术可以通过腹腔镜操作，分为 Nissen 和 Toupet 术式，近端胃被部分或全部缠绕于远端食管以增加 LES 压力。吞咽困难、产气腹胀综合征和胃轻瘫可能是胃底折叠术的远期并发症。对于难治性 GERD 患者，增强胃食管连接处屏障功能的内镜治疗方法，包括射频术和胃折叠术的效果和安全性还没有得到全面的评估。

一些对一般治疗方法反应不佳的功能性胃灼热感或功能性消化不良患者，给予小剂量抗抑郁药可能有效。具体机制还不明确但可能与降低大脑对内脏痛的感知能力有关。产气和腹胀是消化不良患者最难治疗的症状。避免食用产气的食物如豆类，以及使用西甲硅油或活性炭可能对部分患者有效。调节肠道菌群的治疗，如抗生素和含有活菌的益生菌制剂，对细菌过度生长和功能性下消化道功能紊乱的患者有效，但对功能性消化不良的效果还不明确。对于难治性功能性消化不良患者可给予心理治疗，但效果还没有被证实。

# 第四节 腹泻和便秘

腹泻和便秘极为常见，两者的发病率、病死率，引起的社会不便、社会生产力降低、药物资源消耗增加等带来了巨大的问题。在世界范围内，每年超过 10 亿人经历 1 次以上急性腹泻。在美国，这些每年受腹泻困扰的人群中，几乎 50% 的患者不得不限制其社会活动，其中有 10% 的患者咨询医生，约 25

万人需要住院，约 5 000 人（主要是老年人）因此而死亡。因而每年的经济负担超过 200 亿美元。在发展中国家，急性感染性腹泻仍然是常见的死亡原因之一，尤其是儿童，每年有 200 万 ~ 300 万儿童因此死亡。与之相反，便秘在发达国家常见，极少引起死亡。便秘患者往往自行用药，其中 1/3 的患者引起药物资源浪费。慢性腹泻和便秘的人群数据目前尚无定论，可能与不同的定义和报道有关，但两者的发生率很高。美国人群调查数据显示，慢性腹泻的发生率为 2% ~ 7%，慢性便秘发生率 12% ~ 19%，女性的发生率是男性的 2 倍。腹泻和便秘是患者在内科和初级保健医师中是最常见的主诉，在消化科就诊的患者主诉中几乎占 50%。

腹泻和便秘症状较轻时，仅为困扰生活的事情，严重时可能危及生命。即使症状轻微，也可能潜在严重消化道病变，如结直肠癌或全身性疾病，如甲状腺疾病的先兆。腹泻和便秘可由多种疾病引起，也可能是严重疾病的先兆，理解这两种症状的病理生理、病因分类、诊断方法和治疗原则便于采用疗效价格合理的医护干预。

# 一、肠道正常生理

小肠的主要功能是消化和吸收食物中的营养物质。小肠和结肠共同调节水和电解质的吸收和分泌、储存并将肠腔内容物运至远端，将小肠内未吸收的糖类通过细菌分解为营养物质。水和电解质处理功能异常主要引起腹泻。结肠运动和感觉功能异常导致常见的症状，如肠易激综合征（IBS）、慢性腹泻和慢性便秘。

## （一）控制肠道的神经系统

小肠和结肠有内在和外来的神经支配。内源性神经支配也称为肠神经系统，由肠肌间神经元、黏膜下层神经元和黏膜神经元组成。肠神经系统由肠神经元通过胺类或肽类神经递质调节，这些神经递质包括乙酰胆碱、血管活性肠肽、阿片类物质、去甲肾上腺素、5-羟色胺、三磷腺苷和一氧化氮。肠肌间神经元调节平滑肌功能，黏膜下层神经元调节分泌、吸收和黏膜血流量。

小肠和结肠的外部神经属于自主神经系统的一部分，也可调节运动和分泌功能。副交感神经将内脏感觉和兴奋冲动传递给结肠。副交感神经纤维沿肠系膜上动脉分支通过迷走神经到达小肠和近端结肠。远端结肠由骶副交感神经（$S_{2-4}$）通过盆腔神经丛传递兴奋。这些神经纤维穿过结肠壁，沿升结肠内神经纤维分布，某些情况下也包括近端结肠。控制运动功能的主要兴奋性神经递质是乙酰胆碱和速激肽，如 P 物质。交感神经系统与相应的动脉系统伴行到达小肠和结肠，调节肠道运动功能。肠道内的交感神经使括约肌兴奋，并抑制非括约肌的功能。内脏传入神经将肠道感觉传入中枢神经系统。该过程刚开始沿着交感神经纤维，到达脊髓后这些神经纤维分开，在根神经节处有细胞体，并进入脊髓背角线。传入信号沿着脊髓丘脑束和疼痛背柱通路传输，然后越过丘脑和脑岛投射到大脑皮质。其他的传入神经纤维突触位于椎前神经节。

## （二）肠道液体吸收和分泌

每天约有 9 L 液体进入消化道，最终约 1 L 剩余的液体进入结肠，最终排出的粪便约 0.2 L/d。结肠容量较大，在肠道液体流速能保证重吸收的情况下，其储存功能最多可达平时储存量的 4 倍，即 0.8 L/d。因此，当小肠吸收和分泌功能异常时，结肠可以吸收进入结肠的过多液体。

在结肠，钠离子的吸收主要是电荷作用，重吸收发生在膜顶端。基底膜的钠泵提供钠离子的输出功能。一些神经递质或非神经递质，如胆碱能介质、肾上腺素能介质以及血清素介质可调节结肠液体和电解质平衡。血管紧张素和醛固酮也可影响结肠的吸收，表明胚胎时期远端结肠上皮和肾小管有着共同发展过程。

## （三）小肠运动功能

空腹时，小肠的运动是一种周期性运动称为移行性复合运动（MMC），为了清除小肠未消化的食物残渣（小肠的"清道夫"）。这种机械性的传输运动发生在整个小肠，每 60 ~ 90 分钟产生 1 次，每次平均持续 4 分钟。消化食物期间，除了末端回肠产生更有力的间歇性的推送运动促进空回肠排空，其余小肠则产生不规则的、相对低幅度的混合性收缩运动。

### （四）回结肠的储存和再利用

末端回肠通过间歇地推送运动排空内容物，充当储存库的作用。这种运动间期肠道可重吸收液体、电解质和营养物质。结肠袋能够分隔肠腔内容物并促进在肠腔混合，保存未吸收的残余物并形成固体粪便。结肠功能和肠腔内生态环境之间有密切关系。在健康人，结肠内固有的细菌在消化到达结肠的未被吸收的糖类中发挥重要作用，是肠黏膜营养物质的重要来源。正常结肠菌群也通过各种机制使病原体无法侵入肠道。在健康人中，升结肠和横结肠作为储存库（平均传输时间为 15 小时），降结肠发挥传输功能（平均传输时间为 3 小时）。结肠具有很强的保存钠盐和水的功能，该功能在仅靠小肠无法维持钠平衡的钠耗竭患者中尤为重要。腹泻或便秘可能由近端结肠的储存功能或左半结肠的推进功能异常所致。便秘也可由直肠或乙状结肠储存功能紊乱造成，通常由骨盆异常、肛门括约肌功能障碍或排便的协调功能异常所致。

### （五）结肠的运动和张力

小肠的移行性复合运动（MMC）极少连续至结肠。一般来说，短时间或阶段性收缩具有混合结肠内容物的作用，而有时通过结肠高振幅（>75 mmHg）的传输收缩（HAPCs）促进大量肠内容物的运动，该运动每天发生 5 次左右，通常在早上清醒时和餐后出现。HAPCs 的频率增加，可能会导致腹泻或里急后重。在结肠中，主要的阶段性收缩是不规则、非传输性的，主要功能是"混合"作用。

结肠的张力是指在结肠收缩运动的基础上叠加肠道节段性的收缩运动（通常收缩运动的时间持续 <15 秒）。这是与结肠容纳和感觉能力（音量调节）共同相关的重要辅助因子。

### （六）进食后的结肠运动

进食后，结肠阶段性和增强的收缩时间段增加至约 2 小时。初始相位（约 10 分钟）是由迷走神经对胃的机械扩张介导的。随后结肠的反应需要热量刺激，并至少部分通过激素（如胃泌素和血清素）介导。

### （七）排便

耻骨直肠肌的紧张性收缩形成了围绕直肠肛门的吊挂结构，该结构对于控制排便功能有重要作用。排便时，骶副交感神经松弛该肌肉，促使直肠肛门角度的拉直。直肠充盈，通过固有神经和交感神经反射，肛门内括约肌一过性松弛。由于乙状结肠和直肠收缩增加了直肠内的压力，直肠乙状结肠角度增大 >15°。直肠扩张产生便意，允许粪便排出，肛门外括约肌自主放松（横纹肌由阴部神经支配），通过 Valsalva 动作，腹腔内压力增加，排便过程进一步加强。排便过程也可因肛门外括约肌的收缩而自主延迟。控制排便是由正常的直肠感觉和肛门内括约肌和耻骨直肠肌的强直收缩维持，这两组肌肉环绕肛门直肠，维持肛肠角为 80°~110°。排便时，盆底肌肉（包括耻骨直肠肌）松弛，从而使肛门直肠角度拉直至少 15°，而后会阴下降 1~3.5 cm。肛门外括约肌也放松，并降低对肛管的压力。

## 二、腹泻

腹泻可广义定义为异常的液体状粪便或不成形粪便排便频率增加。如进食西方饮食，成年人粪便的重量 >200 g/d，一般可以认为是腹泻。腹泻根据时间进一步分为：①急性腹泻，腹泻时间 <2 周。②持续性腹泻，腹泻持续时间 2~4 周。③慢性腹泻，腹泻持续时间 >4 周。

通常与粪便总量 <200 g/d 相关的有两种常见情况，因诊断和治疗方法不同，必须与腹泻区分。一种是假性腹泻，排便次数多但每次排便量很少，往往有直肠紧迫感并与肠易激综合征或直肠炎相伴。另一种是大便失禁，是不自主地排出直肠内容物，这种情况最常由神经肌肉疾病或肛肠结构异常所致。腹泻和排便紧迫，如果特别严重，可使症状加重或引起大小便失禁。在患病率等于或高于慢性腹泻地区，当患者以"腹泻"为主诉时，应考虑到与假性腹泻和大便失禁相鉴别。因粪便嵌塞引起的溢出性腹泻，可发生在养老院中的老年患者中，通过直肠指检很容易检测。详细的病史和体格检查可将这些与真正的腹泻相鉴别。

## （一）急性腹泻

1. 病因

超过90%的急性腹泻病例是由感染源引起的，这些腹泻的患者常伴有呕吐、发热和腹痛。其余约10%病例是由药物、摄入有毒物质、缺血及其他原因引起。

（1）感染源：大多数感染性腹泻通过粪—口途径传播，或者更常见的是，通过摄入感染患者或动物粪便污染的食物或水传播。在免疫功能正常的人，居民粪便含有500种以上不同的菌群，这些菌群极少作为腹泻的来源，而且可以抑制摄入的病原体生长。滥用抗生素可干扰肠道菌群，可通过降低消化功能或导致病原体如艰难梭菌过度生长而导致腹泻。

当摄入过量致病菌或感染逃避宿主的黏膜免疫功能和非免疫（胃酸、消化酶、黏液分泌、蠕动、定植菌群受抑制）防御，就会发生急性感染或损伤。特异的肠道病原体可产生特定的临床表现，可为确诊提供线索。

在美国，急性腹泻需识别5种常见的高危人群。

1）旅行者：几乎40%到过疫区旅游的游客发生感染称为旅行者腹泻，该病最常见的病原菌是产生肠毒素的凝聚性大肠埃希菌，以及弯曲杆菌、志贺菌、产气单胞菌、诺如病毒、冠状病毒和沙门菌。到俄罗斯（尤其是圣彼得堡）旅行的游客患贾第虫相关性腹泻的风险增加；到尼泊尔旅行的游客可能感染环孢子虫症。露营、背包并在野外游泳者可能会感染贾第鞭毛虫。游轮上的旅客可能感染如诺瓦病毒等引起的胃肠炎。

2）某些食物的消费者：户外野餐、宴会或餐厅食物的消费者常常发生腹泻，常见的感染源是来源于鸡肉的沙门菌、弯曲杆菌或志贺菌；来自未烹饪熟汉堡的肠出血性大肠埃希菌（O157：H7）；来源于炒饭或其他再加热食物的蜡样芽孢杆菌；来源于蛋黄酱或奶油类食物的金黄色葡萄球菌或沙门菌；沙门菌还可来自鸡蛋；来自未煮熟食物或软奶酪的利斯特菌；以及来自海鲜尤其是生海鲜的弧菌属、沙门菌或急性甲型肝炎病毒：

3）免疫力低下者：有腹泻风险的个体包括原发性免疫缺陷（如IgA缺陷患者、普通型变异型低丙种球蛋白血症患者、慢性肉芽肿病患者）或更常见的继发性免疫缺陷状态（如艾滋病、老年、服用免疫抑制药）。常见的肠道致病菌可引起更严重和长期的腹泻，尤其是AIDS病患者、机会性感染如分枝杆菌属、某些病毒（如巨细胞病毒、腺病毒和单纯疱疹病毒）和原虫（如隐孢子虫、贝氏孢子球虫、微孢子虫和致病性人酵母菌）可有腹泻。在艾滋病患者，通过性病或直肠传播的病原体（如淋病奈瑟球菌、梅毒螺旋体、衣原体）可导致直肠结肠炎。血色病患者较易感染侵入性甚至是致死的肠道感染菌如弧菌属和耶尔森菌，这些患者应避免食用生鱼。

4）白天托儿所护理员和他们的家人：这类人群发生腹泻应考虑志贺菌、贾第鞭毛虫、隐孢子虫、轮状病毒和其他感染源。

5）院内或疗养院工作者：在许多医院和疗养院，感染性腹泻是一种常见的院内感染，病原体可为多种微生物，但最常见的是艰难梭菌。艰难梭菌感染可见于既往未用过抗生素者，也可为社区获得性感染。

传染性病原体引起急性腹泻的不同临床表现取决于病理生理的不同，这些临床表现可有助于诊断。摄入产毒素的病原菌、肠产毒性细菌和肠道聚集性病原体后，小肠分泌增加导致大量的水样泻。在摄入前两种病原体几小时后，可出现腹泻伴严重的呕吐，而不伴或极少伴发热。在这两种类型中，第二种呕吐通常会少一些，腹部绞痛或腹胀更明显，发热时体温较高。产细胞毒素和侵入性微生物均可引起高热和腹痛。侵入性细菌和阿米巴虫常引起血性腹泻（简称痢疾）。耶尔森菌可侵入回肠末端和近端结肠黏膜，并引起腹部剧烈疼痛与压痛，类似急性阑尾炎。

最后，感染性腹泻可有全身性表现。感染沙门菌、弯曲杆菌、志贺菌和耶尔森菌后可能发生反应性关节炎（原称为瑞特综合征）、关节炎、尿道炎和结膜炎。耶尔森鼠疫杆菌也可能会导致自身免疫型甲状腺炎、心包炎和肾小球肾炎。肠出血性大肠埃希菌（O157：H7）和志贺菌可导致溶血性尿毒症综合征，溶血性尿毒症综合征病死率很高。感染后肠易激综合征现已确认为感染性腹泻的并发症。急性腹泻也可能是病毒性肝炎、利斯特菌、军团菌病和中毒性休克综合征等全身性感染的一个主要症状。

（2）其他病因：药物的不良反应很可能是急性腹泻最常见的非感染性病因。用药和症状出现时间的关联性有助于诊断。尽管很多药物的不良反应为腹泻，但抗生素、抗心律失常药、抗高血压药、非甾体抗炎药（NSAIDS）、某些抗抑郁药、化疗药物、支气管扩张药、抗酸药和通便药更易导致腹泻。闭塞性或非闭塞性缺血性结肠炎通常发生在50岁以上人群；常在水样便之前表现为急性下腹痛，然后为血便；可导致乙状结肠或左半结肠的急性炎症，少数情况下累及直肠。急性腹泻可伴随结肠憩室炎和移植物抗宿主病。急性腹泻往往伴有全身炎症反应，急性腹泻可发生在摄入一些毒物之后，包括有机磷杀虫剂、毒蕈碱和其他毒蘑菇类、砷剂和海鲜类食物的前毒素如雪卡毒素和鲭鱼。摄入食物后的急性过敏反应可有相似的临床表现。引起慢性腹泻的疾病在病程早期也可与急性腹泻混淆。炎症性肠病和其他一些炎症性慢性腹泻也可突然起病，而不是隐袭起病，临床表现也可与感染性疾病相似。

2. 实验室检查

严重的急性感染性腹泻的确诊方法是粪便的微生物检测，包括细菌、病毒病原体的检测，直接显微镜下检验寄生虫及寄生虫卵，免疫学方法检测某些细菌毒素（如艰难梭菌）、病毒抗原（轮状病毒）和原生动物抗原（如贾第鞭毛虫、溶组织内阿米巴虫）。结合疾病的临床和流行病学调查可协助诊治。如果疑诊某种特定或相关的病原体，则无须对粪便进行全部的培养检测，或者在某些情况下，特定的培养结果可用于诊断肠出血性大肠埃希菌和其他类型的大肠埃希菌、弧菌属、耶尔森菌引起的腹泻。粪便的分子生物学可鉴定独特的 DNA 序列，不断发展的微阵列技术可能会建立更快速、灵敏、特异的检查方法，并可能在将来使效价比更优化。

持续的腹泻多见于贾第鞭毛虫，病因方面还应想到艰难梭菌（尤其是使用过抗生素后出现的腹泻）、溶组织内阿米巴、隐孢子虫、弯曲杆菌等。如果粪便检测未能查出病原体，乙状结肠镜下活检和胃镜十二指肠活检可能查出病因。布雷纳德腹泻目前已被越来越多的人知晓，其特征是突然发作的持续至少4周的腹泻，但也可能持续1~3年。这种腹泻以往认为是病原体引起的，它可能与远端小肠或近端结肠的轻度炎症相关。

在无明显特征的持续性腹泻患者，用乙状结肠镜、结肠镜或腹部 CT（或其他影像学方法）进行形态结构检查，以排除炎性肠病，或作为疑诊非感染性急性腹泻如缺血性结肠炎、憩室炎或不完全性肠梗阻患者的初始检查方法。

3. 治疗

急性腹泻的治疗取决于其严重程度和病程，在不同人群也有不同表现。多数急性腹泻症状轻微且为自限性，不能明确治疗费用与潜在的患病率和药物治疗之间的关系。评估指标包括导致脱水的大量腹泻，严重血便，发热≥38.5℃，持续时间>48小时而无改善，近期使用抗生素，首次出现的社区暴发，50岁以上患者出现剧烈的腹痛，以及老年人（≥70岁）或免疫功能低下患者。在某些伴中重度发热的腹泻且大便白细胞增多（或粪便白细胞蛋白质水平增加）或严重血便，应首先给予经验性抗生素治疗，然后再考虑确诊。

不管急性腹泻的种类，治疗关键是补充液体和电解质的替代治疗。轻度患者，可单独用补液疗法。严重腹泻患者，应立刻使用电解质溶液（运动饮料或专用的溶液配方）以限制脱水，在这些患者中，脱水是患者主要的死因。重度脱水的患者，尤其是婴幼儿和老年人，应静脉补液。

在中度严重的不伴发热的腹泻和血便患者，抑制动力和分泌的药物如洛哌丁胺，在控制症状时可能比较有效。这些药物在伴有发热的痢疾患者应避免使用，因其可能加重病情或延长病程。碱式水杨酸铋可减少呕吐和腹泻的症状，但不应该用于治疗免疫力低下的患者或有肾功能损害的患者，因为这些患者有发生铋剂脑病的风险。

在某些急性腹泻患者，合理使用抗生素可降低其严重性并缩短病程。治疗中到重度伴发热的痢疾杆菌感染的患者时，确诊前许多医生经验性用喹诺酮类抗生素如环丙沙星（500 mg，2次/天，服用3~5天）。对疑诊贾第鞭毛虫感染的患者，经验性治疗也可以应用甲硝唑（250 mg，4次/天，用7天）。抗生素的选择和用药方案是由特异的病原体、抗生素耐药的地域情况决定。无论是否发现病原体，在免疫功能低下、机械心脏瓣膜置换或近期行血管移植术，或者是老年患者中，均有使用抗生素指征。碱式水杨酸铋可降低旅行者腹泻的频率。预防性使用抗生素仅适用于某些去腹泻发生率较高的国家旅行且腹泻发生的可能性较大或较严重的人群，包括免疫功能低下患者、炎性肠病患者、血色病或胃酸缺乏者。使用环丙沙星或利福昔明可降低 90% 细菌引起的旅行者腹泻。虽然利福昔明不适合治疗侵袭性疾病，但可用来治疗无并发症的旅行者腹泻。最后，医生应警惕流行性腹泻并及时提醒公共卫生部门，这可能会降低腹泻最终影响的人数。

## （二）慢性腹泻

腹泻持续时间 >4 周应评价病情，以除外严重的潜在疾病。与急性腹泻不同，大多数慢性腹泻的原因是非感染性的。慢性腹泻按照病理生理机制分类有利于合理管理，虽然许多疾病引起腹泻的发病机制不止一种。

1. 病因

（1）分泌性腹泻的病因：分泌性腹泻是由于液体和电解质在肠黏膜转运发生障碍所致。其临床特征是大量水样便，通常是无痛的，禁食后腹泻并不减轻。由于没有未被消化吸收的溶质，大便渗透压主要由正常的内源性电解质组成，因而粪便渗透压差并不增大。

1）日常摄入的药物：上百种处方药和非处方药物可能会产生腹泻。偶尔或习惯性使用的刺激性泻药（如番泻叶、鼠李糖、比沙可啶、蓖麻酸或蓖麻油）也须考虑。长期慢性饮酒可因肠上皮细胞受损，水钠吸收障碍以及快速转运和物质交换障碍而导致分泌型腹泻。某些环境毒物（如砷）的无意摄取会导致慢性腹泻而非急性腹泻。某些细菌感染可能会持续一段时间，与分泌型腹泻有关。

2）肠道切除术、肠黏膜病变或小肠结肠瘘：这些情况可导致分泌型腹泻是因为肠道表面积不足，无法充分重吸收分泌的液体和电解质。与其他的分泌型腹泻不同，这种腹泻进食后加重。由于原发疾病（如克罗恩病的回肠炎）或末端回肠切除长度 <100 cm，二羟胆酸无法被肠道吸收，并可刺激结肠分泌（高氯性腹泻）。该机制也可导致特发性分泌性腹泻，在特发性分泌性腹泻中，肠黏膜表面正常的末端回肠中，胆汁酸出现功能性吸收不良。特发性胆汁酸吸收障碍在原因不明的慢性腹泻病因中约占 40%。由肠细胞产生的成纤维生长因子 19 在负反馈调节降低胆酸合成中，在某种程度可导致胆汁酸的合成超过正常回肠重吸收的容量，因而产生胆汁酸腹泻。

不完全性肠梗阻、出口狭窄或粪便嵌入，使粪便难以排出而积聚，反过来也加重由于液体高分泌而导致的粪便量增加。

3）激素：虽然激素介导的分泌型腹泻并不常见，但典型的分泌型腹泻是由激素介导的。转移性胃肠道类癌或少见的主支气管类癌可以是水样泻的独立病因，或作为类癌综合征的一部分，同时还包括周期性的面部潮红、喘息、呼吸困难和右侧瓣膜性心脏病。腹泻是由于肠道分泌的一些有活性的激素包括5-羟色胺、组胺、前列腺素和各种激肽释放到循环系统中所致。高水平 5-羟色胺和烟酸不足很少产生糙皮病样皮损。胃泌素瘤是最常见的神经内分泌肿瘤之一，其典型表现为难治性消化性溃疡，但高达 1/3 病例发生腹泻，其中 10% 病例中腹泻可能是唯一的临床表现。虽然包括胃泌素等促分泌激素在腹泻中起重要作用，但腹泻最常见的原因是由于十二指肠腔内较低 pH 导致胰酶失活，进而导致脂肪消化不良。水样泻、低血钾、胃酸缺乏综合征，也称胰性霍乱，是由于胰腺非 B 细胞腺瘤，称作 VIP 瘤（血管活性肠肽瘤），分泌 VIP 和许多其他肽类激素，包括胰多肽、促胰液素、胃泌素、胃泌素抑制肽（也称为葡萄糖依赖性促胰岛素肽）、神经降压素、降钙素和前列腺素所致。VIP 瘤导致的分泌性腹泻往往腹泻量大，大便总量 >3 L/d；有报道每天总量可高达 20 L。可出现危及生命的严重脱水；并可伴有与低钾血症相关的神经肌肉功能异常、低镁血症、高钙血症、面色潮红和高血糖。甲状腺髓样癌可由于分泌降钙素、其他分泌型肽类或前列腺素引起水样泻。严重的腹泻往往与肿瘤转移和预后差相关联。全身性肥大细胞增多症引起的分泌型腹泻可能与皮肤损伤有关的色素性荨麻疹相关，或与组胺或由于肥大细胞浸润肠道引起的炎症有关。体积较大的结直肠绒毛状腺瘤较少与低血钾的分泌型腹泻有关，该腺瘤可被 NSAIDs 药物抑制，并且主要由前列腺素介导。

4）先天性离子吸收缺陷：少数情况下，出生时与离子吸收有关的载体缺陷可导致水样泻。这些疾

病包括 $Cl^-/HCO_3^-$ 交换缺陷（先天性氯性腹泻）伴随碱中毒（由于 DRA-基因突变，而该基因在腺瘤中表达下调）和由于 NHE3 基因（$Na^+/H^+$ 交换）缺陷导致的先天性钠腹泻，并导致酸中毒。

某些激素缺陷与水样泻相关，如肾上腺皮质功能缺陷（Addison 病），患者同时出现皮肤色素沉着。

（2）渗透性腹泻的病因：当摄入食物吸收较差时，溶质导致的肠道高渗透性使大量的液体进入肠腔内，超过了结肠重吸收的能力，就会发生渗透性腹泻。粪便中随溶质的负载增加，水也相应成比例地增加。渗透性腹泻的特征是禁食或停用引起腹泻的药物后，腹泻会好转。

1）渗透性泻药：当服用含镁的抗酸药、膳食补充剂或泻药可引发渗透性腹泻，典型表现为粪便渗透压差增加（>50 mmol/L）。目前不再推荐检测粪便渗透压差，因为即使在排便后立即测量，结果也可能是错误的，因为结肠细菌通过代谢糖类，导致渗透压增加。

2）糖类吸收不良：在肠黏膜刷状缘，双糖酶和其他酶类由于先天性或后天获得性缺陷，糖类吸收不良，导致渗透性腹泻伴 pH 降低。成年人慢性腹泻的最常见原因是乳糖酶缺陷，它影响全世界 3/4 的非白种人和 5%~30% 的美国人；不管何时，总的乳糖负载影响症状。大多数患者通过避免饮用奶制品而不需要补充酵素。一些糖类，如山梨糖醇、乳果糖或果糖，经常出现吸收不良，随着药物、口香糖、糖果的摄入，在改善甜度的同时由于糖类吸收不良而导致腹泻发生。

（3）脂肪泻的原因：脂肪吸收不良可能导致油腻、恶臭、难以冲洗的大便，因同时伴随氨基酸和维生素吸收障碍，患者往往有体重下降、营养不良。粪便量增加是由于脂肪酸尤其是细菌羟基化后的脂肪酸，此外中性脂肪也在其中起一定作用。定量方面，脂肪泻定义为粪便脂肪含量超过了正常的 7 g/d；快输出型腹泻粪便中脂肪含量高达 14 g/d；小肠疾病时粪便中脂肪平均含量 15~25 g/d，胰腺外分泌功能不全时粪便脂肪含量常 >32 g。肠腔内消化不良、黏膜吸收不良或黏膜下淋巴管阻塞可能产生脂肪泻。

1）肠腔内消化不良：这种情况最常见的是胰腺外分泌功能不全，当 90% 以上胰腺分泌功能受损时会出现肠腔内消化不良。慢性胰腺炎尤其是常见的大量饮酒导致的慢性胰腺炎，是引起胰腺分泌功能不全的最常见原因。其他原因包括囊性纤维化、胰管阻塞。少数情况下见于生长抑素瘤。小肠细菌过度生长可使胆汁酸游离并改变特定结构的形成，影响脂肪的消化。该过程可发生在闭合型肠袢、小肠憩室或运动障碍，特别见于老年人。此外，肝硬化或胆道梗阻也可由于腔内胆酸浓度不足导致轻度脂肪泻。

2）黏膜吸收不良：黏膜吸收不良可见于多种肠病，但最常见于乳糜泻。这种谷物敏感性肠病见于各年龄段，其特征是近端小肠绒毛萎缩和腺窝增生，可表现为伴有不同程度的多种营养素缺乏相关的脂肪泻。乳糜泻的发病率比以前人们认为的更常见，约占人群的 1%，往往不伴脂肪泻，症状类似于肠易激综合征，并伴有许多消化道和消化道外表现。热带口炎性腹泻可产生类似的组织学和临床症状，但更常见于热带气候的居民或旅行者。突然起病，使用抗生素有效的腹泻应首先考虑感染性腹泻。由于 Tropheryma Whipple 杆菌和组织细胞浸润小肠黏膜导致的 Whipple 病，是脂肪泻的少见原因，好发于青年或中年男性，常有关节痛、发热、淋巴结肿大并和极度疲劳有关，可影响中枢神经系统和心内膜。获得性免疫缺陷综合征患者鸟分枝杆菌胞内感染也可产生类似的临床和组织学表现。无 β 脂蛋白血症是儿童发病的一种罕见的乳糜微粒形成和脂肪吸收不良疾病，可表现为棘形红细胞症、运动失调和视网膜色素变性。其他一些情况如感染，尤其原生动物如贾第鞭毛虫相关感染、多种药物（如秋水仙碱、考来烯胺、新霉素）、淀粉样变和慢性缺血均可引起黏膜吸收不良。

3）黏膜下淋巴管梗阻：该情况是由于罕见的先天性肠淋巴管扩张或继发于外伤、肿瘤、心脏疾病或感染的获得性淋巴管阻塞，导致特殊的伴随肠道蛋白丢失的脂肪吸收不良（常可引起水肿）和淋巴细胞减少，而糖类和氨基酸的吸收仍是正常的。

（4）炎性病因：炎性腹泻通常伴发热、疼痛、出血或其他炎症表现。腹泻的机制可能不仅是渗出性的，临床表现根据病变的部位而不同，可表现为脂肪吸收不良，液体或电解质吸收不良，因细胞因子和其他炎症介质的释放而导致的高分泌或高动力状态。粪便检查的共同点是有白细胞或白细胞相关蛋白如钙卫蛋白。在炎症较重时，因渗出导致蛋白质丢失可引起水肿，一般是全身性水肿。任何中年或老年人出现慢性炎症型腹泻尤其是血性腹泻时，应仔细评估，以排除结直肠肿瘤。

1）特发性炎性肠病：这类疾病包括克罗恩病和溃疡性结肠炎，是引起成年人慢性腹泻最常见的器质性疾病，病情严重程度变化较大，从轻度到暴发性甚至危及生命。它们可能与葡萄膜炎、多关节痛、胆汁淤积性肝病（原发性硬化性胆管炎）和皮肤损伤（结节性红斑、坏疽性脓皮病）同时存在。显微镜下结肠炎包括淋巴细胞性结肠炎和胶原性肠病，是目前越来越多人认识到的引起慢性水样泻的原因，多见于中年女性和服用非甾体抗炎药（NSAIDs）、他汀类药物、质子泵抑制药（PPIs）和选择性 5-羟色胺再摄取抑制药（SSRIs）的人群。肠黏膜病理活检时，需在肉眼观察正常的结肠黏膜取组织病理以确诊。显微镜下结肠炎可与肠易激综合征或脂肪泻相伴，抗炎药物（如铋剂）、阿片类物质激动药如洛哌丁胺或布地奈德的治疗效果较好。

2）原发性或继发性免疫缺陷：免疫缺陷可导致长期感染性腹泻。在选择性 IgA 缺陷或普通变异性低 γ 球蛋白血症患者中，腹泻很常见，常因贾第鞭毛虫感染、细菌过度生长或口炎性腹泻所致。

3）嗜酸细胞性胃肠炎：嗜酸性粒细胞浸润消化道黏膜、肌层或浆膜的任何部位均可能引起腹泻、疼痛、呕吐或腹腔积液。这类患者往往有过敏史，50%~75% 患者粪便的显微镜检查可见到嗜酸粒细胞破裂后嗜酸性颗粒相互融合而形成的夏科-雷登结晶和外周血嗜酸性粒细胞增多。虽然成年人会出现对某些食物的过敏反应，但真正的食物过敏引起的慢性腹泻仍较罕见。

4）其他原因：慢性炎性腹泻还可因放射性小肠结肠炎、慢性移植物抗宿主病、贝赫切特病和 Cronkhite-Canada 综合征等引起。

（5）动力性腹泻的病因：肠道运动加快虽然可导致腹泻，但也可能是继发于腹泻的症状，原发性动力异常并非腹泻常见的真正病因。动力异常导致的腹泻，大便特征往往与分泌性腹泻类似，由于肠动力增快导致消化不良，患者可出现轻度脂肪性，即每天排出不超过 14 g 的脂肪。甲状腺功能亢进、类癌综合征和某些药物（如前列腺素、促动力药）可出现高动力性腹泻。原发性内脏神经肌病或特发性获得性假性肠梗阻可能导致肠内容物淤滞，继发细菌过度生长引起腹泻。糖尿病性腹泻，常伴外周神经和全身自主神经病变，部分患者可能因肠道运动功能障碍而发生腹泻。

肠易激综合征很常见（10% 发病率，每年新发病率 1%~2%），其特征是小肠和结肠受各种刺激物影响而出现运动和感觉功能异常。患者可出现腹泻和便秘交替，腹泻在夜间停止，伴随腹痛，腹痛在排便后减轻，较少出现体重减轻。

（6）个体原因：在三级医疗中心，个人因素导致的腹泻占不明原因腹泻的 15%。无论是作为 Munchausen 综合征（伪装或自伤以获得疾病诊断）还是进食障碍，部分患者隐瞒自行服用泻药或联合服用其他药物（如利尿药）或在粪便送检时在粪便中暗中加水或尿。这种患者多见于女性，通常有精神疾病史，部分患者曾从事卫生保健职业。低血压和低血钾是常见的共同点。评估该类患者较困难。加入水或尿液的粪便可通过非常低或非常高的渗透压体现。通常在医生面前这类患者否认他们的这种行为，但如果在精神科医生面前讲出自己的行为后，这类患者可从心理辅助治疗中获益。

2. 实验室检查

评估慢性腹泻的实验室辅助检查方法很多，许多检测方法比较昂贵并属于侵入性。在这种情况下，需通过仔细询问病史和体格检查选择合适的检测方法。了解这种检测流程，可以在复杂的检查流程中通过简单的分流检测来简化流程。病史和体格检查以及常规血液学检查应能概括腹泻的机制，有助于鉴别诊断，并能够评估患者的液体/电解质和营养状况。应注意询问患者起病情况、病程、发病模式、加重和缓解因素（特别是与饮食的关系），以及腹泻时大便特征。是否存在大便失禁、发热、体重下降、疼痛，记录患者暴露因素（如旅行、药物、与腹泻患者接触史）以及常见的肠外表现（皮肤改变、关节痛、口腔阿弗他溃疡）。炎性肠病或热带口炎性腹泻的家族史可能表明相应这些疾病的可能性。一些体格检查如甲状腺肿大、气喘、心脏杂音、水肿、肝肿大、腹部肿块、淋巴结肿大、皮肤黏膜异常、肛瘘或肛门括约肌松弛等可能为诊断提供线索。外周血白细胞增多、红细胞沉降率增快或 C 反应蛋白升高表明炎症反应；贫血反映失血或营养缺乏；嗜酸性粒细胞增多可能与寄生虫感染、肿瘤、免疫相关血管疾病、过敏或嗜酸细胞性胃肠炎有关。血液生化检测可发现电解质、肝功能或其他代谢紊乱。检测组织谷氨酰胺转移酶抗体有助于检测乳糜泻。

当根据初步的检测结果高度怀疑某种特定的诊断时，试验性治疗方案通常是合理、有效并具有成本效益。如在健康年轻人中禁食后腹泻停止可采用限制乳糖的饮食方案；在背包爬山旅行后腹胀和腹泻持续存在，可以给予甲硝唑治疗可能的贾第鞭毛虫感染；末端回肠切除术后出现持续的餐后腹泻，可能是由于胆汁酸吸收不良，在进一步评估之前可采用考来烯胺治疗。如试验性治疗后，症状持续不好转则需要进一步行其他检查。

部分患者可能在初次就诊时就考虑某些可能的诊断（如炎性肠病），进一步检查需确诊并评估疾病的严重程度和范围，以便指导治疗。可疑肠易激综合征的患者应首先通过乙状结肠镜检查并活检评估，如检查结果正常，除外器质性疾病后，应按照处理流程，经验性给予解痉药、止泻药、收敛药、抗焦虑或抗抑郁药。慢性腹泻和便血的患者应检测粪便微生物和进行结肠镜检查。

约 2/3 的慢性腹泻病例中，病因在初始检测后仍不清楚，需要进一步检查。粪便定量和常规检查可以为确诊提供重要的客观证据或对慢性腹泻进行分型，以便进一步研究。如果大便重量 > 200 g/d，应采用其他的粪便检测，包括电解质浓度、pH、粪隐血试验、便白细胞检查（或白细胞蛋白测定）、脂肪定量，并检测是否使用通便药。

对分泌型腹泻（水样泻、正常渗透压差），应考虑到药物不良反应或患者私自使用泻药的可能性。应进行粪便微生物学检查，包括便细菌培养（包括产气单胞菌和邻单胞菌属），寄生虫检查及虫卵和贾第鞭毛虫抗原检测（该检测是检测贾第鞭毛虫最敏感的检测方法）。将肠道吸出物定量培养或用葡萄糖或果糖呼气试验检测呼氢、甲烷或其他代谢物（如 $^{14}CO_2$），结果可用于排除小肠细菌过度生长。然而，这些呼气试验的结果可能被异常的肠道运动功能干预。胃镜和结肠镜检查及活检和小肠钡剂造影有助于排除结构性或隐匿的炎性疾病。当病史或其他辅助检查提示相关疾病时，建议检测肽类激素（如血清胃泌素、血管活性肠肽、降钙素和甲状腺激素/促甲状腺激素或尿 5-羟吲哚乙酸和组胺）。

渗透性腹泻的进一步评估应该包括检测乳糖不耐受和镁摄入量这两种最常见的原因。低粪便 pH 可能是糖类吸收不良；乳糖吸收不良可通过乳糖呼吸试验或乳糖排斥试验观察对乳糖的耐受程度（如 1 L 牛奶）。一般不采用小肠活检检测乳糖酶的方法。如果粪便镁或缓泻药浓度升高，应考虑为患者无意或自行摄入药物的可能，此时应寻求精神科医生的帮助。

对于检查为脂肪泻的患者，应采用内镜下小肠活检（包括针吸检测贾第鞭毛虫和定量培养）。如果这些检查仍不能确诊，下一步应进行小肠影像学检查。如果小肠影像学检查是阴性的或可疑胰腺疾病，应该用直接检测的方法除外胰腺外分泌功能不全，如促胰液-胆囊收缩刺激试验或内镜下检测相关病变情况。一般情况下，间接检查如粪便弹性蛋白酶或胰凝乳蛋白酶的活性测定或苯替酪胺检测灵敏度和特异性较低，目前并未普遍采用。

粪便检查发现血液或白细胞，应考虑慢性炎症型腹泻。接下来需要进行粪便培养、寄生虫及虫卵检查、艰难梭菌毒素检测、结肠镜下活检。如果有提示小肠病变，可进行小肠造影。

3. 治疗

慢性腹泻治疗取决于病因，部分可治愈，部分可抑制病情发展，或采用经验性治疗。如果可根除病因则腹泻是可治愈的，如手术切除结直肠肿瘤，抗生素治疗 Whipple 病或热带口炎性腹泻，或停止使用相关药物。对许多慢性疾病，可通过阻断发病机制来抑制腹泻。如通过无乳糖饮食或无麦胶饮食治疗乳糖酶缺陷或乳糜泻，使用糖皮质激素或其他抗炎药治疗特发性炎性肠病，采用吸附剂如考来烯胺治疗回肠胆酸吸收不良，采用质子泵抑制药如奥美拉唑治疗胃泌素瘤，采用生长抑素类似物如奥曲肽治疗类癌综合征，前列腺素抑制药如吲哚美辛治疗甲状腺髓样癌，以及采用胰酶抑制药替代治疗胰腺外分泌功能不全。当慢性腹泻特定的病因或发病机制无法确诊时，经验性治疗可能有益处。温和的阿片类药物如地芬诺酯和洛哌丁胺，对于轻度或中度水样腹泻是有效的。对于较严重的腹泻，可待因或阿片酊可能有效。在严重的炎性肠病中，应避免使用抑制肠蠕动的药物，因为可能会导致中毒性巨结肠。可乐定是一种 $\alpha_2$ 肾上腺素能激动药，可用来治疗糖尿病性腹泻。对于所有慢性腹泻患者，液体和电解质平衡是腹泻治疗的重要组成部分。脂溶性维生素替代治疗在慢性脂肪泻患者中也非常重要。

## 三、便秘

便秘是临床上常见的主诉，通常是指持久、排便困难、排便频率减少或排便不尽感。由于正常的排便习惯范围较广，便秘难以精确定义。多数人至少每周排便 3 次，然而排便频率低不是定义便秘的唯一标准。很多便秘患者排便频率正常，但诉排便费力、粪便坚硬、下腹胀满或不能完全排空。应详细分析患者的症状以明确"便秘"和"排便困难"的意义。

大便性状和排便情况与排便通过时间的相关性较好。较硬的、丸状粪便见于慢传输型便秘，而松散的、水样便与排便通过时间过快有关。丸状粪便和非常大的粪便都比正常大便难以排出。

硬便或过度用力排便的感觉很难客观评价，需要灌肠剂或对排便情况进行量化是临床上确定患者对排便困难描述的有效方法。

精神心理因素和文化因素也可能很重要。如果一个人的父母非常重视孩子每天排便，在某天没有排便时就会非常关注。一些孩子因不排便而被重视，或者因害怕排便时肛门疼痛而忍住便意；一些成年人在有便意时习惯性地忽略或延迟排便。

### （一）病因

慢性便秘的病理生理学一般是由于摄入纤维素或水分不足，或因无序的结肠传输或肛门直肠功能病变所致。某些药物、老龄或一些全身性疾病通过引起消化道神经功能紊乱而引起便秘。新发的便秘可能是一些器质性病变如肿瘤或肠道狭窄引起的症状。在特发性便秘中，一些患者表现出上段胃肠道排空延迟、横结肠传输时间延长（通常发生在近端结肠）和高振幅推进式传播收缩的次数减少。出口梗阻性便秘（也称为排便障碍）可引起结肠传输延长，通过生物反馈训练往往可以纠正。任何原因引起的便秘可能会因住院或存在慢性疾病而加重，因为这两种情况通常导致身心受损，身体活动减少。

仔细询问患者的病史通常可获得患者更多的症状，并可基于排便频率（如每周排便次数少于 3 次）确定他（她）是否存在便秘、大便性状改变（多块状或硬便）、过度用力排便、排便时间延长或需要手法辅助排便等情况。在多数情况下（很可能＞90% 的病例），便秘并无病因（如肿瘤、抑郁症或甲状腺功能减退等疾病），充足饮水、锻炼和补充膳食纤维（15～25 g/d）后便秘可好转。良好的饮食习惯和用药史并注意心理问题是治疗便秘的关键。体格检查，尤其是直肠指检可排除粪便嵌塞和多数表现为便秘和排便障碍的重要疾病，如肛门括约肌张力过高。

当便秘伴随体重下降、直肠出血或贫血等症状时，需要乙状结肠镜联合钡剂灌肠检查或直接行结肠镜检查，尤其是 40 岁以上的患者，应通过检查排除器质性疾病如肿瘤或狭窄。直接行结肠镜检查在此情况下是最经济有效的，因其可在内镜下进行黏膜病理活检、内镜下息肉切除或狭窄的扩张治疗。钡剂灌肠在单纯便秘患者中优于结肠镜检查，因其成本较低和可鉴定结肠扩张和所有可导致便秘的明显黏膜病变或狭窄。结肠黑变病或称为结肠黏膜色素沉着是长期使用蒽醌类泻药如鼠李糖或番泻叶的后果，然而，这种情况在详细询问病史后容易得出结论。容易混淆的疾病如巨结肠或导泻后结肠炎也可通过结肠影像学发现。检测血清钙、钾和促甲状腺素水平可鉴定少见的代谢紊乱疾病。

较严重的便秘单独增加膳食纤维可能效果不好，排便训练治疗可能有效，如有必要应服用渗透性泻药（乳果糖、山梨糖醇、聚乙二醇）和按需应用开塞露或甘油栓。推荐早餐后用 15～20 分钟放松身心进行排便。排便时过度用力可能导致痔。在盆底肌力较弱或阴部神经受损时，用力排便几年后可能会导致梗阻性排便障碍。以上情况较为简单的处理方法效果不好或需要强效泻药长期治疗的患者，发生滥用泻药综合征的风险较大。如果患者有严重或顽固性便秘，应行进一步检查。可诱导分泌的新药（如鲁比前列酮、氯离子通道活化剂）也可用来治疗便秘。

### （二）实验室检查

少数患者（约＜5%）有严重或顽固性的便秘。这些患者最容易去消化科进行诊疗。进一步研究这些患者偶尔可发现一些既往未知的病因如排便障碍性疾病、滥用泻药、伪病或心理障碍。在这些患者中，评估结肠和盆底结构的生理功能，在合理治疗的同时联合心理辅助治疗。即使在反复就诊病因不明的严重便秘患者，三级转诊后仅有约 2/3 的患者可以发现病因。

1. 结肠传输时间测定

用不透 X 线的标记物检测结肠传输时间具有简单、可重复，且通常安全、方便、可靠的特点，在临床实践中适于评估便秘患者。一些经过验证的方法也非常简单，如摄入造影标记物 5 天后，在不用通便药或灌肠剂的情况下用腹部 X 线片可显示 80% 标记物已从结肠排出。本测试对胃和小肠的传输无效。

包含放射性标记颗粒的缓释胶囊的放射性闪烁摄影术，是采用低放射剂量检测 24 ~ 48 小时正常、加速或延迟的结肠功能。这种方法可以同时评估胃、小肠（因其反映了更广泛的胃肠运动障碍，对约 20% 的结肠传输时间延长患者很重要）和结肠的传输。其缺点是成本高，需要在核医学实验室中特殊准备。

2. 肛门直肠和盆底检查

直肠无法正常排便是一种持续的直肠坠胀、疼痛、排便时过度用力和借助会阴的作用，并需手法和阴道后壁的压力辅助排便的感觉，出现这种感觉表明盆底结构功能障碍。这些症状明显时应与排便不尽感相比较，排便不尽感是肠易激综合征常见的症状。

正规的心理测评可识别进食障碍、控制情绪、抑郁症或创伤后应激障碍引起的便秘。通过认知或其他干预措施可能治疗这些心理问题，并可改善慢性便秘患者的生活质量。

临床试验中检测耻骨直肠肌无法松弛的一个简单方法是在用示指直肠指检时让患者用力排出示指。在用力排便时，耻骨直肠肌向后运动表明盆底肌肉的运动比较协调。

临床评估会阴下降相对容易。患者左侧卧位，观察患者会阴是否下降不足（< 1.5 cm 表明盆底肌肉功能障碍）或用力排便时会阴气囊相对于骨性标志的距离（> 4 cm 表明会阴部肌肉下降）。

整体排便的一项有用的测试方法是气囊排出试验。导尿管的气囊端充入 50 mL 水放置。正常情况下，坐位或左侧卧位时人可排出气囊内的水。侧卧位时，检测排出气囊时需要重量，通常重量 < 200 g 时可发生排便。

在严重便秘患者进行肛门直肠压力测定，可能发现静息压过高（> 80 mmHg）或挤压肛门括约肌的声音，提示盆底失弛缓（肛门括约肌痉挛）。该检查也可发现罕见的疾病如缺乏对肛门直肠抑制反射的成年人先天性巨结肠。

排粪造影（动态钡灌肠包括在排出钡剂时的侧位图）可显示许多患者的"软组织异常"，最相关的发现是测量直肠肛门角度的变化、直肠的解剖学缺陷，如内部黏膜脱垂及疝或脱肛。仅在包括漏斗形堵塞的肛管或在试图排便时填满了很大的直肠前突导致严重的肠套叠，伴完全性出口梗阻时的少数病例才适用手术补救治疗。总之，排粪造影需要一个对其关注并有经验的放射科医师，结果异常不能确诊为盆底肌功能障碍。最常见的出口梗阻原因是耻骨直肠肌无法放松，这不是能通过排粪造影确定，而需要动态的检测方法如直肠造影。磁共振可提供关于盆底、远端结直肠和肛门括约肌的结构和功能，目前作为一种可开发的替代性检查方法。

包括排便时的直肠造影或闪烁法检测人工粪便排出量可有助于检测静息、挤压和用力状态下的会阴下降和肛门直肠角并计量人工粪便的排出量。排便时直肠肛门角伸直少于 15° 可确诊盆底结构障碍。

神经学检查（肌电图）用于评估大便失禁患者比用于评估梗阻性排便障碍的患者更为有效。下肢出现相关神经症状表明骨盆耻骨直肠肌的去神经化（如分娩）受损或由于长期慢性拉伤导致阴部神经过度伸展。脊髓损伤患者、神经系统疾病如帕金森病、多发性硬化和糖尿病性神经病变患者中便秘较常见。

直肠电刺激或通过磁刺激腰骶部脊髓促使肛门外括约肌收缩的脊髓诱发反应，可确诊部分骶骨神经病变伴足够的神经传导功能，可尝试生物反馈训练。

球囊排出试验是筛选肛门直肠功能障碍一项重要检查方法，如果检查结果阳性，直肠或肛门括约肌的解剖学异常评估和盆底结构松弛可用于评估可疑梗阻性排便障碍的患者。

（三）治疗

明确便秘的病因特点后可决定治疗方案。慢传输型便秘需要积极的内科或外科治疗，盆底失弛缓或盆底功能障碍通常可用生物反馈治疗。然而，只有约60%的重度便秘患者有这样的生理障碍（一半结肠传输延迟一半排便障碍）。脊髓损伤或其他神经系统疾病的患者通常需要包括直肠刺激、灌肠疗法和包括定时仔细通便治疗在内的个体化的肠道治疗方案。

慢传输型便秘患者可用包括纤维素、车前子、镁乳化剂、乳果糖，聚乙二醇（肠道准备的药物）、鲁比前列酮和比沙可啶等在内的容积性泻药、渗透性泻药、促动力药、促分泌性泻药和刺激性泻药的治疗。较新的治疗方案目的在于加强肠蠕动和分泌，这在某些情况如女性便秘为主型肠易激综合征或严重便秘的治疗中可能有效。如果3~6个月的药物治疗失败，且患者仍存在与梗阻性排便无关的慢传输型便秘，下一步应考虑腹腔镜结肠切除术及回肠直肠吻合术；然而，如果患者有持续性排便障碍的证据或全胃肠动力障碍，不应采用这种治疗方案，此时需转诊到专业化的科室进行结肠运动功能的进一步检测。巨结肠和巨大直肠患者需采用手术治疗。术后并发症包括小肠梗阻（11%）和粪便残留，尤多见于首次术后第1年期间。术后第一年排便次数是3~8次/天，从术后第2年起频率下降到1~3次/天。

混合性排便障碍（排便和结肠传输/动力性）患者应首先采用盆底再训练（生物反馈和肌肉松弛锻炼）、心理咨询以及饮食调整方案，如果生物反馈治疗和合理的药物治疗后仍存在结肠传输运动异常且症状顽固，需考虑结肠切除和回肠直肠吻合术。在单纯盆底功能障碍患者，生物反馈训练有70%~80%的成功率，这是通过获得舒适的排便习惯来检测的。采用手术治疗盆底功能障碍（肛门内括约肌或耻骨直肠肌分离术）成功率不高，多数情况下已弃用。

# 第五节 消化道出血

消化道出血可以表现为5种形式：①呕血，表现为红色血性呕吐物或"咖啡渣"样呕吐物。②黑粪，表现为黑色、柏油样的恶臭粪便。③便血，表现为经直肠排出鲜红色或栗色血便。④胃肠道隐性出血，通常在没有显性出血的情况下，经粪便隐血试验检测或存在铁缺乏而被发现。⑤只表现为失血或贫血的相关症状，如头晕、晕厥、心绞痛或呼吸困难。

## 一、消化道出血的来源

### （一）上消化道来源的出血

在美国和欧洲，因上消化道出血（UGIB）而住院的发生率约为0.1%，病死率为5%~10%。患者极少死于失血，而是死于其他潜在疾病的失代偿。年龄<60岁且没有重大合并疾病的患者的病死率<1%。因上消化道出血而住院的患者发生再出血和死亡的独立预测指标包括年龄增加，共患疾病和血流动力学改变（心动过速或高血压）。

消化性溃疡是上消化道出血的最常见病因，是高达50%的UGIB病例的出血原因；随着幽门螺杆菌感染的患病率下降，由于非甾体抗炎药（NSAIDs）所致出血的比例升高。5%~10%患者的出血原因是Mallory-Weiss撕裂（贲门黏膜撕裂）。由于静脉曲张造成出血的比例为5%~40%不等，这取决于不同的调查人群。出血性或糜烂性胃病（如NSAIDs或乙醇性）和糜烂性食管炎通常造成轻微出血，大出血很少见。

1. 消化性溃疡

除了解释临床特点外，溃疡的内镜下特征还为预后提供了重要信息。对于内镜下活动性出血或者具有未出血的可见血管的病例，如果采取非手术治疗，1/3的患者将发生需急诊手术治疗的进一步出血。这类患者明确获益于内镜下治疗，可减少出血，降低住院天数、病死率和花费。治疗方法包括双极电凝止血、热探头、黏膜下注射治疗（如无水乙醇，1:10 000肾上腺素）。相反，溃疡基底清洁的患者再出血率几乎为零。此类患者如果没有其他需要住院的原因，给予稳定病情治疗后，当天即可出院。溃疡基底不清洁的患者通常需要留院观察3天，因为大多数的再出血发生于3天内。

随机对照试验显示，高危溃疡（即活动性出血、非出血性可见血管、附着血凝块）患者在内镜下治疗后，给予高剂量、持续静脉输注质子泵抑制药（PPIs），如奥美拉唑80 mg静脉推注后，按8 mg/h

持续输注，旨在维持胃内 pH >6，并提高血液凝块的稳定性，可以降低这类患者的再出血率和病死率。对于所有上消化道出血患者，即刻给予质子泵抑制药治疗可以降低高危溃疡危险（例如活动性出血）；但是，与只有在内镜检查确认高危溃疡时才开始质子泵抑制药治疗相比，前述治疗策略对于再出血、输血或病死率等结局的改善效果不显著。

如果未采取预防措施，近 1/3 的出血性溃疡患者将于 1～2 年发生再出血。再出血的预防聚焦于溃疡发病机制的 3 个主要因素：幽门螺杆菌、NSAIDs 和胃酸。幽门螺杆菌的根除可以使出血性溃疡患者的再出血率降低至 <5%。如果服用 NSAIDs 的患者发生出血性溃疡，应尽可能停服 NSAIDs。如果不能停用或需重新服用 NSAIDs，则应同时联合服用环氧化酶2（COX-2）选择性抑制药和一种 PPI。近期发生的出血性溃疡患者，只合并用 PPI 治疗或单一选择性抑制药治疗后，年再出血概率为 10%，而 PPI 和选择性抑制药联合治疗可进一步显著降低溃疡出血复发。服用小剂量阿司匹林的心血管疾病患者发生出血性溃疡时，应在出血发生后尽早恢复服用阿司匹林（≤7 天）。一项随机临床试验显示，与迅速重新服用阿司匹林相比，未能重新服用阿司匹林对于再出血的影响没有显著差异（5% vs 10%，30 天），但与 30 天（9% vs 1%）和 8 周时（13% vs 1%）的病死率显著增高存在相关性。与幽门螺杆菌或 NSAIDs 不相关的出血性溃疡患者应长期维持足量的抑酸治疗。

**2. 贲门黏膜撕裂综合征（Mallory-Weiss 综合征）**

典型病史为呕血前的呕吐、恶心或咳嗽，特别是嗜酒患者。这种撕裂导致的出血，通常发生于胃食管连接部胃侧，80%～90% 的患者出血自行停止，只有 0～7% 的患者再出血。内镜治疗适应证为贲门黏膜撕裂活动性出血。极少数病例需要进行血管造影栓塞治疗和手术缝合撕裂。

**3. 食管静脉曲张**

相比于其他原因的上消化道出血患者，静脉曲张出血患者的预后更差。急性出血的内镜治疗和以消除食管曲张静脉为目的的反复内镜治疗操作能够显著降低再出血率和病死率。与硬化治疗相比，套扎治疗再出血较少，病死率较低，局部并发症较少，并且只需较少疗程即可达到消除曲张静脉，因此，套扎治疗是内镜治疗食管静脉曲张的首选。

与内镜治疗相结合，奥曲肽（50 μg 静脉推注后，以 50 μg/h 静脉输注 2～5 天）可进一步帮助控制急性出血。在美国以外可获得的其他血管活性药物，如生长抑素和特里加压素，也同样有效。对于上消化道出血的肝硬化患者，推荐进行抗生素治疗（如头孢曲松），原因在于抗生素能够降低这部分人群的细菌感染和病死率。长远来看，非选择性 β 受体阻滞药治疗能够降低食管静脉曲张造成的再出血。为了预防食管静脉曲张造成的再出血，推荐长期 β 受体阻滞药治疗 + 内镜套扎治疗。

即使经内镜和药物治疗，仍有持续性出血或再出血发生的患者，推荐其他治疗，如经颈静脉肝内门体分流术（TIPS）。早前的研究提示，多数行 TIPS 的患者在 1～2 年发生分流狭窄，需再次行介入治疗以保持分流通畅。应用涂层支架，在最初 2 年似乎可将分流功能障碍的发生降低到 50%。一项在肝功能分级为 Child-Pugh A 或 B 级、合并难治性静脉曲张出血的肝硬化患者中，进行的随机对照研究，对比 TIPS（非涂层支架）和远端脾肾分流术的治疗效果，结果显示在再出血、肝性脑病或生存率方面两者无明显差异，但 TIPS 有较高的再介入概率（82% vs 11%）。因此，对于轻症、代偿良好的肝硬化患者，减压手术不失为一种选择。

门静脉高压也是造成胃静脉曲张、小肠和大肠静脉曲张、门静脉高压性胃病和门静脉高压性小肠结肠病发生出血的原因。

**4. 出血糜烂性胃病（"胃炎"）**

出血糜烂性胃病通常被称为胃炎，是指内镜下可见的上皮下的出血和糜烂。这些改变是黏膜的病变，并不造成严重出血。多种临床状况都可造成黏膜损伤，最重要的是 NSAIDs 的使用、饮酒和应激。长期服用 NSAIDs 的患者中半数有黏膜糜烂（15%～30% 的患者发生溃疡）；另外，高达 20% 的有上消化道出血症状的酗酒患者，存在上皮下出血或糜烂的证据。

应激相关的胃黏膜损伤只发生在那些病情极其严重的患者，如经历严重创伤、重大手术、体表面积烧伤 >1/3 及严重颅内疾病或内科危重病（如呼吸机依赖、凝血障碍）的患者。除非有溃疡形成，一般不会发生严重出血。由于严重的基础疾病，此类患者的病死率相当高。

近年来，由应激相关胃黏膜损伤或溃疡造成的出血发生率已大幅下降。究其原因最有可能是由于对重症患者的医疗护理的加强。对上述高危患者应考虑进行预防出血的药物干预。多项试验报道了静脉输注 $H_2$ 受体阻断药的治疗有效性，它较硫糖铝更有效，但不优于通过胃管给药的 PPI 速释混悬剂。预防性治疗能减少出血，但不降低病死率。

5. 其他病因

其他上消化道出血的少见病因包括：糜烂性十二指肠炎、肿瘤、主动脉肠瘘、血管病变、Dieulafoy病（微小黏膜缺损处的异常血管出血）、脱垂性胃病（近端胃脱垂入食管并引起恶心，好发于酗酒者）、胆道出血或胰性出血（胆管或胰管出血）。

## （二）小肠来源的出血

小肠来源的出血（出血灶超过了标准上消化道内镜所能探查的范围）诊断困难，也是大多数不明原因消化道出血病例的病因。所幸小肠出血并不常见。成年人中最重要的病因是血管扩张症、肿瘤（如腺癌、平滑肌瘤、淋巴瘤、良性息肉、类癌、转移癌和脂肪瘤）、NSAIDs 导致的糜烂和溃疡。其他成年人小肠出血的少见病因包括克罗恩病、感染、缺血、血管炎、小肠静脉曲张、憩室、梅克尔憩室、重复性囊肿和肠套叠。

梅克尔憩室是儿童下消化道出血的最常见原因，随着年龄增长其作为出血原因的概率呈下降趋势。<50 岁的成年人，小肠肿瘤经常是不明原因消化道出血的原因；而 >50 岁的患者中，血管扩张症和 NSAIDs 药物导致的损伤较为多见。

如果可能，应对血管扩张症进行内镜治疗。当血管扩张孤立局限于一段小肠且内镜治疗失败时，可以采取手术治疗。尽管雌激素/黄体酮复合物已经用于治疗血管扩张症，但一项双盲试验发现其对预防再出血无效。对于孤立性的病变，如肿瘤、憩室或重复性囊肿，通常采取手术切除。

## （三）结肠来源的出血

下消化道出血的入院率是上消化道出血入院率的 20% 或更多。痔很可能是下消化道出血的最常见原因；肛裂也会引起轻微出血和疼痛。如果除外这些极少需要住院的肛门局部病患，成年人最常见的下消化道出血的原因包括憩室、血管扩张症（尤其是 >70 岁成年人的近段结肠处好发）、肿瘤（主要是腺癌）、结肠炎症。在大多数情况下，结肠炎症为感染性或特发性炎性肠病，偶尔是缺血或辐射诱发的。少见原因包括息肉切除术后出血、孤立性直肠溃疡综合征、NSAIDs 导致的溃疡或结肠炎、外伤、静脉曲张（最常见于直肠）、结节性淋巴样增生、血管炎和主动脉-结肠瘘。在儿童和青少年中，显著消化道出血的最主要结肠因素为炎性肠病和幼年性息肉。

憩室出血起病突然，通常无痛，有时呈大出血，并且多来自于右半结肠；轻微出血和隐性出血不是其特征性表现。临床资料提示，出血性结肠憩室患者中，80% 的患者憩室出血可自发停止，20%~25% 的患者发生再出血。动脉内插管输注血管加压素或超选择性栓塞术可使大多数患者止血。如果出血不止或再出血，需行局部肠段手术切除。

老年人中来于右半结肠血管扩张症的出血可以表现为明显出血，也可表现为隐性出血；这类出血倾向于慢性出血，偶有血流动力学显著变化。内镜下止血措施对于治疗血管扩张症、散在出血性溃疡和息肉切除术后出血可能有效；对于出血性结肠息肉，如有可能，应该进行内镜下息肉切除。多种结肠病变可能导致消化道大出血、持续出血或再出血，药物治疗、血管造影介入治疗或内镜治疗不能奏效，这时通常需外科手术治疗。

# 二、诊断和治疗

测量心率和血压是初步评估消化道出血患者的最佳方法。临床上严重的出血可导致心率或血压随体位而改变、心动过速，最后，可致平卧位低血压。相反，急性出血时，由于血浆和红细胞容量按比例减少（也就是"失去全血"），血红蛋白含量并不会立即降低。因此，在严重出血早期，血红蛋白保持正常或轻微下降。随着血管外体液进入血管以恢复血容量时，血红蛋白降低，但是这一过程可能需要72小时。缓慢的慢性出血患者，尽管血压和心率正常，其血红蛋白也可能极低。随着缺铁性贫血的发生，平均红细胞容积将变低，红细胞分布宽度将上升。

### （一）上、下消化道出血的鉴别诊断

呕血提示上消化道来源的出血（屈氏韧带以上）。黑粪提示血液已在消化道存在至少14小时（可长至3~5天）。出血部位越近，越可能发生黑粪。便血通常提示下消化道来源的出血，尽管上消化道病变可以出血迅猛，以至于血液在肠道中停留的时间短至不足以形成黑粪。当便血是上消化道出血的主要症状时，这种出血伴随有血流动力学不稳定和血红蛋白下降。小肠出血性病变可能表现为黑粪或便血。其他提示上消化道出血的线索包括肠鸣音亢进和血尿素氮水平升高（由于容量丢失和小肠吸收血液蛋白质）。

非血性鼻胃管抽吸物见于高达18%的上消化道出血患者，此类出血通常来源于十二指肠。即使抽吸物呈胆染样外观也不能排除出血性幽门后病变。对于外观非血性的抽吸物，进行隐血检查意义不大。

### （二）消化道出血患者的诊断评估

1. 上消化道出血

病史和体格检查通常不能诊断消化道出血的来源。应选择上消化道内镜对上消化道出血的患者进行检查；对于存在血流动力学不稳定的患者（低血压、心动过速、心率或血压随体位而变化），应立即进行内镜检查。急诊内镜对于轻度出血患者的处置决策也是有益的。大出血患者和有高危内镜下发现（如静脉曲张，活动性出血性溃疡或肉眼可见血管的溃疡）的患者，经内镜下止血治疗获益；而低危病变（如基底清洁的溃疡、非出血性贲门黏膜撕裂、糜烂出血性胃炎）的患者，如果生命体征平稳，血红蛋白浓度稳定，且无其他医学问题，即可出院回家。

2. 下消化道出血

便血和血流动力学不稳定的患者应在检查评估下消化道前，行上消化道内镜以除外上消化道来源的出血。怀疑下消化道出血的患者可以接受急诊乙状结肠镜检查，用来探查明显的低位病变。然而，对于快速出血，实际操作有难度，通常情况下也不可能明确出血灶。乙状结肠镜主要对年龄<40岁、轻微出血的患者有意义。

口服清肠剂准备后，对下消化道出血患者进行结肠镜检查是合适的措施，除非出血量极大或乙状结肠镜已发现明显的活动性出血病变。核素$^{99m}$Tc标记红细胞扫描可以反复成像长达24小时，并可能确定出血的大体位置。不过，由于其结果，特别是较后期的图像变化很大，故对核素扫描结果应谨慎解释。血管造影术可探查到活动性下消化道出血的位置（造影剂外溢入消化道），并且可以实施栓塞治疗或动脉内输注血管加压素治疗。即使出血已经停止，血管造影术也可探查血管结构异常的病变，例如，血管扩张症或肿瘤。

3. 不明原因消化道出血

通常将通过常规内镜和X线造影检查无法明确出血来源的持续性出血或复发性出血定义为不明原因出血，这类出血既可以是明显出血（黑粪、便血），也可表现为隐性出血（缺铁性贫血）。目前的相关治疗指南建议血管造影术应作为不明原因大出血的最初检查手段，可探查全部小肠的胶囊内镜用于检查除不明原因大出血之外的其他出血。推进式小肠镜检查，应用特殊设计的小肠镜或儿童型结肠镜探查整个十二指肠和部分空肠，也可考虑作为最初的检查手段。一篇系统综述总结了14项关于推进式小肠镜检查和胶囊内镜检查的对比研究，结果显示，推进式小肠镜检查和胶囊内镜检查分别在26%和56%的患者中获得"临床显著发现"。然而，与小肠镜检查相比，由于无法控制胶囊内镜，影响了对其操控和对小肠的全景式观察；另外，胶囊内镜下无法取活检，也无法进行内镜下治疗。

如果胶囊内镜检查阳性，应根据镜下所见采取处置方法（如小肠镜、腹腔镜）。如果胶囊内镜检查阴性，目前的推荐建议是观察患者病情，抑或临床病程需要（如再出血，需要输血或住院），即进行进一步检查。更新的内镜技术（如双气囊、单气囊或螺旋式小肠镜检查）使得内镜医师可以对大部分或

全部小肠进行检查，获取标本并给予治疗。新的影像学技术（CT 和磁共振小肠成像）常用来代替旧有的专门的小肠放射影像学检查（如小肠钡灌检查）。其他检查方法还包括核素⁹⁹ᵐTc 标记红细胞扫描术、血管造影术（由于能够发现血管异常或肿瘤血管，即使出血已停止，该检查也是有用的）、⁹⁹ᵐTc‐高锝酸盐扫描有助于诊断梅克尔憩室（特别是年轻患者）。当所有检查均未有发现时，对于需要反复输血的严重反复性或持续出血患者，有指征进行手术中内镜检查。

4. 粪便隐血试验阳性

目前推荐粪便隐血试验检测仅用于结直肠癌筛查。可以用于筛查一般风险的成年人（从 50 岁起），以及有 1 名≥60 岁的结直肠肿瘤一级亲属或 2 名结直肠肿瘤一级亲属的成年人（从 40 岁起）。阳性结果提示需行结肠镜检查。如果结肠检查结果为阴性，除非有缺铁性贫血或消化道症状，否则不推荐进一步检查。

# 第六节　黄疸

黄疸是由于胆红素沉积导致的一种组织异常黄染。组织内胆红素沉积仅发生于存在血清高胆红素血症时，这可以是肝病的体征，也可以是比肝病相对少见的溶血性疾病的体征。血清胆红素升高的程度可以通过体格检查来估测。巩膜由于富含弹性蛋白而对胆红素具有特殊亲和性，因此，发现轻微血清胆红素升高的最佳方法是检查巩膜。出现巩膜黄染提示血清胆红素至少达到 51 μmol/L（3 mg/dL）。如果检查室是荧光灯照明，则发现巩膜黄染的难度增大。如果检查者怀疑患者巩膜黄染，进一步检查的部位是舌下黏膜。随着血清胆红素水平升高，浅肤色患者的皮肤最终会出现黄染，如果病程较长，甚至出现皮肤变绿；皮肤出现绿色是由于胆红素氧化成胆绿素所致。

皮肤黄染的鉴别诊断比较局限。除了黄疸，它还包括胡萝卜素黄皮病、服用药物奎纳克林、过度暴露于酚类物质。胡萝卜素黄皮病是皮肤内存在的胡萝卜素所导致的皮肤发黄，这种情况发生于摄入过多含有胡萝卜素的蔬菜和水果的健康人，如胡萝卜、叶类蔬菜、南瓜、桃和柑橘。这种情况与黄疸不一样，黄疸呈现为全身皮肤均匀分布的黄染，胡萝卜素黄皮病色素集中手掌、足掌、前额、鼻唇沟。胡萝卜素黄皮病不累及巩膜，据此可以与黄疸相鉴别。在服用奎纳克林治疗的人群中，4%～37%的患者会出现皮肤发黄。与胡萝卜素不同，奎纳克林可引起巩膜黄染。

血清胆红素升高的另一个敏感标志是尿色加深，这是由于结合胆红素经肾脏排出。患者常描述他们的尿色为茶色或像可乐一样的颜色。胆红素尿提示血清直接胆红素升高，因此提示存在肝脏疾病。

当胆红素的生成与清除之间出现失衡时，则出现血清胆红素水平增高。在合理评估黄疸患者时，需要理解胆红素的生成与代谢情况。

## 一、胆红素的生成与代谢

胆红素是一种四吡咯色素，是血红素（亚铁原卟啉Ⅸ）的分解产物。人体每天产生胆红素 250～300 mg，其中 70%～80% 的胆红素是由衰老红细胞中的血红蛋白分解产生。其余的胆红素来自于骨髓中未成熟即被破坏的红细胞和全身各组织中的血红素蛋白如肌红蛋白、细胞色素等。

胆红素在网状内皮细胞中生成，主要生成部位在脾和肝。第一步反应由微粒体酶血红素氧化酶催化，氧化裂解卟啉环的 α 桥并打开血红素环。该反应的最终产物为胆绿素、一氧化碳和铁。第二步反应由胞质酶胆绿素还原酶催化，还原胆绿素的中心亚甲基桥，将胆绿素转换为胆红素。在网状内皮系统细胞中形成的胆红素几乎不溶于水。这是由于胆红素分子内的水溶性基团间紧密的内部氢键连接所致，一侧是含亚氨基的一个双吡咯结构中的丙酸的羧基基团，另一侧是另外一半胆红素分子结构中的内酰胺基团。这种构造阻止水溶剂接近胆红素的极性残基，并且使得疏水性残基排列在分子外侧。为了经血液运输胆红素，胆红素必须变为可溶性，这个转变通过胆红素与白蛋白进行可逆的非共价键结合来完成。非结合胆红素与白蛋白结合后，被运输至肝；在肝内，非结合胆红素（不包括白蛋白）被肝细胞摄取，该摄取过程至少部分涉及载体介导的跨膜转运。目前尚没有特定的胆红素转运子被发现。

进入肝细胞后，非结合胆红素在胞质中与包括谷胱甘肽-S-转移酶家族在内的多种蛋白质结合。这些蛋白质既可减少胆红素回流入血清，也可呈递胆红素完成结合反应。在内质网中，胆红素与葡萄糖醛酸相结合后转变为可溶性分子，这一过程中胆红素的内部氢键被破坏，并合成出胆红素单葡萄糖醛酸酯和胆红素双葡萄糖醛酸酯。葡萄糖醛酸与胆红素的结合反应由胆红素尿苷二磷酸—葡萄糖醛酸转移酶（UDPGT）进行催化。亲水的结合胆红素从内质网弥散至胆小管膜；在胆小管膜上，胆红素单葡萄糖醛酸酯和胆红素双葡萄糖醛酸酯通过一个能量依赖机制被主动转运至胆小管内，这个过程涉及多耐药蛋白2。

分泌至胆管内的结合胆红素流入十二指肠，并以原型通过近段小肠。结合胆红素不被小肠黏膜摄取。当结合胆红素到达远段回肠和结肠后，被细菌的 β 葡萄糖醛酸酶水解成非结合胆红素。非结合胆红素被正常肠道细菌还原形成一组无色的四吡咯类物质，这些物质被称为尿胆原。80%～90% 的尿胆原以原型或以被氧化成橘黄色的尿胆素的形式经粪便排泄。其余 10%～20% 的尿胆原被被动吸收进入肝门静脉中，经肝再次被分泌；另有少部分（通常 < 3 mg/dL）未被肝摄取，经肾小球滤过进入尿液被排泄。

## 二、胆红素的检测

### （一）血清胆红素的检测

直接胆红素和间接胆红素是分别对应于结合胆红素和非结合胆红素的两个术语，术语名称是基于最初的范登伯格反应。这种检测方法，或者一些对其改进的检测方法，仍然在大多数临床生化实验室中使用来检测血清胆红素水平。在该检测中，胆红素暴露于偶氮化的对氨基苯磺酸，裂解为相对稳定的二吡咯亚甲基偶氮色素，其最大吸收峰在 540 nm，可用于进行分光光度检测分析。在没有反应促进剂（如乙醇）的条件下，可以与偶氮化的对氨基苯磺酸反应的是直接胆红素。这部分直接反应组分可以大致反映血清中结合胆红素含量。血清总胆红素是在加入乙醇进行反应后的量。总胆红素与直接胆红素间的差值就是间接反应组分，可以用来估算血清中非结合胆红素含量。

通过范登伯格检测法，血清胆红素浓度正常高限为 17 μmol/L（< 1 mg/dL）。其中直接反应（结合）胆红素最多可占 30%，或者说 5.1 μmol/L（0.3 mg/dL）。95% 的正常人群血清总胆红素范围为 3.4～15.4 μmol/L（0.2～0.9 mg/dL）。

一些新的技术，虽然操作不甚方便，但是增进了对胆红素代谢的理解。第一，新技术证明在正常人或 Gilbert 综合征患者中，几乎 100% 的血清胆红素都是非结合胆红素；< 3% 是单结合胆红素。第二，对于患肝胆疾病的黄疸患者来说，通过更准确的新技术检测得到的血清总胆红素浓度，比偶氮法测出来的浓度低。这提示在肝胆疾病患者血清中，存在有不同于胆红素的其他偶氮阳性化合物。第三，这些研究表明，患肝胆疾病的黄疸患者中，单葡萄糖醛酸酯胆红素含量要远高于双葡萄糖醛酸酯胆红素。第四，部分直接反应胆红素组分中包含了与白蛋白共价键联接的结合胆红素。这种与白蛋白联接的胆红素组分（δ 组分，或胆素蛋白）是胆汁淤积和肝胆疾病患者血清总胆红素中的重要组成部分。当肝分泌胆红素葡萄糖醛酸酯的功能受损，并且血清葡萄糖醛酸酯含量增多时，在血清中形成这种与白蛋白联接的结合胆红素。凭借其紧密接合白蛋白，血清中白蛋白联接的结合胆红素的血清清除率接近于白蛋白的半衰期（12～14 天），而不是胆红素的短半衰期（约 4 小时）。

白蛋白联接的结合胆红素的长半衰期解释了关于肝病黄疸患者的两个此前一直未解的谜团：①一些高结合胆红素血症患者在疾病恢复期并没有出现胆红素尿，这是因为胆红素与白蛋白共价结合，从而无法经肾小球滤过。②一些患者在其他方面均恢复满意，而其升高的血清胆红素水平下降速度却比预期慢得多。在肝胆疾病的恢复后期，所有结合胆红素可能均以白蛋白联接的方式存在。因为白蛋白半衰期长，所以血清结合胆红素浓度值下降缓慢。

### （二）尿胆红素的检测

非结合胆红素在血清中总是与白蛋白结合，不能经肾滤过，因此，不会出现在尿液中。结合胆红素可经肾小球滤过，大部分又被近端肾小管重吸收；一小部分分泌到尿液中。在尿液中所发现的胆红素都是结合胆红素。胆红素尿的出现意味着存在肝病。尿试纸测试（胆红素试验）可提供与血清胆红素蒸馏法相同的信息。这种测试是非常准确的。假阴性结果有可能出现于长期胆汁淤积的患者，这是由于患者血清中与白蛋白共价联接的结合胆红素占主导地位。

# 三、黄疸患者的评估

存在于血清中的胆红素代表了一种平衡状态，即胆红素的生成并入血与胆红素经肝胆清除之间的平衡。高胆红素血症可能由以下原因所致：①胆红素生成过多。②摄取、结合、分泌胆红素的功能受损。③结合或非结合胆红素经受损的肝细胞或胆管中反流。胆红素生成过多，摄取或结合胆红素功能受损，均可导致血清非结合胆红素增加。分泌到胆管中的胆红素减少或胆红素逆向回漏，可导致血清结合胆红素的增加。

初步评估黄疸患者时需要判定：①高胆红素血症是以结合性还是非结合性胆红素增高为主。②其他肝功能生化指标是否正常。对有限数据进行仔细深入的解读，有利于合理评估患者的情况。本节讨论仅关注于成年黄疸患者的评估。

## （一）血清胆红素单项升高

### 1. 高非结合胆红素血症

孤立性高非结合胆红素血症的鉴别诊断范围有限。最关键的判断是，患者是出现溶血过程导致胆红素生成增多（溶血性疾病和无效红细胞生成），还是出现肝细胞摄取/结合胆红素的功能受损（药物作用或遗传疾病）。

溶血性疾病导致血红蛋白生成过多，这类疾病可以是遗传性的或获得性的。遗传性疾病包括球形红细胞症、镰状细胞性贫血、珠蛋白生成障碍性贫血、红细胞酶（如丙酮酸激酶和葡萄糖-6-磷酸脱氢酶）缺乏。在这些情况下，血清胆红素极少超过 86 $\mu mol/L$（5 mg/dL）。当合并肾功能不全或肝细胞功能不全，或者发生急性溶血（如镰状细胞危象）时，血清胆红素水平可能会更高。在评估慢性溶血患者黄疸情况时，十分重要的是需要记住患者色素（胆红素钙）结石的发生率很高，这种情况使得胆总管结石作为高胆红素血症的另一个原因的可能性增加。

获得性溶血性疾病包括微血管病性溶血性贫血（如溶血—尿毒症综合征）、阵发性睡眠性血红蛋白尿、棘红细胞性贫血、免疫性溶血和寄生虫感染（包括疟疾和巴贝斯原虫病）。无效红细胞生成可发生于维生素 $B_{12}$ 及叶酸、铁缺乏症中。

在没有溶血的情况，医师需要考虑肝摄取或结合胆红素功能方面的问题。某些药物，包括利福平和丙磺舒，通过减少肝摄取胆红素，可能引发高非结合胆红素血症。胆红素结合功能受损可发生在以下 3 种遗传性疾病中：Crigler-Najjar 综合征Ⅰ型和Ⅱ型、Gilbert 综合征。Crigler-Najjar 综合征Ⅰ型是一种极罕见的疾病，发生于新生儿，临床特征是严重黄疸和由胆红素脑病所致的神经系统损伤，常导致患儿在婴儿期或儿童期死亡。这些患儿的葡萄糖醛酰转移酶活性完全缺失，这通常是由于 UDPGT 基因的关键 3′结构域突变所致，使得胆红素完全无法结合，因而无法排出胆红素。唯一有效的治疗方法是原位肝移植。尚处于实验阶段的基因治疗和异体肝细胞输注治疗有可能在未来给这种灾难性的疾病带来希望。

Crigler-Najjar 综合征Ⅱ型比Ⅰ型相对常见。患者进入成年后，血清胆红素水平可达到 103 ~ 428 $\mu mol/L$（6 ~ 25 mg/dL）。在这些患者中，胆红素 UDPGT 基因突变导致该酶的活性降低，而不是完全缺失。胆红素 UDPGT 的活性可以被服用苯巴比妥所诱导，从而能够降低患者的血清胆红素水平。尽管黄疸显著，此类患者通常可存活至成年，虽然患者在并发疾病或外科手术的应激下可能容易发生胆红素脑病。

Gilbert 综合征也是以胆红素结合功能受损为特征，其原因是由于胆红素 UDPGT 活性下降至大约正常酶活性的 1/3 水平。Gilbert 综合征很常见，有报道发病率达 3% ~ 12%。Gilbert 综合征患者存在轻度的高非结合胆红素血症，血清胆红素水平基本上都 < 103 $\mu mol/L$（6 mg/dL）。血清胆红素水平存在波动，黄疸常于禁食期间被发现。Gilbert 综合征患者中发现的一个分子缺陷位于胆红素 UDPGT 基因外显

子 1 上游的 5′启动子区内的 TATAA 构件中。仅这种缺陷并不足以引起 Gilbert 综合征的临床症状，因为有些患者是这种缺陷的纯合子，但是却并没有达到在典型的 Gilbert 综合征中所见的高胆红素血症的水平。一个降低转录活性的增强子多态性被研究发现。这两种突变共同作用导致的转录下降，可能是发生 Gilbert 综合征的关键。与两种 Crigler-Najjar 综合征不同，Gilbert 综合征很常见。据报道，其人群发病率可达 3%~7%，以男性居多，男女发病比例达（2~7）：1。

2. 高结合胆红素血症

高结合胆红素血症在两种罕见的遗传性疾病中出现：Dubin-Johnson 综合征和 Rotor 综合征。这两种疾病患者均表现为无症状性黄疸，通常出现于出生后第二个 10 年。Dubin-Johnson 综合征中的缺陷是多耐药蛋白 2 的编码基因突变。这类患者排泌胆红素进入胆道的功能发生改变。Rotor 综合征似乎是在肝储存胆红素方面出现问题。这两种综合征可以鉴别区分开，但是临床上没有必要，因为本质上它们都是良性的。

## （二）血清胆红素升高伴随其他肝功能检测异常

本节着重关注于评估存在其他肝功能检测异常的高结合胆红素血症患者。这组患者可以分成两类：原发性肝细胞异常、肝内或肝外胆汁淤积。鉴别这些情况可以指导医师进行患者评估。患者的病史、体格检查和肝功能异常的类型是进行鉴别诊断的基础。

1. 病史

完整的病史可能是评估不明原因黄疸患者的最重要的单一要素。重要病史信息包括任何化学品或药品的使用史或暴露史，这些物质可以是处方药、非处方药、补充或替代药物（如中草药、维生素制剂），也可以是其他药物如合成代谢类固醇。应该仔细询问患者可能的胃肠外暴露情况，包括输血、静脉用药和鼻腔内用药、文身和性行为。其他重要的问题包括近期旅游史、是否接触黄疸患者、是否接触可能已被污染的食物、职业暴露于肝毒性物质、摄入乙醇、黄疸的病程，其他伴随症状如关节痛、肌肉痛、皮疹、厌食、体重减轻、腹痛、发热、瘙痒、二便改变等。尽管上述症状对于任何疾病都不具有特异性，然而这些症状有可能提示一个特定诊断。先于黄疸出现的关节痛和肌肉痛病史提示肝炎，可以是病毒性肝炎或药物相关性肝炎。黄疸伴突然出现的严重右上腹疼痛和寒战，提示胆总管结石和上行性胆管炎。

2. 体格检查

全身评估包括患者的营养状况。颞部肌肉和近端肌肉的消耗提示长期的疾病，如胰腺癌或肝硬化。慢性肝病特征性表现，包括蜘蛛痣、肝掌、男性乳房发育、脐周静脉曲张（海蛇头）、Dupuytren 掌腱膜挛缩、腮腺肿大和睾丸萎缩，常在晚期酒精性肝硬化中出现，有时在其他类型的肝硬化中出现。肿大的左锁骨上淋巴结（Virchow 淋巴结）或脐周结节提示腹腔恶性肿瘤。颈静脉扩张是右心衰竭的体征，这提示肝瘀血。晚期肝硬化有可能出现右侧胸腔积液，而没有临床上明显的腹腔积液。

腹部检查应该注意肝大小和质地，脾是否肿大可及，腹腔积液是否存在。肝硬化患者可能出现肝左叶肿大和脾肿大，在剑突下可触及肿大的肝左叶。很大的结节状肝或明显腹部包块提示恶性疾病。大而软的肝可能是病毒性或酒精性肝炎，也可能是诸如淀粉样物质等浸润过程，或者更不常见的继发于右心衰竭的肝急性充血。在吸气时出现严重右上腹压痛并因之呼吸中断（Murphy 征），提示胆囊炎，偶尔也提示上行性胆管炎。黄疸伴腹腔积液，提示肝硬化或恶性肿瘤腹膜播散。

3. 实验室检查

当医师遇到不明原因的黄疸患者时，有一系列检查可以帮助进行初步评估。这些检查包括总胆红素和直接胆红素、氨基转移酶、碱性磷酸酶、白蛋白、凝血酶原时间。酶学检查有助于鉴别肝细胞性病变和胆汁淤积性病变，这是决定需要另外完善何种检查的关键一步。肝细胞性病变患者通常存在与 ALP 水平不成比例的氨基转移酶水平升高。胆汁淤积性病变患者存在与氨基转移酶水平不成比例的 ALP 水平的升高。胆红素水平在肝细胞性病变和胆汁淤积性病变中均可以显著升高，因此，并非必然有助于两者的鉴别。

除了酶学检查，所有黄疸患者还应该进行其他血液检查，特别是白蛋白水平和凝血酶原时间，用以评价肝功能。低白蛋白水平提示慢性疾病，如肝硬化或肿瘤。正常白蛋白水平提示更急性疾病，如病毒性肝炎或胆总管结石。凝血酶原时间延长则提示由于长时间黄疸导致维生素 K 缺乏和维生素 K 吸收不良，或者明显的肝细胞功能不全。如果经肠外途径给予维生素 K 不能纠正凝血酶原时间延长，则提示严重的肝细胞损伤。

胆红素、酶学检查、白蛋白和凝血酶原时间的结果通常可以显示黄疸患者罹患肝细胞性疾病或胆汁淤积性疾病，同时也可能部分提示疾病的病程和严重程度。肝细胞性疾病和胆汁淤积性疾病的病因和检查评估颇为不同。

### （三）肝细胞性疾病

可以导致黄疸的肝细胞性疾病包括病毒性肝炎、药物或环境毒性物质、乙醇、任何病因的终末期肝硬化。Wilson 病曾经被认为主要发生于年轻人中，现在看来，对于所有的成年人，如果没有发现其他黄疸原因，都应该考虑 Wilson 病的可能。自身免疫性肝炎常发生于青中年女性，但各年龄层的男女性均可能发病。酒精性肝炎可以通过氨基转移酶的情况与病毒性肝炎和毒素相关性肝炎相鉴别。酒精性肝炎患者的 AST∶ALT 比值通常至少达 2∶1。AST 极少超过 300 U/L。对于急性病毒性肝炎和毒素相关肝损伤的患者，当疾病严重到足以引起黄疸时，氨基转移酶水平通常＞500 U/L，且 ALT 水平大于或等于 AST 水平。氨基转移酶升高的程度有时能够帮助鉴别肝细胞性疾病和胆汁淤积性病变。在肝细胞性疾病或胆汁淤积性肝病中，均可能出现 ALT 和 AST 水平不超过正常值 8 倍的情况，但是，酶水平高达正常值 25 倍或更高的情况主要见于急性肝细胞性疾病。在肝硬化所致黄疸的患者中，氨基转移酶可以正常或仅仅轻微升高。

当医师判断患者有肝细胞性疾病时，针对急性病毒性肝炎的恰当检查包括甲肝 IgM 抗体、乙肝表面抗原和 IgM 型核心抗体、丙肝病毒 RNA 检查。丙肝抗体在感染许多周之后才能被检测到，所以，如果怀疑急性丙型肝炎时，该项检查是不可靠的。根据不同的情况，可能需要进行丁型肝炎和戊型肝炎、Epstein-Barr 病毒（EBV）、巨细胞病毒（CMV）方面的检测。血清铜蓝蛋白是 Wilson 病的初步筛查项目。自身免疫性肝炎的检测通常包括抗核抗体和特定的免疫球蛋白。

药物诱导的肝细胞损伤可以分为可预知性损伤和不可预知性损伤。可预知性药物反应是剂量依赖性反应，影响到所有摄入中毒剂量相关药物的患者。典型的例子是对乙酰氨基酚的肝毒性。不可预知性或特质性药物反应不是剂量依赖性的，只发生在少数患者中。许多药物可引起特质性肝损伤。环境毒素也是肝细胞损伤的一个重要原因，具体实例包括工业化学品如氯乙烯，含吡咯里西啶生物碱的草本制剂（牙买加灌木茶）和卡瓦胡椒，含高肝毒性的鹅膏毒素的蘑菇（鬼笔鹅膏蕈、白毒鹅膏蕈）。

### （四）胆汁淤积性疾病

当肝功能异常的类型提示胆汁淤积性疾病时，下一步需要判断的是肝内还是肝外胆汁淤积。区分肝内和肝外胆汁淤积可能较困难。病史、体格检查、实验室检查常常帮助不大。下一步适合的检查是超声。超声检查比较便宜，没有电离辐射暴露的危险，可以探测肝内和肝外胆管的扩张，具有很高的敏感性和特异性。没有胆管扩张则提示肝内胆汁淤积，而存在胆管扩张则提示肝外胆汁淤积。假阴性结果发生于胆总管部分梗阻患者，或者肝硬化、原发性硬化性胆管炎（PSC）患者，在后一种情况中纤维瘢痕阻碍了肝内胆管的扩张。

尽管超声检查可能提示肝外胆汁淤积，但该检查很少能明确梗阻的部位或原因。由于胆总管远端上覆肠道气体，因而是超声观察特别困难的区域。下一步合适的检查包括 CT、磁共振胰胆管成像（MRCP）和内镜逆行胰胆管造影（ERCP）。CT 扫描和 MRCP 在评估胰头和识别远端胆总管结石方面，尤其是胆管不扩张时，优于超声检查。ERCP 是诊断胆总管结石的"金标准"。操作时经口插入侧视内镜到达十二指肠。可以看到十二指肠壶腹，造影导管进入并穿过壶腹。注入显影剂可以显示胆总管和胰管。除了诊断功能，ERCP 还可用于治疗操作，包括清除胆总管结石和置入支架。对于 ERCP 不成功的患者和很有可能需要介入治疗的患者，经肝胆管造影可以提供相同的信息，并可以用于介入治疗。对于不太需要介入治疗的病例，MRCP 已经代替 ERCP 成为最初的诊断性检查。

有明显肝内胆汁淤积的患者，常可通过血清学检查联合经皮肝穿刺活检来做出诊断。肝内胆汁淤积的原因很多且繁杂。乙型肝炎和丙型肝炎都可以导致胆汁淤积性肝炎（纤维化性胆汁淤积性肝炎）。甲型肝炎、酒精性肝炎、EBV 和 CMV 感染也可能表现为胆汁淤积性肝病。

药物也可能引起肝内胆汁淤积，这是药物性肝炎的另一种表现形式。在去除致病药物后，药物性胆汁淤积通常是可逆的，尽管缓解胆汁淤积可能需要花数月时间。最常与胆汁淤积相关的药物是合成代谢性和避孕性的类固醇。下列药物相关的胆汁淤积性肝炎已经被报道，包括氯丙嗪、丙咪嗪、甲苯磺丁脲、舒林酸、西咪替丁和依托红霉素。应用甲氧苄氨嘧啶、磺胺甲硝唑、青霉素类抗生素（如氨苄西林、双氯西林和克拉维酸）的患者也可能发生胆汁淤积性肝炎。罕见情况下，尽管已早期停用了药物，却可能发生慢性胆汁淤积，这与进行性肝纤维化有关。慢性胆汁淤积已知与氯丙嗪和丙氯拉嗪有关。

原发性胆汁性肝硬化是一种自身免疫性疾病，好发于中年女性，主要表现为小叶间胆管进行性破坏。抗线粒体抗体（AMA）见于 95% 患者中，依据 AMA 可做出该病诊断。原发性硬化性胆管炎（PSC）的特点是大胆管的破坏和纤维化。PSC 可以只累及肝内胆管，而表现为肝内胆汁淤积。但是，95%PSC 患者中，肝内外胆管都受累。PSC 诊断依赖于胆管显像，特征性表现是胆管多发狭窄伴随狭窄近端扩张。约 75% 的 PSC 患者合并炎性肠病。

胆管消失综合征和成年人胆管缺失症是罕见疾病，肝活检可见胆管数量减少，组织学表现类似于原发性胆汁性肝硬化所见。这种情况见于肝移植后发生慢性排异反应的患者和骨髓移植后发生移植物抗宿主病的患者。胆管消失综合征也发生于部分结节病罕见病例，以及服用某些药物（包括氯丙嗪）的患者。该综合征也可能是特发性的。

另外，存在家族性肝内胆汁淤积。家族性肝内胆汁淤积综合征包括进行性家族性肝内胆汁淤积（PFIC）1～3 型和良性复发性胆汁淤积症（BRC）。PFIC-1 型和 BRC 是常染色体隐性遗传病，由 ATP881 基因的不同突变所导致；该基因编码一个属于 P-型 ATP 酶亚家族的蛋白，这个蛋白的确切功能仍不清楚。PFIC-1 型是一种进展性疾病，在儿童时期出现症状；而 BRC 出现症状的时间较 PFIC-1 型晚，特征性表现为反复发作的黄疸及瘙痒，这种发作具有自限性，发作时患者很虚弱。PFIC-2 型的病因是 ABCB11 基因突变，该基因编码胆盐转运泵蛋白；PFIC-3 型病因是多耐药 P-糖蛋白 3 突变。妊娠期胆汁淤积症主要发生于妊娠中晚期，分娩后可缓解，具体病因尚不清楚，但这种疾病很可能具有遗传倾向，服用雌激素可诱发胆汁淤积。

肝内胆汁淤积的其他原因包括全肠外营养（TPN）、非肝胆系败血症、良性术后胆汁淤积、副肿瘤综合征；多种肿瘤可伴随副肿瘤综合征，包括霍奇金淋巴瘤、甲状腺髓样癌、肾细胞癌、肾肉瘤、T 细胞淋巴瘤、前列腺癌、消化系统恶性肿瘤。Stauffer 综合征特指肾细胞癌相关的肝内胆汁淤积。对于在重症监护病房（ICU）内出现胆汁淤积的患者，应该主要考虑败血症、休克肝、TPN 相关的黄疸。骨髓移植后黄疸的最可能原因是肝静脉闭塞病或移植物抗宿主病。

黄疸合并肝功能异常可见于严重的恶性疟原虫感染病例。这些患者的黄疸是由于溶血导致的高间接胆红素血症及胆汁淤积性黄疸和肝细胞性黄疸的综合因素所致。如果这类黄疸伴随脑病和肾衰竭，则患者预后较差。Weil 病是钩端螺旋体病的一种严重临床类型，主要表现是黄疸伴随肾衰竭、发热、头痛和肌痛。

肝外胆汁淤积的病因可分为良性和恶性两大类。恶性疾病包括胰腺、胆囊、十二指肠壶腹部及胆管的恶性肿瘤。胆管癌最常与 PSC 相关，并且由于临床表现与 PSC 相同，因此诊断特别困难。胰腺癌、胆囊癌及胆管癌的手术可切除性很低，因此预后很差。在所有表现为无痛性黄疸的肿瘤中，十二指肠壶腹癌的外科治愈率最高。其他肿瘤转移至肝门淋巴结也可以导致肝外胆管梗阻。

胆总管结石是肝外胆汁淤积最常见的原因，临床表现差别大，轻者出现轻度右上腹不适伴有酶学轻微升高，重者可出现上行性胆管炎伴随黄疸、败血症以及循环衰竭。PSC 可出现局限于肝外胆管的具有重要临床意义的狭窄。对于存在显著狭窄的病例，患者可以通过内镜下序列性的多次扩张操作得到有效治疗。慢性胰腺炎极少导致穿过胰头部的远段胆总管狭窄。AIDS 相关胆管病通常是因为胆管上皮的 CMV 或隐孢子虫感染所致，该病胆管造影的表现类似于 PSC 造影所见。这些患者通常表现为血清碱性磷酸酶明显升高（平均 800 U/L），但胆红素常常接近正常，所以这类患者一般不出现黄疸。

# 第七节 腹胀和腹腔积液

## 一、腹胀

腹胀可以是多种疾病的表现。患者可能会主诉腹部饱胀或胀满，也可能会由于衣服或腰带的尺码增加而注意到腹围增加。腹部不适感是常有的症状，但疼痛相对较少。当腹痛伴随腹胀一起出现时，经常是腹腔内感染、腹膜炎或胰腺炎的表现。因腹腔积液（腹腔内有液体）所致腹部膨隆的患者可能会报告新出现的腹股沟疝或脐疝。由于膈肌受压和肺扩张受限，患者可能出现呼吸困难。

### （一）病因

引起腹胀的原因可以简便地记忆为 6F：胃肠胀气（flatus）、肥胖（fat）、腹腔积液（fluid）、胎儿（fetus）、粪便（feces）、致命性生长。

1. 胃肠胀气

肠道气体积聚可引起腹胀。正常小肠内含有约 200 mL 由氮气、氧气、二氧化碳、氢气和甲烷组成的气体。其中氮气和氧气是被吞咽进入胃肠道，而二氧化碳、氢气和甲烷则是由肠腔内细菌发酵所产生。肠道内气体增多可见于很多种情况。吞气症，即吞咽空气，可以导致小肠内氧气和氮气增加引起腹胀；常由下列原因所致：狼吞虎咽，咀嚼口香糖，吸烟，或者因焦虑而导致频繁呃逆。部分患者肠道气体增加是因为细菌代谢过多的可发酵性物质，如乳糖和其他低聚糖，产生氢气、二氧化碳或甲烷。在很多病例中，引起腹胀的确切原因无法判断。在一些人中，尤其是那些患有肠易激综合征伴腹胀的患者，腹内压的主观感受归因于肠道内气体传输异常而非气体体积增加。腹部膨隆，即腹围客观增加，是由于腹腔内容量负荷增加时，膈肌收缩运动与前腹壁松弛运动不协调导致的。偶尔，明显腹部膨隆的原因是由于腰椎前凸的幅度增加。

2. 肥胖

体重增加伴随着腹部脂肪增加可以导致腹围的增长，并且可以被觉察到腹部膨隆。腹部脂肪积聚可能是由于不健康的饮食和久坐的生活方式导致热量摄入与能量消耗失衡，也可以是某些疾病如库欣综合征的临床表现。过多的腹部脂肪积聚增加胰岛素抵抗与心血管疾病的风险。

3. 腹腔积液

腹腔内液体积聚或腹腔积液通常引起腹部膨隆。

4. 胎儿

怀孕可引起腹围增加。通常情况下，妊娠 12～14 周时会首先发现腹围增加，此时子宫由盆腔上移致腹部。由于腹部肌肉的松弛及水潴留，腹部膨隆可能会早于这个时期被察觉。

5. 粪便

在严重便秘或肠梗阻情况下，结肠内粪便增加也可以导致腹围增加。这些情况常伴随腹痛、恶心、呕吐，可以通过影像学检查进行诊断。

6. 致命性生长

腹腔内包块可以导致腹部膨隆。腹腔内脏器肿大，尤其是肝（肝肿大）或脾（脾肿大），或腹主动脉瘤均可以导致腹围增加。膀胱膨胀也可以导致腹胀。此外，恶性肿瘤、脓肿或囊肿也可以逐渐扩大到足以引起腹围增加的程度。

### （二）病史和体格检查

腹胀的鉴别诊断开始于病史采集和体格检查。要注意询问患者一些有可能提示恶性肿瘤的相关症状，如体重减轻、盗汗及食欲缺乏。停止排气排便并伴随恶心、呕吐，提示肠梗阻、严重便秘或肠麻痹（蠕动消失）。嗳气增加及胃肠胀气提示吞气症或肠道产气增加。应注意询问患者慢性肝病的危险因素及相关症状，包括过量饮酒史和黄疸，这些提示可能有腹腔积液。另外，还要注意询问患者有无其他可能导致腹腔积液疾病的症状，包括心力衰竭和结核。

体格检查应该评估有无系统性疾病的体征。淋巴结肿大，尤其是锁骨上淋巴结肿大（Virchow 淋巴结），提示腹腔恶性肿瘤转移。在进行心脏方面体格检查时，尤其需注意评估有无颈静脉压升高，Kussmaul 征（吸气时颈静脉压升高），或者心包叩击音（见于心力衰竭或缩窄性心包炎）以及三尖瓣反流的杂音。蜘蛛痣、肝掌、脐周静脉曲张（海蛇头）、男性乳房发育则提示慢性肝病。

腹部的体格检查首先要视诊观察是否有不平整的腹部膨隆或明显的肿块，随后进行听诊。肠鸣音消失提示麻痹性肠梗阻，局灶的高调肠鸣音提示机械性肠梗阻。脐周静脉血管杂音提示可能存在门静脉高压；罕见情况下，在肝细胞癌或酒精性肝病患者的肝区可闻及粗糙的血管杂音。通过叩诊可以鉴别由肠道积气引起的腹胀或是腹腔积液或实性包块引起的腹胀。肠道积气时，腹部叩诊呈鼓音；而腹腔内有包块或液体时，腹部叩诊呈浊音。如果腹部叩诊并非浊音，也不能排除腹水的存在，因为腹腔积液量至少达 1 500 mL，才能在体格检查时被探查到。最后，腹部触诊包括有无腹部压痛、包块、肝脾肿大。触及结节状的肝通常提示肝硬化或肿瘤。在右心衰竭，尤其是有三尖瓣反流的患者，轻触诊肝时可能触及肝搏动，提示存在心脏向血管的逆向血流。

### （三）影像学及实验室检查

腹部 X 线平片可用于检查扩张的肠袢，该表现提示机械性或麻痹性肠梗阻。腹部超声可以探及 100 mL 以上的腹腔积液、肝脾肿大、结节状肝、腹部包块。通常情况下，由于上覆肠气影响，超声检查对于识别腹膜后淋巴结肿大及胰腺病变常不甚敏感。如果临床怀疑恶性肿瘤或胰腺疾病，需进一步行 CT。CT 也可以观察到进展期肝硬化门静脉高压的改变。

实验室检查包括肝功能检查、血清白蛋白水平、凝血酶原时间（国际标准化比值 INR），用来评估肝功能；全血细胞计数，用来评估有无门静脉高压导致的血细胞减少或由于全身感染引起的白细胞增多、贫血、血小板增多。检测血清淀粉酶和脂肪酶水平，评估患者是否患急性胰腺炎。当怀疑由肾病综合征引起腹腔积液时，需要检查尿蛋白定量。

在特定病例中，可以通过经肝静脉插管测得肝静脉压力梯度（肝门静脉和肝静脉之间的压力差），用来证实腹腔积液是否来源于肝硬化。在一些病例中，可能需要通过肝活检确诊肝硬化。

## 二、腹腔积液

### （一）病因

腹腔积液的所有病因中，肝硬化腹腔积液占 84%。心源性腹腔积液、腹膜癌以及由肝硬化和第二种疾病共同导致的混合性腹腔积液占 10%～15%。其他少见病因包括巨大肝转移癌、感染（结核、衣原体）、胰腺炎和肾疾病（肾病综合征）。罕见病因如甲状腺功能减退症和家族性地中海热。

1. 肝硬化腹腔积液

肝硬化患者的腹腔积液是门静脉高压和肾水钠潴留共同作用的结果。门静脉高压意味着肝门静脉内的压力升高。根据欧姆定律，压力是流量和阻力的乘积。多种机制可导致肝血管阻力增高。首先，肝纤维化是肝硬化特征改变，它破坏肝窦的正常结构，阻碍正常通过肝的血流。其次，肝星形细胞的激活介导了纤维形成，导致平滑肌收缩和纤维化。最后，肝硬化与内皮一氧化氮合成酶（eNOS）的生成减少存在相关性，而 eNOS 减少可导致一氧化氮生成减少，肝内血管收缩性升高。

肝硬化的形成过程中还伴随体循环中一氧化氮水平升高（与肝内其水平降低相反）以及血管内皮生长因子、肿瘤坏死因子水平升高，导致内脏动脉血管扩张。内脏血管扩张引起血流淤滞，而有效循环血容量减少。这种情况被肾感知为低血容量状态。随之发生抗利尿激素释放所致的代偿性血管收缩，从而导致自由水潴留以及交感神经系统和肾素-血管紧张素-醛固酮系统的激活，最终导致肾性水钠潴留。

2. 非肝硬化的腹腔积液

除肝硬化之外，其他引起腹腔积液的情况多见于腹膜癌、腹膜感染或胰腺疾病。腹膜癌可以由原发性腹膜恶性肿瘤如间皮瘤或肉瘤，或腹部恶性肿瘤如胃腺癌或结肠腺癌引起，也可以是乳腺癌、肺癌或黑色素瘤腹膜转移所致。腹膜表面的肿瘤细胞产生富含蛋白质的液体，从而形成腹腔积液。细胞外间隙的液体渗透进入腹膜腔，进一步促进腹腔积液的形成。结核性腹膜炎也是通过类似的机制形成腹腔积液，即腹膜上的结核结节渗出蛋白质性液体。胰源性腹腔积液是由于胰酶渗漏入腹膜腔形成的。

### （二）评估

一旦证实存在腹腔积液，最好的确定腹腔积液病因的方法便是腹腔穿刺。腹腔穿刺是一种在床旁进行的操作，通过经皮插入细针或细导管从腹膜腔抽吸腹水，两侧下腹部是常用穿刺点。偶尔也会选择脐下穿刺点。临床上优先选用左下腹作为穿刺点，因为该处腹腔积液较深，腹壁较薄。即使是有凝血功能障碍的患者，腹腔穿刺也是一种安全的操作。腹腔穿刺的并发症罕有发生，包括腹壁血肿、低血压、肝肾综合征和感染等。

抽取腹腔积液后要观察腹腔积液的外观。浑浊的腹腔积液可能是由于感染或肿瘤细胞混杂其中造成的。乳白色牛奶样的腹腔积液提示腹腔积液中甘油三酯水平 $>2.26$ mmol/L，这是乳糜性腹腔积液的标志。乳糜性腹腔积液是由于外伤、肝硬化、肿瘤、结核或某些先天异常引起的淋巴管破裂所导致。深棕色腹腔积液反映了胆红素浓度升高，提示胆道穿孔。黑色腹腔积液提示胰源性坏死或转移性黑色素瘤。

腹腔积液应该送检白蛋白和总蛋白水平、细胞分类和计数；当怀疑感染时，应行革兰染色和微生物培养，床旁接种腹腔积液入血培养瓶可以提高阳性率。此外，应同时检测血清白蛋白水平，用来计算血清−腹腔积液白蛋白梯度（SAAG）。

SAAG 有助于鉴别门静脉高压性和非门静脉高压性腹腔积液。SAAG 反映了肝窦内的压力，且与肝静脉压力梯度呈相关性。SAAG 的计算方法是用血清白蛋白浓度减去腹腔积液白蛋白浓度，它不受利尿药影响。SAAG $\geq 11$ g/L（1.1 g/dL）反映存在门静脉高压，提示腹腔积液是由于肝窦压力升高引起的。根据 Starling 定律，高 SAAG 反映了抵消门静脉压力的胶体渗透压。高 SAAG 的可能病因包括肝硬化、心源性腹腔积液、肝窦阻塞综合征（肝小静脉闭塞病）、巨块型肝转移癌或肝静脉血栓形成（布−加综合征）。SAAG $<11$ g/L（1.1 g/dL）提示腹腔积液与门静脉高压无关，见于如结核性腹膜炎、腹膜癌或胰源性腹腔积液等。

对于高 SAAG 性腹腔积液（$\geq 1.1$ g/dL），腹腔积液的总蛋白水平可以进一步提供病因方面的线索。腹腔积液总蛋白 $\geq 25$ g/L（2.5 g/dL）提示肝窦正常，允许蛋白进入腹腔积液，见于心源性腹腔积液、肝窦阻塞综合征或早期布—加综合征。腹腔积液总蛋白 $<25$ g/L（2.5 g/dL）提示肝窦被破坏和瘢痕形成，不再允许蛋白通过，见于肝硬化、晚期布—加综合征或巨块型肝转移癌。前脑钠肽（BNP）是一种心脏释放的利钠激素，是血容量增加和心室壁受牵拉后的结果。心力衰竭时出现血清 BNP 显著升高；高水平血清 BNP 可以用来辅助判别高 SAAG 腹腔积液的原因是充血性心力衰竭。

其他更进一步的检查仅用于一些特殊的临床情况。当怀疑空腔脏器穿孔引起继发性腹膜炎时，可以送检腹腔积液葡萄糖和乳酸脱氢酶（LDH）水平。与肝硬化腹腔积液合并的自发性细菌性腹膜炎（SBP）相反，继发性腹膜炎的腹腔积液葡萄糖水平多 $<2.8$ mmol/L（50 mg/dL），腹腔积液 LDH 明显高于血清 LDH 水平，腹腔积液培养可见多种病原体，当怀疑胰源性腹腔积液时，应检测腹腔积液淀粉酶，通常 $>10\,000$ U/L（1 000 U/dL）。腹腔积液细胞学检查有助于诊断腹膜癌，至少要留取 50 mL 腹腔积液标本并立即送检。通过腹腔穿刺诊断结核性腹膜炎比较困难。腹腔积液涂片抗酸染色的敏感性只有 $0 \sim 3\%$，而腹腔积液培养的诊断敏感性可达到 $35\% \sim 50\%$。在没有肝硬化的患者中，当选用 $30 \sim 45$ U/L作为分界值时，腹腔积液腺苷脱氨酶水平升高对于诊断结核性腹膜炎的敏感性超过 $90\%$。当腹腔积液病因仍然诊断不清时，进行剖腹探查或腹腔镜检查并获取腹膜活检标本进行组织学检查和病原学培养，依然是诊断的金标准。

### （三）治疗

肝硬化腹腔积液的初始治疗是限钠摄入 2 g/d。当单独限钠不足以控制腹腔积液时，可以口服利尿药，通常联合使用螺内酯和呋塞米。螺内酯是醛固酮拮抗药，它抑制远曲肾小管内钠离子重吸收。螺内酯的应用可能会因低钠血症、高钾血症和痛性的男性乳房发育而受到限制。若男性乳房发育困扰患者，可给予阿米洛利5~40 mg/d代替螺内酯。呋塞米是一种袢利尿药，通常与螺内酯按照40 : 100的比例联合应用。螺内酯和呋塞米的日最大剂量分别是400 mg和160 mg。

难治性肝硬化腹腔积液是指经过限钠和最大剂量（或最大耐受剂量）利尿药治疗仍然持续存在的腹腔积液。难治性腹腔积液可以通过连续多次大容量腹腔穿刺引流或经颈静脉肝内腹膜分流术处理（TIPS）。TIPS是在X线下置入的门体分流，用以减轻肝窦压力。TIPS在减轻腹水再积聚方面优于大容量腹腔穿刺，但却更容易引起肝性脑病，且两者的病死率无差异。

恶性腹腔积液对于限钠或利尿均无反应。患者需行连续多次大容量腹腔穿刺，或经皮置管引流，或相对罕见的，行腹腔—静脉分流治疗（建立从腹腔至腔静脉的分流）。

由结核性腹膜炎引起的腹腔积液应给予标准的抗结核治疗。其他病因引起的非肝硬化性腹腔积液主要通过纠正诱因治疗。

### （四）并发症

1. 自发性细菌性腹膜炎（SBP）

是肝硬化腹腔积液常见的并且具有潜在致命性的并发症。在肾病综合征、心力衰竭、急性肝炎和急性肝衰竭引起的腹腔积液中，偶尔也并发SBP，但是恶性腹腔积液中罕有发生。SBP的患者通常会有腹围的增加，而腹部压痛仅见于40%的患者，反跳痛更为罕见。患者可以表现为发热、恶心、呕吐、新发肝性脑病或原有肝性脑病的加剧恶化。

SBP定义为腹腔积液中多形核中性粒细胞（PMN）计数≥$250 \times 10^6$/L（250/$mm^3$）。腹腔积液培养通常显示一种病原体。若腹腔积液中PMN计数增多，同时出现多种病原体，常提示存在内脏破裂或脓肿破溃引起的继发性腹膜炎。若腹腔积液培养出多种病原体但没有PMN计数增多，则提示腹腔穿刺针造成的肠道穿孔。SBP通常是肠道细菌透过水肿的肠壁而易位的结果，最常见的病原体是革兰阴性杆菌，包括大肠埃希菌和克雷伯菌，链球菌和肠球菌也很常见。

治疗SBP需应用抗生素，例如，静脉给予头孢噻肟，对革兰阴性及革兰阳性需氧菌都有效。若患者临床症状改善，则治疗5天足够。

有SBP史的肝硬化患者，若腹腔积液总蛋白浓度<10 g/L（1 g/dL），或有活动性消化道出血，应该接受预防性抗生素治疗以预防SBP的发生，口服诺氟沙星经常被选用。利尿药能提高腹腔积液蛋白调理素的活性，可以降低SBP风险。

2. 肝源性胸腔积液

发生于腹腔积液通过膈肌内的微孔进入胸膜腔时，通常由肝硬化腹腔积液所致，可以引起气短、缺氧和感染。治疗上，与肝硬化腹腔积液治疗相似，包括限钠、利尿，如果需要的话，行胸腔穿刺或TIPS。应避免放置胸腔引流管。

# 第八节　消瘦

被动的消瘦常有潜在风险及重要暗示，往往是潜在的严重疾病的前兆。有临床意义的体重减轻定义为：在6~12个月体重减少4.5 kg或者降幅超过体重的5%。门诊成年患者及超过65岁的易感人群中不明原因消瘦者分别高达8%及27%。尽管经过全面的检查，仍有1/4的患者找不到消瘦的原因。反过来，在声称消瘦的人群中，约50%无确凿证据证明体重下降。找不到消瘦原因的患者比找到病因的患者预后好，尤其当病因是肿瘤时。对老年人来说，体重下降往往造成多种多样的有害影响，包括髋关节骨折、压疮、免疫功能减低、自理能力变差，甚至死亡。显而易见，大幅度体重下降与病死率增加相关，若临床上未加重视，病死率可在1~2.5年增加至9%，甚至高达38%。

## 一、年龄相关的体重调节生理过程

在健康老年人群中，总体重高峰出现在50~60岁，并且在80岁之前常保持稳定，之后逐渐下降。

相反，干体重（去脂体重）从 20 岁开始以每年 0.3 kg 的速度下降，而且男性 60 岁之后，女性 65 岁之后，下降速度会增快。干体重的这些变化很大程度上反映了生长激素的分泌随年龄增长而减少，结果导致正常衰老过程中，血液中胰岛素样生长因子 I（IGF-I）含量也下降。健康的老年人体内，脂肪组织会增加以平衡干体重的下降，直到非常高龄时，才出现脂肪及骨骼肌同时减少。与年龄相关的变化也会发生在细胞水平，随着年龄增长，出现端粒变短、体细胞（即干体重部分的细胞）质量下降。

从 20~80 岁，男性平均每天能量摄入减少 1 200 kal，女性减少 800 kcal。饥饿感减弱，反映了体力活动的减少及干体重的下降，也使人对能量及食物的摄入需求减少。一些与年龄相关的重要的生理变化，例如化学感受能力下降（嗅觉和味觉）、咀嚼效率下降、胃排空延迟以及神经内分泌轴的改变，包括瘦素、缩胆囊素、神经肽 Y 以及其他激素和多肽水平的变化，也促使老年人出现体重下降。上述生理变化会导致早饱、食欲下降以及进食过程中获得的满足感下降。总之，上述变化共同导致了"老年性厌食"。

## 二、被动消瘦的原因

大多数不明原因体重下降是源于以下 4 种原因：①恶性肿瘤；②慢性炎症或感染性疾病；③代谢性疾病（例如甲状腺功能亢进及糖尿病）；④精神疾病。当然，非单一病因导致消瘦的情况也不少见。多数系列研究显示，1/4 患者的体重下降是由恶性疾病引起，1/3 由器质性疾病引起，其余归因于精神性疾病、药物或一些不确定因素。

最常见的引起消瘦的恶性病变包括胃肠道、肝胆系统、血液系统、肺、乳腺、泌尿生殖系统、卵巢及前列腺恶性肿瘤。50% 的癌症患者出现体重下降；1/3 患者的体重减轻超过原体重的 5%，恶病质直接导致的癌症患者病死率高达 20%。消瘦最常见于实体肿瘤患者。因明显消瘦而被查出的恶性肿瘤往往预后较差。

除了恶性病变，胃肠道疾病是消瘦的最主要原因之一，常见者包括消化性溃疡、炎性肠病、各类功能性胃肠病综合征、慢性胰腺炎、乳糜泻、便秘和萎缩性胃炎。口腔及牙齿的疾病常被忽视，此类疾病常表现为口臭、口腔卫生差、口干、不能咀嚼、咀嚼力量下降、颞下颌关节紊乱综合征、无牙以及龋齿或脓肿导致的疼痛。

结核、真菌感染、寄生虫感染、亚急性感染性心内膜炎以及 HIV 感染已是公认可导致消瘦的病因。心血管及肺部疾病患者由于代谢加快、食欲下降及能量摄入减少，会出现被动消瘦。尿毒症会导致恶心、厌食及呕吐。结缔组织疾病可增加代谢需求并破坏营养平衡。随着年龄增长，糖尿病患病率增加，继发性糖尿病可引起体重下降。老年甲状腺功能亢进患者拟交感症状不突出，常表现为"淡漠型甲状腺功能亢进"或 $T_3$ 中毒。

卒中、四肢瘫痪及多发性硬化等神经系统疾病可导致内脏及自主神经功能障碍，从而影响能量摄入。一种常见的情形是由神经系统病变继发的吞咽困难。功能障碍影响日常活动则是导致老年人营养不良的常见原因。眼部疾病或中枢神经系统病变导致的视力障碍（例如震颤），会限制人们准备食物及进食。消瘦还是阿尔茨海默病最早期的表现之一。

孤独和抑郁使个体没有能力照顾好自己，包括不能满足自己营养需求，因此是消瘦的重要原因。细胞因子介导的炎症瀑布和抑郁可以互为因果。丧失亲人也是导致消瘦的原因，这一现象在男性中更显著。更严重的精神疾病，如妄想症，会出现对食物的幻觉，并导致体重下降。酗酒也是消瘦和营养不良的重要原因。

生活贫困的老年人不得不在购买食物和购买药物之间做出选择。生活在养老院是独立的危险因素，因为其中高达 30%~50% 的老年人没有充足的食物。

药物可导致神经性厌食、恶心、呕吐、胃肠不适、腹泻、口干和味觉改变。由于很多老年人都服用 5 种甚至更多的药物，因此这在老年人中是一个突出的问题。

## 三、评估

消瘦的 4 个主要表现：①厌食。②肌肉减少。③恶病质（出现体重下降、肌肉及脂肪组织减少、厌食及乏力的一种综合征）。④脱水。由于脂肪组织增多可以掩盖肌肉减少，当下流行的肥胖延迟了对恶病质的察觉，使情况变得复杂。如果不能直接测量体重，那么衣服尺码的改变、亲人和朋友的证实，以及患者提供的体重减少的估计值都提示患者确实存在体重下降。

初步评估包括对病史的全面了解，体格检查，血常规、肝酶、C反应蛋白、红细胞沉降率、肾功能、甲状腺功能的检测，胸部影像学以及腹部超声检查。与年龄、性别和危险因素相关的癌症需要进行筛查，诸如乳腺钼靶及结肠镜等检查。高危患者还要检测HIV。所有消瘦的老年患者均需借助简易智能状态量表、老年抑郁量表等工具完善痴呆及抑郁的筛查。简易营养评价法和初始营养筛查可以用来评估老年患者营养状况。几乎所有的恶性肿瘤患者以及90%以上的其他器质性疾病患者，至少一项实验室检查异常。对明显消瘦的患者来说，如果基本评估完全正常的话，患主要脏器疾病及恶性疾病的可能性极小。鉴于不明原因的体重下降预后通常较好，对这部分人群建议密切随访，不必进行无目的检查。

## 四、治疗

对于消瘦，首要的处理措施是系统地诊断并治疗潜在的病因。对潜在的代谢性、精神性、感染性或其他系统性疾病治疗，就可以逐渐恢复体重及功能状态。如果可能，尽量停用或更换导致恶心或厌食的药物。对那些病因无法解释的消瘦者，高能量饮品之类的口服营养补充剂有时可以帮助恢复体重。建议患者在两餐间补充营养物质，而不是随餐补充，可以尽量不抑制食欲，同时增加总体的摄入量。人们正在研究可促进食欲、合成代谢及抗细胞因子的物质。在经过挑选的患者中应用抗抑郁类药物米塔扎平可显著增加患者体重、体脂重量及瘦素浓度。有消耗症状者，如果遵守合理锻炼计划，可以使肌肉蛋白含量增加，力量及忍耐力增强，并能够更好地完成日常活动。

# 第二章

# 消化道感染性疾病

## 第一节　急性感染性腹泻

急性感染性腹泻是全球最为常见的疾病之一，每年约有 46 亿人次患病，症状从轻症腹泻到致死性脱水不等。腹泻是全球感染性疾病中导致患者死亡的常见病因，仅次于下呼吸道感染。在 <5 岁的儿童中，腹泻是尤为重要的病死原因，每年约有 200 万该年龄段的儿童死于腹泻，这其中绝大多数生活在贫困地区。腹泻可导致营养不良并降低机体对其他病原体的抵抗力，间接导致医疗负担的进一步增加。

急性感染性腹泻广泛分布于全球。其病原体包括病毒、细菌和寄生虫。本节将会讨论病原体引起肠道疾病的原因，机体的防御机制，并描述急性腹泻的评估和治疗流程。

## 一、发病机制

肠道病原菌有多种方法可以突破机体的防御机制。了解这些病原菌的致病机制对于疾病的临床诊断和治疗十分重要。

1. 接种量

微生物引起疾病所需的数量根据种属的不同而有显著的不同。对志贺杆菌、肠出血性大肠埃希菌、贾第鞭毛虫或阿米巴属而言，$10 \sim 100$ 的菌量即可引起感染；然而对于霍乱弧菌，需要经口摄入 $10^5 \sim 10^8$ 的菌量才能引发感染。沙门菌的感染菌量根据病原菌、宿主和食物的不同而有显著的不同。病原微生物攻克宿主防御是病原菌传播的重要环节。志贺杆菌、肠出血性大肠埃希菌、阿米巴和贾第鞭毛虫可以通过人—人接触传播；而在特定情况下沙门菌需要在食物中繁殖数小时才能达到有效菌量。

2. 黏附

许多微生物致病的第一步是黏附胃肠道黏膜，进而可以同正常肠道菌群竞争并定植于肠道黏膜。将细菌黏附至肠道细胞的特殊细胞表面蛋白对于决定微生物侵袭力非常重要。例如霍乱弧菌，通过特殊的表面黏附因子黏附小肠细胞刷状缘，这些黏附因子包括毒素协同菌毛和其他辅助定植因子。引起水样腹泻的产肠毒素性大肠埃希菌产生一种名为定植因子抗原的黏附蛋白，可以在产生肠毒素前先定植于小肠上部。引起儿童腹泻的病原菌之一肠致病性大肠埃希菌和引起血性腹泻及溶血尿毒综合征的肠出血性大肠埃希菌可以黏附于小肠上皮刷状缘。

3. 毒素产生

产生一种或多种外毒素对于众多的肠道病原菌至关重要。这些毒素包括直接作用于肠道黏膜分泌引起水样腹泻的肠毒素、破坏肠道黏膜细胞引起炎症性腹泻的细胞毒素和直接作用于中枢或外周神经系统的神经毒素。

肠毒素的典型代表是霍乱毒素，它是由 1 个 A 亚单位和 5 个 B 亚单位组成的异质二聚体。A 亚单位具备毒素的酶活性，而 B 亚单位组成的五聚体可以将全毒素结合到肠道细胞表面受体神经节苷酯 GM1。全毒素结合后，A 亚单位的一个片段可以透过真核细胞细胞膜，核苷酸化 GTP 结合蛋白的 ADP，持续激活腺苷酸环化酶。其最终结果是增加肠道黏膜的 cAMP，从而增加 $Cl^-$ 分泌和降低 $Na^+$ 吸收，进而导致液体丢失而产生腹泻。

部分产肠毒素性大肠埃希菌可产生一种名为热不稳定的肠毒素（LT），其作用类似于霍乱毒素。其他产肠毒素性大肠埃希菌可以产生一种名为热稳定的肠毒素（ST），其可以激活鸟苷酸环化酶从而增加细胞内 cGMP 水平。一些产肠毒素性大肠埃希菌可以同时产生这两种肠毒素。

相对的，细菌性细胞毒素可以破坏肠道黏膜细胞产生含炎症细胞的血性大便，类似于痢疾样表现。产生细胞毒素的肠道病原菌包括志贺 I 型菌、副溶血弧菌和艰难梭菌。志贺 I 型菌和产志贺毒素的大肠埃希菌产生的细胞毒素与出血性结肠炎和溶血尿毒综合征的暴发相关。

神经毒素往往由细菌在机体外产生，在进食后迅速出现临床症状。这类毒素包括葡萄球菌毒素和蜡状芽孢杆菌毒素，它们可以作用于中枢神经系统而引起呕吐。

4. 细菌侵袭

痢疾不仅仅是由于细胞毒素的产生，也包括细菌侵袭破坏肠道黏膜细胞。志贺菌和肠侵袭性大肠埃希菌感染的特点是病原菌侵袭肠道、上皮细胞内繁殖和邻近细胞扩散。沙门菌的炎性腹泻与病原菌侵袭肠道黏膜有关，与肠道细胞破坏或痢疾的所有临床表现无必然联系。伤寒沙门菌和小肠结肠炎耶尔森菌可穿透完整的肠道黏膜，在 Peyer 淋巴结和肠道淋巴结内繁殖，进而血行播散引起肠伤寒，其临床特点是发热、头痛、相对缓脉、腹痛、脾肿大和白细胞减少。

## 二、宿主防御

考虑到每次都有大量的病原微生物和食物一同进入胃肠道，正常机体必须要和进入肠道的潜在病原菌进行抗争。对于防御机制改变的感染患者的研究，我们了解到许多正常机体的防御机制。

1. 正常菌群

正常情况下，大量的细菌定植于胃肠道，在机体抵抗潜在病原菌定植中起到重要作用。肠道菌群较少的人群，诸如婴儿尚未形成正常的肠道菌群，或服用抗生素的患者，其肠道病原菌感染的概率大幅增加。肠道菌群的组成和它的数量一样重要。>99% 的正常肠道菌群由厌氧菌构成，这些正常菌群形成的酸性 pH 环境和挥发性脂肪酸是抵抗病原菌定植的关键因素。

2. 胃酸

胃的酸性 pH 环境是抵御肠道病原微生物的重要屏障，在胃部手术或其他原因导致胃酸缺乏的患者中，沙门菌、贾第鞭毛虫和蠕虫感染率显著增加。同样的，在住院患者中，使用抗酸药、质子泵抑制药或 $H_2$ 受体阻滞药中和胃酸会增加肠道病原菌感染风险。此外，一些微生物可以在胃极度酸性的环境下存活，例如对酸性环境高度稳定的轮状病毒。

3. 肠道蠕动功能

正常的肠道蠕动是清除近端小肠细菌的主要机制。当肠道蠕动功能受损时（例如，阿片类或其他抗肠蠕动药物、解剖学异常或低蠕动状态），细菌过度繁殖和小肠病原菌感染的发生率显著增加。一些志贺杆菌感染者给予盐酸地芬诺酯和阿托品，其发热和清除病原菌的时间显著延长。而沙门菌胃肠炎接受阿片类药物治疗的患者其菌血症发生率高于未接受阿片类治疗的患者。

4. 免疫力

细胞免疫应答和抗体生成在抵抗肠道病原菌感染中均起到重要作用。肠道病原菌的体液免疫包括体循环的 IgG 和 IgM 抗体以及分泌的 IgA 抗体。黏膜免疫系统是机体对抗许多胃肠道病原菌的第一道防线。细菌抗原结合到远端小肠表面的 M 细胞，进而递呈抗原至上皮下的淋巴组织，引起致敏淋巴细胞增殖。这些淋巴细胞经循环系统定植于机体所有黏膜组织形成分泌 IgA 抗体的浆细胞。

5. 遗传决定因素

机体基因多样性可影响对于腹泻性疾病的易感性。O 型血的人群会增加对霍乱弧菌、志贺杆菌、大肠埃希菌 O157 和诺如病毒的易感性。基因编码炎症介质的多态性与肠侵袭性大肠埃希菌、产肠毒素性大肠埃希菌、沙门菌、艰难梭菌和霍乱弧菌感染的预后相关。

## 三、患者的处置方法

对于怀疑感染性腹泻患者的处理方案详见图2-1。

### 1. 病史

具有高鉴别诊断价值的病史可以迅速缩小导致腹泻的可能原因并帮助确定治疗方案。病史询问的重要部分详见图2-1。

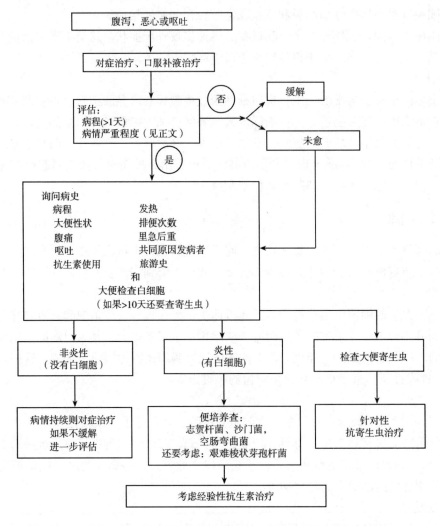

**图2-1 社区获得性感染性腹泻或细菌性食物中毒患者的临床治疗方法**

### 2. 体格检查

对于脱水体征患者的检查可以提示腹泻的严重程度和快速治疗的必要性。口渴、口干、腋窝出汗减少、尿量减少和轻度的体重减低提示轻度脱水。直立性低血压、皮肤隆起、眼窝凹陷（婴儿囟门凹陷）提示中度脱水。嗜睡、反应迟钝、脉搏微弱、低血压和休克提示重度脱水。

### 3. 诊断途径

在评估腹泻严重程度后，临床医生必须区别炎性疾病和非炎性疾病。通过病史和流行病学特点的指导，临床医生可以迅速决定进一步确定特定病因和治疗干预是否必需。大便标本的检查可以补充患者的病史。大量的血性或黏液样大便提示炎性病程。腹泻患者大便白细胞检查可以提示炎性疾病，然而对于它的预测价值尚存在争议。大便乳铁蛋白作为大便白细胞标志物，检测敏感性更高。此外，还可以用乳胶凝集试验和酶联免疫计数检测。

### 4. 腹泻后并发症

急性伴有慢性并发症。临床医生如果遇到特殊的情况需要询问患者先前的腹泻病史。

# 四、流行病学

### 1. 旅行史

每年有几百万人从温带工业化国家去往亚洲、非洲、中美洲和南美洲等热带地区旅行，20%~50%的旅行者会经历突发的腹部绞痛、厌食和水样腹泻，因此旅行者腹泻是旅行者最常见感染性疾病。症状多于旅行者到达上述地区后3天至2周后出现，绝大多数于到达3~5天出现。疾病往往呈自限性，持续1~5天。最相关的危险因素是进食污染的食物或水源。

引起旅行者腹泻的病原体和耐药性随地区的不同而不同。在所有地区，产肠毒素性大肠埃希菌和肠侵袭性大肠埃希菌是分泌性旅行者腹泻最常分离的病原菌。空肠弯曲菌感染最常见于亚洲地区。

### 2. 场所

日托中心是肠道感染的高发场所。轮状病毒是<2岁的儿童最常见的肠道病原菌，发病率高达75%~100%。贾第鞭毛虫多见于年长儿童，发病率较轮状病毒低。其他常见病原菌多通过粪—口途径传播，例如志贺杆菌、空肠弯曲菌和隐孢子虫。日托中心儿童感染的特点是家庭成员中有继发感染患者。

医院同样是肠道感染的高发场所。腹泻是医源性感染最常见的表现之一。在美国成年人中，艰难梭菌感染是医源性腹泻的主要病原菌。产酸克雷伯杆菌已经被证明是抗生素相关出血性结肠炎的原因之一。病毒，尤其是轮状病毒，可以在儿科病房中迅速传播。致肠病性大肠埃希菌与育儿室新生儿暴发性腹泻有关。在慢性病治疗中心，每年1/3的老年患者会出现腹泻症状，这其中1/2是由于产细胞毒素的艰难梭菌所致。抗生素治疗可改变肠道正常菌群，引起艰难梭菌繁殖，导致假膜性结肠炎。

### 3. 年龄

全球范围内，<5岁的儿童肠道病原菌感染发病率和病死率最高。母乳喂养的婴儿可以从母体中获得保护性抗体，以此来抵抗污染的食物和水源，然而他们感染的风险在开始进食固体食物后迅速增加。轮状病毒感染十分普遍，绝大多数儿童在出生后的1~2年即会经历。其他在儿童中高发的病原菌包括产肠毒素性大肠埃希菌、肠致病性大肠埃希菌、肠出血性大肠埃希菌、志贺菌、空肠弯曲菌和贾第鞭毛虫。

### 4. 机体免疫状态

机体处于免疫抑制状态会增加急慢性感染性腹泻的风险。细胞免疫缺乏（包括AIDS）的患者是侵袭性肠道病变的高危患者，其病原包括沙门菌、利斯特菌和隐孢子虫。低丙种球蛋白血症的患者是艰难梭菌性结肠炎和贾第鞭毛虫感染的高危患者。肿瘤患者于化疗或频繁住院治疗后易感染艰难梭菌。在免疫抑制的患者中，感染性腹泻可以是致命性的，其并发症包括菌血症和转移性播散感染。此外，脱水可以损害肾功能并增加免疫抑制药的不良反应。

### 5. 细菌性食物中毒

如果病史和大便检查提示非炎症性腹泻，且有证据提示同源暴发，进食特定食物和进食后腹泻出现时间可以提示感染病原菌。

释放肠毒素的细菌性疾病，诸如金黄色葡萄球菌或蜡状芽孢杆菌，其潜伏期往往较短（1~6小时），持续<12小时。绝大多数金黄色葡萄球菌食物中毒往往是食物被人类携带者污染所致。金黄色葡萄球菌可以在一个较宽的温度范围内繁殖，因而如果食物在烹饪后自然冷却并在室温下保存，金黄色葡萄球菌就有机会形成肠毒素。野炊进食土豆沙拉、蛋黄酱和奶油糕点后腹泻暴发是金黄色葡萄球菌性食物中毒的典型情况。腹泻、恶心、呕吐和腹部绞痛是常见的临床表现，而发热相对少见。

蜡状芽孢杆菌可以分泌金黄色葡萄球菌样肠毒素，引起短潜伏期的以呕吐为主要表现的肠道感染，或类似于大肠埃希菌肠毒素引起的长潜伏期的以腹泻为主要表现的肠道感染，后者腹泻和腹部绞痛是典型表现，呕吐相对少见。呕吐型蜡状芽孢杆菌感染多为大米污染所致，这一病原菌在生大米中较为多见，且由于其芽孢具有热抵抗性，因此煮熟后仍能存活。如果大米煮熟后未冷藏保存，芽孢可以繁殖并产生毒素。油炸并不能清除已经产生的热稳定的毒素。

产气荚膜梭菌所致的食物中毒往往需要一较长的潜伏期（8~14小时），多为热稳定性的芽孢污染未完全煮熟的肉类、家禽或豆类。进食后在消化道产生毒素，可引起中重度的腹部绞痛和腹泻，呕吐和发热少见。病程多呈自限性，很少会持续＞24小时。

并非所有的食物中毒均是由细菌所致。非细菌源性的短潜伏期食物中毒包括在辣椒中发现的辣椒素和在鱼类和甲壳类动物中发现的多种毒素。

## 五、实验室检查

大多数非炎症性腹泻呈自限性，对经验性抗生素治疗有效，临床无须明确特定病原菌。常规大便培养不能区别大肠埃希菌感染和肠道正常菌群，而大多实验室目前尚不能进行肠毒素检查。怀疑霍乱的患者，大便培养需要诸如硫代硫酸盐—枸橼酸盐—胆汁酸盐—蔗糖琼脂（TCBS）等特定的培养基。目前，大多数实验室可使用乳胶凝集试验快速筛查大便轮状病毒，反转录聚合酶链反应和特异性酶联免疫技术检测诸如病毒。临床疑诊的贾第鞭毛虫或隐孢子虫感染，大便标本需进行免疫荧光快检测或大便镜检（低敏感性）。

所有院外获得性腹泻伴发热的患者需进行沙门菌、志贺杆菌和空肠弯曲菌的大便培养。沙门菌和志贺杆菌可在非乳糖发酵的MacConkey琼脂上培养，也可在抑制除沙门菌和志贺菌外其他病原菌的沙门菌-志贺菌琼脂或亚硒酸盐增菌液中培养。所有院内获得性腹泻的患者初始需评估艰难梭菌感染，大便培养因其检出率较低而缺乏性价比。快速酶联免疫和乳胶凝集试验可检测艰难梭菌分泌的毒素A和B。大便培养空肠弯曲菌阳性需要新鲜标本在特定培养基、42℃及低氧环境下培养。在美国大部分实验室，大肠埃希菌O157：H7是血性腹泻的主要病原菌。部分实验室可使用血清学分型确定肠道出血性大肠埃希菌感染的具体病株，也可根据乳糖发酵、吲哚阳性菌株山梨醇MacConkey琼脂山梨醇不发酵（白色菌株）经验性诊断。临床疑诊肠阿米巴的患者，需进行大便抗原快速筛查或大便镜检（低敏感性）。

## 六、治疗

对于大多数患者，明确特定病原菌感染对于治疗是非必须也是不现实的。临床上，完善病史收集、大便检查和脱水严重程度评估后即可开始治疗。治疗的主要方法是充分补液。口服补液盐（ORS）革新了霍乱或其他脱水性腹泻的治疗，其作用机制是在存在霍乱毒素的情况下，葡萄糖可促进具有完整黏膜屏障的小肠吸收钠离子和水。口服补液盐的应用将霍乱的病死率从＞50%（未接受治疗）降至＜1%。临床上有多种口服补液盐的配方。初始的口服补液盐配方是基于对霍乱的治疗，每升水含3.5 g氯化钠，2.5 g碳酸氢钠，1.5 g氯化钾和20 g葡萄糖（或40 g蔗糖）。这一配方可用于重度霍乱的治疗。然而，大多数分泌性腹泻电解质的丢失并不像霍乱那么严重，2002年WHO指出低盐低渗透压的口服补液盐效果优于经典的口服补液盐，并且耐受性更好。这一配方每升水含2.6 g氯化钠，2.9 g柠檬酸钠，1.5 g氯化钾和13.5 g葡萄糖（或27 g蔗糖）。用大米或谷类作为糖类的口服补液盐可能优于以葡萄糖作为糖类的口服补液盐。对于重度脱水或剧烈呕吐不能耐受口服补液盐的患者，可给予静脉乳酸林格液补液治疗。

尽管对于大多数分泌型的旅行者腹泻（病原菌通常为产毒素或侵袭性大肠埃希菌或弯曲杆菌），补液治疗、水杨酸亚铋或抗胃肠蠕动药治疗往往有效，但抗生素治疗可以将病程从3~4天缩短至24~36小时。改变饮食并不显著缩短疾病病程，肠道益生菌的作用目前也尚存在争议。大多数痢疾（血性腹泻伴发热）患者在明确病原菌之前应进行经验性抗生素治疗（如喹诺酮类或大环内酯类）。志贺杆菌感染的患者需抗生素治疗3~7天。弯曲杆菌感染的患者抗生素治疗同样有效。由于弯曲杆菌对喹诺酮类抗生素的耐药性逐渐增加，尤其是亚洲地区，大环内酯类抗生素如红霉素或阿奇霉素常为首选治疗。

沙门菌感染的治疗必须因人而异。由于抗生素治疗常常延长肠道沙门菌的定植，如青少年、置入假体设备、老年或免疫抑制的患者，抗生素只应用于有高危沙门菌播散感染的患者。对于临床疑诊肠道出血性大肠埃希菌感染的患者（尤其是儿童）不应使用抗生素。实验室研究发现部分抗生素可诱导志贺毒素的产生，从而加重病原菌分泌志贺毒素。临床研究的结果支持实验室的发现。并且抗生素可以将肠出血性大肠埃希菌感染并发溶血尿毒综合征和肾衰竭的风险增加20倍。临床上血性腹泻伴低热或无发热的患者需要考虑出血性大肠埃希菌感染可能。

## 七、预防

在发展中国家，提高卫生清洁水平以阻断肠道病原菌通过粪—口途径传播可以有效降低疾病发病率。旅行者可以通过只吃清洁熟食，避免生食蔬菜、沙拉和未剥皮的水果，只喝煮过或消毒过的水来降低腹泻发生率。历史上，只有很少的旅行者能够遵从上述饮食限制。水杨酸亚铋是一种便宜的预防旅行者腹泻的药物，它的服药剂量是每天 4 次，每次 2 片（525 mg）。治疗 3 周有效性和安全性尚可，但可能会出现诸如舌—过性变黑和耳鸣的不良反应。一项荟萃分析指出肠道益生菌可以减少 15% 旅行者腹泻的发生率。预防性使用抗生素虽然有效，但并不推荐，除非是免疫抑制或有基础疾病增加肠道感染风险的患者。预防性使用抗生素的风险包括细菌耐药或者更为严重的侵袭性细菌感染。如果具备预防治疗的指征，在诸如拉丁美洲和非洲这些大肠埃希菌感染流行的地区可以使用肠道不吸收的利福昔明。

在世界范围内，腹泻病死率和并发症促进了对常见肠道细菌和病毒疫苗的研发。一种有效的轮状病毒疫苗已经上市。伤寒杆菌和霍乱弧菌疫苗也已上市，虽然其提供的保护是短效且不完整的。目前尚无经济有效的针对志贺杆菌、产肠毒素性大肠埃希菌、弯曲杆菌、非伤寒沙门菌、诺如病毒或肠道寄生虫的疫苗。

# 第二节 艰难梭菌感染

艰难梭菌感染（CDI）是一类比较特殊的结肠疾病，多与应用抗感染药物及继发正常肠道菌群破坏有关。CDI 是最常见的院内获得性腹泻，通过摄入艰难梭菌孢子，植入、繁殖、分泌毒素，最终导致腹泻和假膜性肠炎（PMC）。

## 一、病原学和流行病学

艰难梭菌是一类专属厌氧、革兰阳性、孢子形成的芽孢菌属，其孢子广泛存在于自然界，尤其是医院和慢性护理机构。CDI 也多发于抗菌水平高及环境容易受艰难梭菌孢子污染的医院和疗养院。

克拉霉素、氨苄西林和头孢菌素类是第一代与 CDI 相关的抗生素。第二代和第三代头孢，尤其是头孢噻肟、头孢呋辛、头孢曲松、头孢他啶，也是常引起 CDI 的抗生素。最新发现在医院内较多使用的氟喹诺酮类（环丙沙星、左氧氟沙星、莫西沙星）也可引起 CDI。青霉素/β-内酰胺酶抑制药（如替卡西林/克拉维酸、哌拉西林/他唑巴坦）出现 CDI 的风险相对小。然而，所有抗生素包括万古霉素和甲硝唑（最常用于治疗 CDI 的药物）都有发生 CDI 的风险。CDI 前无抗生素暴露的病例很少。

艰难梭菌是外源性获得的，最常见于医院或疗养院；经常在有症状或无症状患者的粪便中携带。在住院时间超过 1 周的成年人患者，艰难梭菌的粪便定植率往往 >20%；而在社区居民仅为 1%~3%。无近期住院史而在社区发病的 CDI 可能仅占所有病例的不足 10%。感染艰难梭菌的风险随着住院时间的延长而增加。粪便中艰难梭菌的无症状携带在健康新生儿中很常见，在 6 个月以内新生儿高达 50%，但相关发病者很少。艰难梭菌的孢子被发现存留于环境的表面（有机体可持续存在数月）和不注意手卫生的医院工作人员手上。医院 CDI 的流行归因于单一的艰难梭菌菌株，且有多个菌株同时存在。引起 CDI 的其他危险因素包括高龄、疾病严重程度、胃肠道手术、使用电子直肠体温计、肠内管饲和抗酸治疗。质子泵抑制药（PPI）的应用是可能的危险因素，但这种风险不是很大，也没有足够的证据说明在未使用抗生素的患者中不能应用这类药物。

## 二、病理和发病机制

产毒素的艰难梭菌孢子被摄入后，可在胃酸环境下存活，在小肠中发芽，定植于下消化道。于下消化道产生两种毒素：毒素 A（肠毒素）和毒素 B（细胞毒素），这些毒素破坏上皮细胞的屏障功能，导致腹泻和假膜。毒素 A 是潜在的中性粒细胞趋化因子，两种毒素糖基化 Rho 亚家族中的 GTP 结合蛋白（具有调节肌动蛋白细胞骨架的作用）。利用等位基因突变体的毒素基因分子破坏数据表明，毒素 B 是重要的毒力因子。这种可能性如果得到证实，可能解释由毒素 A 阴性菌株引起的临床疾病。细胞骨架的破坏导致细胞形态、细胞黏附变化和紧密连接的缺失，继之出现液体渗漏。第三种毒素是双重毒素CDT，从前仅占6%的菌株，但近来发现是新认识的流行菌株，这种毒素与产气荚膜梭菌毒素相关，它在CDI发病机制中的作用尚未确定。

PMC的假膜局限于结肠黏膜，最初呈现为1~2 mm的乳黄色斑块。受累黏膜看似无殊，但随着疾病进展，假膜逐渐集结成为较大的假膜斑块，累及整个结肠壁。一般整个结肠均有受累，但有10%的患者直肠不受累。显微镜观察假膜都有黏膜附着点，包括坏死白细胞、纤维蛋白、黏液和细胞碎片。在局部区域上皮细胞被侵蚀破坏，而且有中性粒细胞浸润。

以往认为患者体内有艰难梭菌定植，罹患CDI的风险增加。然而，4项前瞻性研究发现有艰难梭菌定植的患者反而罹患CDI的风险降低。CDI的发生至少要具备三个条件：第一个条件是要暴露于抗菌药物，才可能导致艰难梭菌感染。第二个条件是暴露于有毒力的艰难梭菌。即使有前两个条件但多数患者不发生CDI，那么第三个条件对CDI的发生就是必要的。可能的第三个条件包括暴露于特殊毒力的艰难梭菌菌株，暴露于抗菌药物尤其是容易导致CDI的药物，以及宿主免疫反应缺陷。与艰难梭菌毒素A反应的宿主记忆血清IgG抗体是最可能的第三个条件，它决定哪些患者可能发展为腹泻，哪些患者保持无症状。在人出生后第1年，大多数人对无症状定植的艰难梭菌毒素产生抗体。婴儿一般不会发生有症状的CDI，因为他们缺乏合适的黏膜毒素受体（这些受体在以后才会产生）。在成年人，毒素A的血清IgG抗体水平在无症状携带者中高于CDI患者。对发生CDI的患者，治疗中抗毒素A水平的增加与CDI的低复发风险相关。一项临床试验显示，标准治疗＋抗毒素A和抗毒素B单克隆抗体，较标准治疗＋安慰剂，复发率降低。

### 三、临床表现

腹泻是艰难梭菌感染最常见的临床表现。几乎无肉眼血便，多为软便、不成形便、水样便，或为黏液便，并有特殊的气味。患者排便次数可每日多于20次。28%的患者出现发热，22%的患者出现腹痛，50%的患者出现白细胞增高。当出现麻痹性肠梗阻（X线检查时约20%病例会出现）导致排便停止时，CDI的诊断往往被忽视。在这类患者中提示可能为CDI的线索是难以解释的白细胞增多，一般WBC≥$15 \times 10^9$/L（15 000/μL）。这部分患者也是出现艰难梭菌感染并发症的高风险人群，尤其是中毒性巨结肠和败血症。

15%~30%的艰难梭菌感染患者在治疗后出现复发，而且这个数字可能还有上升趋势。复发可能为同一菌株的复燃或者新菌株的再感染。CDI复发可能源于治疗CDI抗菌药物导致的正常粪便菌群的破坏。

### 四、诊断

CDI的诊断标准为：①无其他原因可解释的腹泻（每24小时排≥3次不成形便，持续≥2天）。②粪便中检测到毒素A或B，通过PCR或培养检测到粪便中产毒素的艰难梭菌，或结肠见到假膜形成。PMC是CDI进展的表现，在艰难梭菌毒素或粪便培养阳性的腹泻患者中有50%左右可在内镜下见到假膜。在危重患者怀疑PMC和急性腹痛时内镜可作为快速诊断工具，但内镜检查阴性不能排除CDI。

尽管临床上有艰难梭菌及其毒素的检测方法，但没有单独的哪一种方法同时具有高敏感性、高特异性和快速性。多数毒素检测的方法（包括ELISA）缺乏敏感性。但也不推荐检测额外大量粪便标本。PCR已经被用于临床诊断，似乎具有快速、敏感和高特异性。如果临床上高度怀疑CDI，即应开始经验性治疗。除非用于流行病学调查，否则不推荐对无症状患者进行艰难梭菌检测。此外，这些检测不推荐用于治疗后随诊，因为很多患者在腹泻停止后仍携带病菌和毒素，检测阳性并不总是预测CDI的复发。因此这些检查不适用于长期在疗养院或护理院住院的患者。

### 五、治疗

1. 初治CDI

治疗CDI的第一步是尽可能停止正在使用的抗菌药物。早期研究发现，15%~23%的CDI患者仅停用抗菌药即可缓解。但随着目前流行菌株的出现，对于部分临床迅速恶化的患者，快速启动特异性 CDI 的治疗已经成标准治疗。一般治疗包括水化、避免使用抗蠕动药和阿片类药物（因为可能会掩盖症状、促进病情恶化）。当同时应用万古霉素或甲硝唑时，抗蠕动药物可安全用于轻中度 CDI 患者。

所有药物，尤其是万古霉素，尽可能口服给药。静脉使用甲硝唑，在急性腹泻期可获得粪便杀菌药物浓度，可成功治疗 CDI。但存在麻痹性肠梗阻时，静脉使用甲硝唑治疗 PMC 则无效。在以往的随机试验中，口服万古霉素或甲硝唑的腹泻缓解率≥94%，但最近的 4 项观察性研究发现甲硝唑的缓解率已经下降到62%～78%。虽然腹泻缓解的平均时间为 2～4 天，但对甲硝唑的反应可能会更慢。如果药物应用 6 天无效则宣布治疗失败。基于万古霉素作用时间短，推荐甲硝唑和万古霉素的给药时间至少为 10 天。美国 FDA 没有批准甲硝唑用于 CDI 治疗，但多数轻中度患者对口服甲硝唑500 mg，3 次/天，治疗 10 天，都是有反应的。对于反应慢者需要延长治疗疗程。随着甲硝唑治疗失败率的增加，一项前瞻、随机、双盲、安慰剂对照研究发现，万古霉素治疗重度 CDI 要优于甲硝唑。研究中关于严重度的评估包括年龄、实验室指标（体温升高、低白蛋白水平或白细胞计数升高）、内镜下 PMC 表现、或在重症监护治疗 CDI。虽然目前还没有有效的严重度评分体系，但对于看起来病情较重的患者启动口服万古霉素的治疗很重要，尤其是血白细胞计数升高（WBC > $15 \times 10^9$/L）或血肌酐≥1.5 倍参考值。目前已有关于硝唑尼特、杆菌肽、利福昔明和梭链孢酸治疗 CDI 的小样本随机试验，但还有待更进一步的研究，且这些药物并没有显示更多的优越性，也没有被 FDA 批准用于 CDI 的治疗，日后可能替代万古霉素和甲硝唑成为治疗 CDI 的药物。

2. 复发 CDI

总体上，15%～30% CDI 患者会出现复发，原因可能为原有病菌的复燃或治疗过程中的再感染。对于年龄 >65 岁，治疗 CDI 时仍继续使用抗感染药物以及最初罹患 CDI 后仍继续住院的患者，CDI 复发率更高。有过一次 CDI 复发经历的患者，二次复发的风险更高（33%～65%）。第一次复发时，再次使用甲硝唑治疗与万古霉素疗效相当。对于复发病例，即使一度被认为是相对轻的患者，现在认为仍有 11% 风险出现严重并发症（包括休克、巨结肠、穿孔、结肠切除或 30 天内死亡）。目前，对于多次复发的治疗没有标准方案，但应避免长期反复使用甲硝唑，因有潜在神经毒性。治疗选择包括万古霉素 + 酿酒酵母菌，万古霉素 + 合成的粪便细菌灌肠，非产毒素艰难梭菌菌株的有意定植。这些生物治疗手段还没有被美国 FDA 批准。其他治疗措施包括：①万古霉素递减给药或隔天脉冲给药，疗程 2～8 周。②万古霉素（125 mg，4 次/天，疗程 10～14 天）、序贯利福昔明治疗（400 mg，2 次/天，疗程 14 天）。静脉使用免疫球蛋白可提供抗艰难梭菌毒素的抗体，也成功用于部分病例。

3. 暴发性 CDI

暴发性 CDI（快速进展、病情严重）治疗选择很难。暴发性 CDI 患者往往不出现腹泻，整个起病更像是外科急腹症。重症 CDI 可能导致败血症（低血压、发热、心动过速、白细胞升高）。急腹症（伴或不伴有中毒性巨结肠）包括梗阻征象（腹部 CT 提示肠梗阻，结肠壁增厚和腹腔积液）和外周血白细胞升高。在过去 2 个月内有抗感染药物应用史，不论是否伴有腹泻，在出现急性腹痛、败血症或中毒性巨结肠者都应当想到与 CDI 鉴别。在无腹泻患者，小心地进行乙状结肠镜或结肠镜发现 PMC 和腹部 CT，是最好的辅助检查手段。

暴发性 CDI 的药物治疗很难达到满意效果，因为在肠梗阻时口服甲硝唑或万古霉素，药物很难到达结肠。在一些非对照研究中，联合应用万古霉素（鼻胃管给药加上保留灌肠）和静脉甲硝唑有成功的报道；静脉使用替加环素也在小样本非对照研究中有应用。药物治疗无反应的患者，救命的办法是外科行结肠切除术。如果可能，结肠切除应在血乳酸水平达到 5 mmol/L 之前进行。目前爆发性 CDI 需要行结肠切除的比率似乎有上升趋势。

## 六、预后

以往 CDI 的病死率为0.6%～3.5%，近来数据显示上升至6.9%，且随着年龄增长而增加。多数患者可恢复，但复发仍很常见。

## 七、预防和控制

CDI 的预防措施包括两类：避免病菌传播给患者；患者已携带病菌但降低 CDI 的发生风险。临床实践中艰难梭菌的传播可以通过戴手套，减少使用污染的电子体温计和患者房间使用次氯酸盐溶液（漂白剂）进行环境消毒来预防。手卫生很重要，因为乙醇没有杀孢子作用，在 CDI 暴发单位推荐要洗手。CDI 的暴发可以通过严格限制特殊抗生素的使用得以很好的控制（包括克拉霉素、第二代和第三代头孢菌素）。因耐克拉霉素菌株引起的 CDI 暴发，在限制克拉霉素使用后，已经得到迅速有效的解决。

# 第三节　腹腔感染和脓肿

腹腔内感染的发生通常是因为正常解剖屏障受到破坏。这种解剖屏障的破坏可能发生于阑尾炎、憩室炎或溃疡穿孔，也可能发生于由缺血、肿瘤或炎症（例如炎症性肠病）所导致的肠壁受损，还可能发生于腹腔内相邻器官的炎症过程，例如，胰腺炎或盆腔炎性疾病，这种情况的发生于前者可能是因为胰腺胰酶激活，而后者是因为微生物渗漏至腹腔。无论诱因是什么，一旦炎症进展，原来位于肠道内或其他器官的微生物进入正常情况下无菌的腹腔，则可以预见一连串事件即将发生。

## 一、腹膜炎

腹膜炎是危及生命的疾病，经常伴有菌血症和脓毒血症。腹腔较大但可区分为不同的部分。以横结肠为界可将腹膜腔区分为上腹膜腔和下腹膜腔；大网膜起源于横结肠系膜和胃的下极延续至下腹膜腔。胰腺、十二指肠、升结肠和降结肠位于前腹膜后间隙。肾、输尿管、肾上腺位于后腹膜后间隙。其他器官，包括肝、胃、胆囊、脾、空肠、回肠、横结肠、乙状结肠、盲肠和阑尾位于腹膜腔内。腹膜腔被覆一层浆膜，腹膜腔可作为液体的管道——这个特点可开发用于腹膜透析（图 2-2）。正常情况下在腹膜腔内有少量的浆液，这些浆液中蛋白（主要由白蛋白构成）含量 < 30 g/L，白细胞计数（主要是中性粒细胞）< $300 \times 10^6$/L。在细菌感染时，白细胞聚集到感染的腹膜腔包括早期的中性粒细胞内流和随后持续的单核细胞迁移。在炎症过程中浸润的白细胞表型主要由炎症部位细胞趋化因子的合成调节。

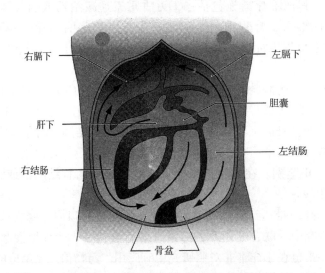

**图 2-2　腹膜间隙，显示液体循环和脓肿形成的潜在间隙**

这些间隙较其他部位更容易存积浆液或脓液。这些间隙包括盆腔（腹腔最低点），右膈下和左膈下间隙，以及右肝下间隙（位于肝右叶下方区域），为仰卧位时脊柱旁沟最低点。将膈下间隙分隔为左右两部分的肝镰状韧带，可作为感染蔓延的一个屏障，因此，不容易出现双侧膈下感染

## （一）原发性（自发性）细菌性腹膜炎

### 1. 病因与诊断

腹膜炎可分为原发性（即没有明显的感染源）和继发性，这两种腹膜炎感染的微生物类型和临床表现是不同的。在成年人，原发性腹膜炎最常见的原因是肝硬化（多由饮酒导致）。但是，成年人原发性腹膜炎同样也见于转移性恶性疾病、坏死后肝硬化、慢性活动性肝炎、急性病毒性肝炎、充血性心力衰竭、系统性红斑狼疮、淋巴水肿以及没有潜在疾病的患者。虽然原发性腹膜炎实质上总是发生于已经有腹腔积液的患者，通常情况下，原发性腹膜炎并不常见，它仅仅发生于≤10%的肝硬化患者。原发性腹膜炎的原因目前还不十分清楚，但是目前认为它与患有肝疾病患者微生物的血行播散以及已改变的门脉循环导致正常过滤功能的缺陷有关。腹腔积液是细菌很好的培养基，细菌在腹腔积液中数量将增加。肝硬化患者腹腔积液中补体级联蛋白水平低于其他原因所致腹腔积液中补体级联蛋白的水平。在进展期肝病患者，其中性粒细胞的调理素特性和吞噬特性均下降。原发性腹膜炎的临床表现不同于继发性腹膜炎。最常见的临床表现是发热，有报道发热出现在高达80%的患者。腹腔积液被发现但实际上总是早于感染。急性出现的腹痛，体格检查发现腹膜刺激征有助于诊断，但是没有出现上述症状和体征并不能除外这一常见且易忽略的诊断。对于临床可疑的患者，非定位症状（例如全身乏力、疲劳或肝性脑病）而没有另一明确的病因也应提出原发性腹膜炎的诊断考虑。对于任何有腹腔积液和发热的肝硬化患者进行腹腔积液检查是非常重要的。依据Conn的诊断标准，腹腔积液中中性粒细胞 > $250 \times 10^6$/L（250/μL）可诊断原发性腹膜炎。这一标准并不适用于继发性腹膜炎的患者。原发性腹膜炎感染的病原菌也是独特的。虽然肠源性革兰阴性杆菌如大肠埃希菌最常见到，革兰阳性的微生物如链球菌、肠球菌甚至肺炎球菌有时也能见到。在原发性腹膜炎，一个单一的微生物常常被分离出来。厌氧菌在原发性腹膜炎中较继发性腹膜炎少见，在继发性腹膜炎中常见含厌氧菌的混合菌丛。事实上，如果怀疑原发性腹膜炎，而在腹腔积液中再次发现包括厌氧菌在内的多种微生物，那么诊断应当重新考虑，同时寻找继发性腹膜炎的感染源。

原发性腹膜炎的诊断并不容易。它取决于要除外原发性腹腔内感染源所致的感染。增强CT有助于确认是否存在腹腔内感染源。从腹腔积液中培养出致病菌可能较为困难，推测可能因为致病菌的数量较少。但是，如果把10 mL腹腔积液直接放入血培养瓶进行培养，阳性率可能得以提高。既然菌血症经常伴随原发性腹膜炎发生，因此应同时进行血培养。非特异的影像学检查有助于诊断原发性腹膜炎。期望通过腹平片显示腹腔积液。对于有腹痛的患者应进行胸部和腹部的影像学检查以除外腹腔内有无游离气体，腹腔内游离气体是穿孔的信号（图2-3）。

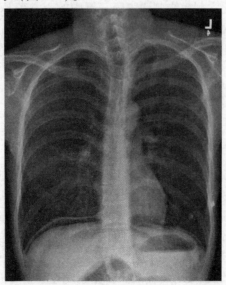

**图 2-3 气腹**

正位胸片发现膈下游离气体，提示肠穿孔及所致的腹膜炎

2. 治疗

原发性腹膜炎的治疗原则主要依据从血液或腹腔积液中分离培养出的微生物。对于导致原发性腹膜炎的细菌，腹腔积液的革兰细菌涂片结果常常为阴性。因此，在培养结果出来前，治疗应该覆盖革兰阴性需氧杆菌和革兰阳性球菌。第三代头孢菌素例如头孢噻肟（2 g，8 小时 1 次，静脉使用）可经验性地用于疾病中等程度患者的初始治疗。广谱抗生素，例如青霉素/β-内酰胺酶抑制药复合制剂（如哌拉西林/他唑巴坦，3.375 g，6 小时 1 次静脉用于肾功能正常的成年人）可选用，也可选择头孢曲松（2 g，1 次/天，静脉使用）。经验性治疗并不需要覆盖厌氧菌。在感染微生物被确认后，治疗药物的抗菌范围应缩小到仅针对特异的致病微生物。原发性腹膜炎的患者通常在 72 小时内对适当的抗生素治疗有效。如果临床症状迅速缓解且血培养阴性，抗菌治疗可仅使用 5 天，但对于有菌血症和临床症状缓解较慢的患者，抗生素的疗程可能需要延长至 2 周。对于治疗后腹腔积液中白细胞仍持续较高的患者应及时寻找更多的诊断。

3. 预防

（1）一级预防：一个观察性研究提出质子泵抑制药的治疗可能增加原发性腹膜炎发生的风险，但目前还无前瞻性研究阐述避免使用质子泵抑制药是否能预防原发性腹膜炎的发生。

（2）二级预防：原发性腹膜炎的复发率较高。高达 70% 的患者在 1 年内会复发。抗生素的预防使用将使复发率降至 20% 以下，同时提高患者的短期存活率。对于肾功能正常的成年人患者，预防方案包括氟喹诺酮类（环丙沙星，每周 750 mg；诺氟沙星，400 mg/d）或复方磺胺甲硝唑（一个双倍治疗强度的药物，每日 1 片）。但是，在这种情况下长期使用广谱抗生素会增加严重葡萄球菌感染的风险。

## （二）继发性腹膜炎

1. 病因与诊断

当腹腔内器官内容物流出导致细菌污染腹膜，则会导致继发性腹膜炎的发生。继发性腹膜炎的病原菌几乎都是混合菌群，其中革兰阴性杆菌和厌氧菌占主导地位，尤其污染来源是结肠时。在感染的早期，当机体做出抑制感染的反应，包含纤维蛋白和中性粒细胞的渗出物被发现。这一阶段的早期死亡原因主要是革兰阴性杆菌败血症和严重的内毒素血症。革兰阴性杆菌，尤其是大肠埃希菌，是最常见的血培养病原菌，但是脆弱拟杆菌菌血症也常发生。腹痛的严重程度和临床病程取决于发病的起始事件。腹腔积液中培养出的病原菌因起始事件的来源和这个部位的正常菌丛分布而不同。继发性腹膜炎的病因主要分为化学性刺激和（或）细菌感染。例如，只要患者没有胃酸缺乏，一旦发生胃溃疡穿孔将释放低 pH 的胃内容物，这将作为一种化学刺激物刺激腹膜。胃内的正常菌丛与口咽分布的菌丛种类一致，但菌丛数量较低。因此，与阑尾穿孔相比，一个胃溃疡穿孔导致的细菌负荷是可以忽略的。因此，厌氧菌种类占到细菌种类的 99.9%。结肠内容物（pH 7~8）的泄露不会导致严重的化学性腹膜炎，但是因为含有大量的细菌数量会导致严重的腹腔感染。

依赖于起始事件的不同，继发性腹膜炎可能出现局部症状，例如，胃溃疡穿孔导致上腹痛。而对于阑尾炎，最初的临床症状经常是非特异的，可以表现为脐周不适和恶心，继而腹痛，数小时后疼痛常常会逐渐集中在右下腹。非常见部位的阑尾（包括盲肠后位）会进一步让临床表现复杂化。一旦感染已播散至腹膜腔，尤其是累及壁层腹膜，由于壁层腹膜由广泛神经支配，则疼痛加重。患者常躺着不动，取屈膝体位，以避免牵拉到腹膜腔的神经纤维。咳嗽和打喷嚏均会增加腹膜腔内的压力，因此会导致剧烈的疼痛。对于继发性腹膜炎，疼痛可能局限于最初病变的器官或感染器官，也可能不局限于上述部位。继发性腹膜炎的患者通常在腹部检查会有异常发现，表现为明显的自主和非自主的腹部肌紧张。接下来就会发现压痛，尤其是反跳痛。除此之外，这些异常体征常常定位在初始发病部位。通常情况下，患者会出现发热，伴有明显的白细胞升高和中性粒细胞核左移。

虽然对于继发性腹膜炎，腹腔积液培养找病原菌比原发性腹膜炎更容易，但是通常不会选择对继发性腹膜炎的患者放腹腔积液，除非涉及外伤的患者，需要腹腔穿刺以迅速除外腹腔内积血的可能。如果患者血流动力学稳定，应进行急诊检查（例如腹部 CT）寻找腹腔感染的原因；而对于血流动力学不稳定的患者则可能需要在没有前期影像学结果时进行外科干预。

2. 治疗

继发性腹膜炎的治疗包括早期使用特别针对需氧革兰阴性杆菌和厌氧菌的抗生素。轻到中度的患者许多覆盖这些细菌的抗生素都可以选择作为治疗药物，包括广谱青霉素/β-内酰胺酶抑制药的复合制剂（例如替卡西林/克拉维酸盐，3.1 g，4~6 小时 1 次静脉注射），头孢西丁（2 g，4~6 小时 1 次静脉注射）或氟喹诺酮的组合（例如，左氧氟沙星，750 mg，24 小时 1 次静脉注射）或第三代头孢菌素（如头孢三嗪 2 g，24 小时 1 次静脉注射）加甲硝唑（500 mg，8 小时 1 次静脉注射）。在监护室的患者应接受在重症监护病房亚胺培南（500 mg，6 小时 1 次静脉注射），美罗培南（1 g，8 小时 1 次静脉注射）或多药联合的治疗，如氨苄西林加甲硝唑加环丙沙星。肠球菌和念珠菌在混合感染中的作用是有争议的。继发性腹膜炎常常需要外科干预解决起始病因，同时也需要抗生素治疗早期的菌血症，降低脓肿形成和伤口感染的发生率，防止感染的远处播散。虽然外科手术很少用于原发性腹膜炎患者，但它可能挽救继发性腹膜炎患者的生命。重组人活化蛋白 C 能降低严重败血症患者的病死率，因此可能对部分继发性腹膜炎的患者有益。

腹膜炎可能作为外科手术的并发症发生。这些感染可能伴随局部疼痛和（或）非局部症状如发热、乏力、纳差和毒性症状。作为一种非社区获得性感染，术后腹膜炎可能与如葡萄球菌，革兰阴性院内微生物菌群的细菌，以及前述可能导致原发性腹膜炎和继发性腹膜炎的病原菌均相关。

## （三）持续门诊腹膜透析（CAPD）患者相关的腹膜炎

1. 病因与诊断

第 3 种类型的腹膜炎为正在经历持续门诊腹膜透析患者发生的腹膜炎。原发性腹膜炎和继发性腹膜炎的感染源均为体内细菌，与之不同的是，CAPD 相关腹膜炎的感染源常常涉及皮肤的微生物。此种感染的发病机制与导管相关血流感染的发病机制类似，皮肤微生物可沿导管迁移入体内，导管可作为感染的入口点，同时导管作为一个异物也发挥了一定的作用。CAPD 相关腹膜炎可能伴随也可能不伴随出口处或隧道感染。与原发性腹膜炎相似，CAPD 相关腹膜炎通常由单一病原菌导致。事实上，腹膜炎是停止 CAPD 治疗最常见的原因。CAPD 仪器设备设计的改良，尤其是 Y 型连接器的改良，导致 CAPD 相关腹膜炎的发生率从每 9 个月 1 例下降到每 24 个月 1 例。

CAPD 相关腹膜炎的临床表现类似于继发性腹膜炎，常见临床表现为弥漫性疼痛和腹膜刺激征。透析液通常是浑浊的，每微升含有 >100 个白细胞，其中中性粒细胞占到 50% 以上。最常见的病原菌为葡萄球菌，葡萄球菌感染见于该种类型腹膜炎中约 45% 的患者。从历史上看，凝固酶阴性的金黄色葡萄球菌是这类感染中最常见的病原菌，但最近这类细菌导致感染的比例在降低。与鼻腔未携带金黄色葡萄球菌的患者相比，鼻腔携带金黄色葡萄球菌的患者更易发生这种细菌的感染，同时这种细菌也是明显出口部位感染最常见的病原菌。革兰阴性杆菌和真菌例如念珠菌也被发现。耐万古霉素的肠球菌和对万古霉素中介的金黄色葡萄球菌也被报道能导致 CAPD 相关腹膜炎。如果在透析液培养中找到超过 1 种以上细菌则要考虑继发性腹膜炎的可能。与原发性腹膜炎一致，用血培养瓶进行透析液细菌培养会提高阳性率。为了便于诊断，在细菌培养前应对几百毫升已去除的透析液进行离心浓缩。

2. 治疗

对于 CAPD 相关腹膜炎的经验性治疗应覆盖金黄色葡萄球菌、凝固酶阴性的葡萄球菌以及革兰阴性杆菌，直到获得透析液细菌培养结果。2005 年发表的治疗指南建议各医疗中心可根据各自单位细菌耐药的经验选择治疗方案。在某些医疗中心，选择第一代头孢菌素如头孢唑林（针对革兰阳性菌）和氟喹诺酮或第三代头孢菌素如头孢他啶（针对革兰阴性菌）可能是合理的。在另一些具有耐甲氧西林金黄色葡萄球菌高感染率的医疗中心，应使用万古霉素替代头孢唑林，同时针对革兰阴性菌的治疗应选择抗菌谱更广的抗生素。针对中毒症状明显的患者和出口部位感染的患者，尤其应考虑使用包括万古霉素在内的广谱抗菌治疗。可选择负荷剂量腹腔内给药，剂量的确定依赖于透析方法和患者的肾功能。抗生素的给药方案可选择持续性给药（如每次交换）或间隙性给药（如每天 1 次，以允许的剂量在腹膜腔中持续至少 6 小时）。如果患者病情较重，静脉使用抗生素应根据患者肾衰竭的严重程度来确定合适的剂量。经验性的治疗方案应迅速起效；如果患者在治疗后 48～96 小时仍无反应，则应考虑拔除导管。

### （四）结核性腹膜炎

结核性腹膜炎的产生源于腹腔淋巴结破裂和腹腔内结核感染器官结核菌的直接播散或结核的血行播散。如果结核性腹膜炎同时合并肝硬化则诊断困难。对于结核性腹膜炎，腹腔积液穿刺提示蛋白含量高和较多淋巴细胞渗出。腹腔积液涂片和细菌培养通常阳性率较低，但是腹膜活检通常能通过找到典型的干酪样坏死的肉芽肿和快速抗酸染色阳性而确立诊断。

## 二、腹内脓肿

### （一）腹膜腔内脓肿

无论是否存在明显的革兰阴性细菌败血症，未治疗的腹膜炎易出现脓肿形成，但这并不致命。在脓肿形成的动物模型，需氧和厌氧的混合菌群被植入腹腔。没有针对厌氧菌的治疗，动物模型将出现腹腔脓肿。正如在人类中观察到的一样，这些动物模型形成的脓肿可能点缀在腹膜腔，位于大网膜和肠系膜内，或者甚至发生在内脏器官的表面和里面，例如肝。

1. 发病机制与免疫

关于脓肿代表的是疾病状态还是机体的免疫反应经常存在分歧。在某种意义上，脓肿是有活力的细菌在局部形成的感染，中性粒细胞被包含在纤维囊内，脓肿同时也是机体将致病微生物限制在局部以防止远处播散的过程。在任何情况下，脓肿会导致明显的症状，有脓肿的患者可能病情较重。实验研究有助于说明宿主细胞和细菌毒力因子均对脓肿的形成有作用，最显著的例子就是脆弱拟杆菌。这种细菌虽然仅占正常结肠菌群种类的 0.5%，却是最常见导致腹腔感染的厌氧菌，尤其有脓肿时更明显，同时也是最常见的厌氧血培养病原菌。因此，根据临床表现，脆弱拟杆菌似乎是唯一致命的。此外，脆弱拟杆菌单独作用即可导致腹腔感染动物模型形成腹腔脓肿，但是其他大多数杆菌种类必须与兼性微生物协同作用才能诱导脓肿形成。

在已确定的几个脆弱拟杆菌的毒力因子中，有一个是关键，即细菌表面发现的荚膜多糖复合物（CPC）。CPC 至少由 8 种不同的表面多糖组成。这些多糖的结构分析显示由相反电荷的糖构成一个不寻常的基序。具有这些两性离子特征的多糖，如多糖 A（PSA），引起机体在腹腔内出现将细菌局限在脓肿的反应。在体外实验中发现脆弱拟杆菌和 PSA 黏附原代间皮细胞，这种黏附会反过来刺激腹腔巨噬细胞产生肿瘤坏死因子 α（TNF-α）和细胞间黏附分子 1（ICAM-1）。虽然脓肿的特征包括中性粒细胞，但脓肿诱导的过程依赖于由这些独特的两性多糖导致的 T 淋巴细胞激活。激活的 CD4$^+$T 淋巴细胞分泌白细胞吸附因子和趋化因子。补体的替代途径和纤维蛋白原也参与形成脓肿。

虽然 CPC 的抗体能提高脆弱拟杆菌的血流清除，但 CD4$^+$T 细胞在对脓肿的免疫反应中是非常关键的。脆弱拟杆菌的 PSA 具有免疫调节特性，刺激 CD4$^+$调节性 T 细胞通过白介素 IL-2 依赖的途径产生 IL-10。IL-10 下调炎性反应，从而防止脓肿形成。

2. 临床表现

在所有的腹腔脓肿中，74% 是腹膜腔内或腹膜腔后脓肿而不是内脏脓肿。大多数腹膜腔内脓肿源于结肠来源的粪便溢出，例如阑尾炎。脓肿也可来源于其他病程。它们经常在腹膜炎进展的数周内形成，而且被发现可能位于腹腔内不同的部位——从网膜到肠系膜，盆腔到腰大肌，膈下空间到内脏器官，例如肝，同时脓肿可形成于内脏的表面或里面。阑尾周围和憩室脓肿发生常见。憩室脓肿最不可能破裂。女性生殖道感染和胰腺炎也是最常见的导致脓肿的原因。当脓肿发生于女性生殖道，无论是原发感染（例如卵巢输卵管的脓肿）或其他感染延伸至盆腔或腹膜，分离培养的微生物中脆弱拟杆菌最常见。在正常阴道菌群中，脆弱拟杆菌的数量并不多。例如，在没有相关脓肿的盆腔炎症疾病和子宫内膜炎中，脆弱拟杆菌通常不太常见。胰腺炎中由于具有破坏作用的胰酶漏出，炎症非常显著。因此，临床表现例如发热，白细胞增多，甚至腹痛都不能区分是胰腺炎本身的症状所致还是胰腺炎并发症如胰腺假性囊肿、胰腺脓肿或腹腔内脓液聚集所致。尤其是坏死性胰腺炎，胰腺局部感染率可能高达30%，CT引导下细针穿刺可用于取样培养。许多医疗中心使用强效抗生素治疗坏死性胰腺炎。亚胺培南常用于治疗坏死性胰腺炎，因为它在胰腺组织中可达到高浓度（虽然它在这方面不是唯一的）。对于急性坏死性胰腺炎的病例，如果细针穿刺抽吸出感染液体，大多数专家均认为手术优于经皮穿刺引流。急性胰腺炎后期出现假性囊肿感染，多半与胰腺坏死无关，治疗可通过手术或经皮导管引流联合恰当的抗生素。

3. 诊断

扫描技术明显方便了腹腔内脓肿的诊断。腹部CT可能阳性率最高，但是超声对于右上腹、肾和盆腔的病变诊断也非常有用。铟标记的白细胞和镓均倾向聚集在脓肿，这对于寻找脓肿的部位是非常有帮助的。虽然镓在肠道内被吸收，但是铟标记的白细胞可能对于显示肠道附近的脓肿阳性率稍高。但是，无论铟标记的白细胞扫描或镓扫描都不能作为确定诊断的依据。如果通过这两种扫描已确定一个可能异常的区域，那么需要后续进行一些其他更特异的检查，例如CT来明确诊断。紧邻憩室或包含于憩室内的脓肿尤其难以通过扫描检查诊断。少数时候，钡剂灌肠可能检测出其他检查方法不能诊断的憩室脓肿，但是如果怀疑肠穿孔则不能使用钡剂。如果一种检查结果阴性，第二种检查有时可能显示脓肿。虽然CT出现以来剖腹探查术已较少使用，但是在少数情况下，如果根据临床表现强烈怀疑腹腔脓肿仍然必须进行剖腹探查术。

4. 治疗

对于腹腔脓肿（包括腹膜腔内脓肿）的处理流程见图2-4。腹腔感染的治疗涉及确定感染的原发灶，使用覆盖感染灶相关病原菌的广谱抗生素，如果确定有1个或多个脓肿形成进行脓肿引流。通常情况下，抗生素只是脓肿引流和（或）外科手术处理腹腔脓肿潜在病变或过程的辅助治疗。对于大多数腹腔脓肿，采取某种形式的脓肿引流常常是必需的，与此不同，憩室炎相关的脓肿经常在憩室破裂后自行引流，所以这种类型的脓肿并不需要常规外科干预。

多数药物对需氧革兰阴性杆菌显示出较好的效果。既然腹腔内脓毒症患者的死亡与革兰阴性细菌菌血症相关，所以针对腹腔感染的经验性治疗经常需要包括能足以覆盖革兰阴性需氧、兼性及厌氧菌的抗生素。即使临床标本难以培养出厌氧菌，仍应选择覆盖厌氧菌的治疗方案。经验性抗生素的治疗应与前述所讨论的继发性腹膜炎一致。

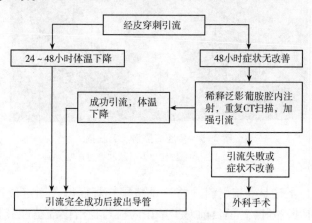

**图2-4 经皮穿刺引流腹腔脓肿处理流程**

## （二）内脏脓肿

1. 肝脓肿

（1）病因与诊断：肝是最容易发生脓肿的器官。在一项540例腹腔内脓肿的研究中，26%是内脏脓肿。肝脓肿占总数的13%，或内脏脓肿的48%。肝脓肿可以是单发或多发，可能来源于细菌的血行播散或腹膜腔内邻近部位感染的局部播散。过去，阑尾炎穿孔和稍后的感染扩散是肝脓肿最常见的原因。现在，与胆道相关的疾病是最常见的原因。肝门静脉炎（化脓性肝门静脉血栓形成），经常源于盆腔感染但是有时也源于腹膜腔内其他部位的感染，是细菌播散到肝的另一个常见原因。

发热是肝脓肿最常见的临床症状。部分患者，尤其是胆道相关疾病的患者，表现出定位在右上腹的症状和体征，包括疼痛、肌紧张、深压痛，甚至反跳痛。非特异的症状，如寒战、厌食、体重下降、恶心和呕吐也见于肝脓肿。但是，只有50%的肝脓肿患者表现为肝肿大、右上腹压痛或黄疸，因此一半的肝脓肿患者没有与肝相关的症状或体征。不明原因的发热（FUO）可能为肝脓肿唯一的临床表现，尤其是老年患者。腹部尤其是右上腹的查体应成为任何FUO诊断流程的一部分。最可靠的实验室检查结果是血清中升高的碱性磷酸酶水平，见于70%的肝脓肿患者。肝功能检查的其他结果均可能正常，但是50%的患者有血清胆红素的升高，48%的患者有门冬氨酸氨基转移酶的升高。其他实验室检查包括白细胞增多见于77%的患者，贫血（常为正细胞，正色素）见于50%的患者，低蛋白血症见于33%的患者。同时合并菌血症见于1/3～1/2的患者。肝脓肿的诊断有时可通过胸片得到提示，尤其是新出现的右侧膈肌的抬高。其他有提示意义的检查结果包括右侧基底段的浸润和右侧胸腔积液。

影像学检查是诊断肝脓肿最可靠的检查。这些检查包括超声、CT（图2-5）、铟标记的白细胞或镓扫描以及MRI。可能需要多种检查方法明确诊断。肝脓肿培养的细菌种类因原因不同差别较大。由于胆道疾病造成肝感染的病例，肠道革兰阴性需氧杆菌和肠球菌是常见的菌株。除非之前做过手术，厌氧菌一般不会见于因为胆道感染而造成的肝脓肿。相反，由于盆腔或其他腹腔内感染源造成的肝脓肿，一个同时包括需氧菌和厌氧菌的混合菌群是常见的。脆弱拟杆菌是最常分离培养的细菌。血行播散感染的病例，常常只会遇到单一的细菌，这种细菌可能是金黄色葡萄球菌或链球菌如S. milleri。从引流部位获得的培养结果对于确定感染的病因并不可靠。肝脓肿也可能由白念珠菌所致。这种类型的肝脓肿通常发生于接受化疗的癌症患者，肝脓肿继发于真菌血症，同时经常发生于在经历一段时间白细胞减少后白细胞恢复时。阿米巴肝脓肿常见。超过95%的阿米巴肝脓肿患者阿米巴血清检测为阳性，因此，阴性结果有助于除外诊断。

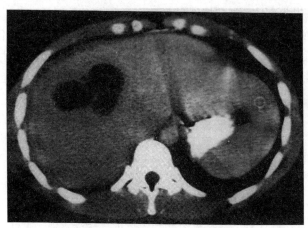

**图2-5 多腔肝脓肿CT扫描**
多个及多腔肝脓肿比单发肝脓肿更为常见

（2）治疗：脓肿引流，无论是经皮引流（将一个猪尾导管保持在固定位置）或外流引流，是腹腔脓肿治疗的主要方法（包括肝脓肿），但目前对于单用内科药物治疗细菌性肝脓肿的关注在增加。经验性治疗肝脓肿的药物与腹腔内败血症和继发性腹膜炎的药物一致。通常情况下，应在经验性治疗开始前进行血培养和诊断性脓肿内容物抽吸，然后在革兰染色和培养结果出来后再进行相应抗生素的调整。没有进行明确脓肿引流的病例通常需要更长时间抗生素治疗。

皮下引流与开放的外科手术引流比较，前者的平均住院时间是后者的2倍，但是这两种治疗方案中患者发热的时间和病死率是一致的。尽管采用皮下引流，病死率仍然高，平均15%。有些因素能预测皮下引流方法的失败，所以这类病例可能倾向于在初始治疗时就选择外科干预。这些预测因子包括出现多个较大脓肿，脓肿内容物黏稠可能堵塞导管；相关疾病（如胆道疾病）需要手术治疗；或经皮引流4～7天后缺乏临床反应。念珠菌肝脓肿的治疗经常采用初始两性霉素B或两性霉素脂质体，随后序贯氟康唑的治疗方案。在某些病例，也可使用单用氟康唑的治疗方案——如临床稳定的患者，其细菌培养结果显示对该药敏感。

2. 脾脓肿

（1）病因与诊断：脾脓肿远少见于肝脓肿。根据不同医疗中心尸检的结果，脾脓肿的发生率为 0.14%~0.7%。脾脓肿的临床表现和分离培养的病原菌通常不同于肝脓肿。临床上要高度警惕脾脓肿的发生，因为如果不及时治疗这种疾病常常是致命的。即使在最近发表的文献中，37% 的病例仅在尸检时才被诊断。虽然脾脓肿偶尔源于邻近部位感染的播散或脾的直接外伤，感染的血行播散致脾脓肿更常见。细菌性心内膜炎是脾脓肿最常见的感染源。脾脓肿可发生于接受广泛免疫抑制治疗的患者（尤其是累及脾的恶性疾病）和患有血红蛋白病或其他血液系统疾病（尤其是镰状细胞贫血）的患者。

虽然大约 50% 的脾脓肿患者表现为腹痛，但是这些腹痛的病例中，仅有 50% 的患者疼痛会定位在左上腹。脾肿大见于约 50% 的病例。发热和白细胞增多常见。从出现发热到诊断脾脓肿平均大约需要 20 天。左侧胸部体格检查可能发现异常听诊，胸片检查结果可能显示左侧肺浸润或左侧胸腔积液。腹部 CT 扫描是最敏感的检测方法。超声也可诊断脾脓肿但敏感性稍低。肝—脾扫描或镓扫描也有助于诊断。链球菌是脾脓肿分离培养最常见的细菌种类，其次是金黄色葡萄球菌（推测可能与心内膜炎相关）。有报道显示脾脓肿分离培养出革兰阴性需氧菌在增加；这些细菌通常源于尿道感染及其相关的菌血症，或源于另一个腹腔内感染源。沙门菌非常常见，尤其是患有镰状细胞血红蛋白病的患者。在最大的菌群研究中，厌氧菌仅占到分离培养菌的 5%，但是"无菌脓肿"的报道也可能提示厌氧菌检测手段不适合。

（2）治疗：由于研究显示脾脓肿病死率高，所以脾切除术辅以抗生素治疗历来被认为是治疗脾脓肿的标准方案，同时也是治疗复杂、多房脓肿或多个脓肿的最佳方案。但是，对于某些单个较小（<3 cm）的脾脓肿病例，经皮引流能起到较好的治疗效果，同时对于手术风险较高的患者也适用。接受脾切除术的患者应该接种针对荚膜细菌（肺炎链球菌、流感嗜血杆菌、脑膜炎奈瑟球菌）的疫苗。成功治疗脾脓肿最关键的因素是早期治疗。

3. 肾周脓肿和肾脓肿

（1）病因与诊断：肾周脓肿和肾脓肿并不常见，前者仅约占住院患者的 0.02%，在 Altemeier's 报道中 540 例腹腔脓肿患者中有约 0.2% 伴有肾脓肿。在抗生素问世前，多数肾脓肿和肾周脓肿来源于血行感染，常常使长时间的菌血症更恶化，此时，金黄色葡萄球菌是最常见的致病菌。现在，与之相反，>75% 的肾周脓肿和肾脓肿来源于尿路感染，感染从膀胱上移至肾，在脓肿发生前先有肾盂肾炎发生。细菌可直接侵入从肾髓质到肾皮质的肾实质。肾内局部血管通道也可能促进病原菌的转移。肾实质内脓肿区域的进展可能破溃至肾周间隙。肾和肾上腺被一层肾周脂肪所包围，肾周脂肪又依次被肾筋膜包围，肾筋膜向上延伸至膈肌，向下延伸至盆腔脂肪。延伸至肾周间隙的脓肿可能经由肾筋膜进入腰大肌或腹横肌，进入前腹膜腔，向上进入膈下间隙，或向下进入盆腔。在所有与肾周脓肿进展相关的危险因素中，最重要的因素是并发肾结石阻塞尿道。在肾周脓肿的患者中，20%~60% 有肾结石。其他尿道结构的异常，之前泌尿外科手术史，创伤和糖尿病也被认为是危险因素。

肾周脓肿和肾脓肿最常见的病原菌是大肠埃希菌、变形杆菌和肺炎克雷伯菌。大肠埃希菌是结肠菌群中最常见的需氧菌，在尿道似乎具有独特的毒性特征，包括促进与尿路上皮细胞黏附的因素。变形杆菌的尿素酶分解尿素，因此为细菌繁殖创造了更碱性、更适宜的环境。变形杆菌常与大尿路结石相关，大尿路结石由碱性环境中硫酸镁沉淀所导致，这些结石是尿路感染反复发作的病因。虽然肾周脓肿或肾脓肿病原菌常为单一细菌种类，有时也发现病原菌为多个细菌种类。如果尿液培养未被尿道周围的细菌污染，且尿液培养发现病原菌超过 1 个种类，在鉴别诊断时应考虑肾周脓肿或肾脓肿的可能。在膀胱憩室的病例，尿液培养病原菌也可能是多种细菌。

念珠菌也能导致肾脓肿。这种真菌可通过血流播散至肾或从膀胱上移至肾。后者感染途径的标志是输尿管被大型真菌球阻塞。

肾周脓肿和肾脓肿的临床表现是相当非特异的，腰痛和腹痛常见。至少 50% 的患者出现发热。疼痛可能涉及腹股沟或腿，尤其在感染扩散时。肾周脓肿的诊断，像脾脓肿的诊断一样，常常被延迟，所以在某些医院，肾周脓肿的病死率虽然比过去稍低，但仍然较高。当一个患者表现为肾盂肾炎的症状和体征，在治疗 4~5 天后仍然发热，则应高度考虑肾周脓肿或肾脓肿的可能。此外，当尿培养结果为多种细菌，当患者有肾结石史，或者当尿培养阴性但发热和脓尿同时存在，这些情况均应考虑肾周脓肿和肾脓肿的可能。

肾超声和腹部 CT 是最有用的诊断手段。如果诊断肾脓肿或肾周脓肿，应除外肾结石，尤其尿液高 pH 提示分解尿素细菌存在时。

（2）治疗：与腹腔其他脓肿的治疗相似，肾周脓肿和肾脓肿的治疗包括脓液引流和针对病原菌的抗生素治疗。对于肾周脓肿，经皮穿刺引流常常是成功的。

4. 腰大肌脓肿

腰大肌也是脓肿发生的部位。腰大肌脓肿可能源于血行感染，也可来源于腹腔或盆腔邻近部位感染的播散，或来源于附近骨性结构感染的播散（例如椎体）。与腰大肌脓肿相关的骨髓炎非常常见，因为感染可从骨骼播散至肌肉或从肌肉播散至骨骼。当结核性脊柱炎常见时，结核分枝杆菌是腰大肌脓肿常见的病原菌。目前在美国，无论是金黄色葡萄球菌或包括肠源性需氧和革兰阴性厌氧的混合细菌是腰大肌脓肿常见的病原菌。当腰大肌脓肿源于血行播散或邻近骨髓炎的播散，金黄色葡萄球菌是最常见的病原菌；当腰大肌脓肿源于腹腔或盆腔，病原菌最有可能为混合性肠道菌群。患腰大肌脓肿的患者常常表现为发热，下腹部疼痛或背痛，或累及髋部或膝盖的疼痛。CT 是最有用的诊断技术。

腰大肌脓肿的治疗包括外科手术引流和针对致病菌的抗生素治疗。

# 第四节　幽门螺杆菌感染

全世界约 50% 的人在一生中会出现胃部幽门螺杆菌定植。该微生物的定植是消化性溃疡、胃癌和胃黏膜相关淋巴组织（MALT）淋巴瘤的主要危险因素。根除幽门螺杆菌使消化性溃疡的治疗方案发生变革，大部分患者得以痊愈。同时也是低级别胃 MALT 淋巴瘤的一线治疗方案。虽然根除幽门螺杆菌对于胃癌的治疗无益，但预防幽门螺杆菌定植可预防胃癌变和消化性溃疡。不过有越来越多的证据提示终身幽门螺杆菌定植可预防胃食管反流病（GERD）的并发症如食管腺癌的发生。近期的研究关注幽门螺杆菌定植是否为一些胃外疾病的危险因素，以及是否可预防某些疾病如哮喘和肥胖的发生。

## 一、病原体

幽门螺杆菌是一种革兰阴性杆菌，至少已在人类体内定植 50 000 年，而且很可能将一直伴随人类的进化。它生活在胃黏液中，其中一小部分细菌附着在黏膜上，极少部分可能进入细胞或穿透胃黏膜。幽门螺杆菌分布并不均一，它的螺旋外形和鞭毛使其能在黏液中运动。它具有多种耐酸机制，其中最重要的是通过高表达尿素酶来催化尿素水解产生具有中和作用的氨。在体外，幽门螺杆菌是一种微需氧、生长缓慢、需要复杂生长培养基的微生物。1997 年以来发表的一些全基因测序的结果对其生物学的认识提供了新的进展。

一小部分胃螺杆菌感染不是幽门螺杆菌，很可能是动物传染病。这些非幽门螺杆菌感染是否致病仍存在争议。对于免疫缺陷的宿主，一些非胃（肠）螺杆菌属感染可出现类似弯曲杆菌感染的临床特征。

## 二、流行病学

在美国和其他一些发达国家幽门螺杆菌在成年人中的发生率约 30%，而在大部分发展中国家超过 80%。在美国，其发生率随年龄而不同：60 岁人群定植率约 50%，30 岁约 20%，儿童 <10%。幽门螺杆菌通常是在儿童时期获得的，该年龄相关性主要是基于出生队列效应。幽门螺杆菌在成年人时期自发获得或消失并不常见。其他幽门螺杆菌定植的主要危险因素包括环境拥挤和母系定植。目前发达国家儿童的低感染率，至少部分是由于母系定植的减少和抗生素使用的增加。

人类是幽门螺杆菌唯一的重要宿主。儿童可从他们父母（多为母亲）或其他儿童获得该病原体。虽然粪—口传播和口—口传播途径哪个更常见尚不明确，但从呕吐物和胃食管反流物中比从粪便中更易培养出幽门螺杆菌。

## 三、病理和发病机制

幽门螺杆菌定植会诱发胃的组织反应，即慢性浅表性胃炎，包括单核细胞和多核细胞在黏膜中的浸润（胃炎这个词主要用于描述组织学特点，但也用以描述内镜和临床表现，后者与显微镜下表现或是否有幽门螺杆菌无关）。尽管幽门螺杆菌具有多种预防过度激活免疫系统的适应机制，但定植仍会伴发大量持续的免疫反应，包括局部及全身抗体的产生和细胞免疫。然而这些反应并不足以清除细菌，这一定程度上可能是因为幽门螺杆菌能下调免疫系统，来促进自己的生存。

大部分幽门螺杆菌定植者没有临床反应。是否发病与下述因素有关：菌株差异、宿主疾病易感性和环境因素。

很多幽门螺杆菌致病因子在一些与疾病相关的菌株中更常见。Cag 岛是一组编码细菌分泌系统的基因，该系统可使一种特殊的蛋白 CagA 易位到上皮细胞内。CagA 会影响宿主的信号传导，诱导增生、细胞骨架和炎性改变；一部分胃部表达 CagA 的转基因小鼠可出现胃癌。这个分泌系统也能使肽聚糖细胞壁的可溶成分易位到胃上皮细胞内，这些成分可被细胞内紧急细菌受体 Nod1 识别，该受体可刺激促炎细胞因子释放而增强胃部炎症。消化性溃疡或胃癌患者 Cag 阳性菌株定植更常见。分泌的幽门螺杆菌蛋白 VacA 有多种存在形式。含活性形式的菌株在消化性溃疡或胃癌患者更常见。其他增加疾病风险的细菌因子包括黏附素如 BabA 和 SabA，以及不完全特征基因如 dupA。

疾病最特征的宿主因素是增强激活固有免疫反应的基因多态性，如细胞因子基因和编码细菌识别蛋白（如 Toll-like 受体，TLR）基因的多态性。例如，定植宿主的白介素 1（IL-1）基因多态性在感染幽门螺杆菌时会合成大量该细胞因子，从而增加胃癌的风险。此外，环境辅助因素也很重要。吸烟会增加幽门螺杆菌阳性个体的溃疡和癌症风险。高盐饮食和腌制食物增加癌症风险，富含抗氧化剂和维生素 C 的食物具有保护作用。

胃炎的形式与疾病风险相关。以胃窦为主的胃炎与十二指肠溃疡关系最密切，而全胃炎与胃溃疡和腺癌相关。这种差别可能解释为什么虽然有幽门螺杆菌定植，但十二指肠溃疡后期出现胃癌的风险不高。

目前，胃内定植导致十二指肠溃疡的机制已越来越清楚。幽门螺杆菌诱导的炎症可减少分泌生长抑素的 D 细胞数目。生长抑素可抑制胃泌素的释放，因此幽门螺杆菌阳性者较阴性者的胃泌素水平高，导致胃体部食物诱导分泌的胃酸增加，而以胃窦为主的胃炎中仅表现轻度炎症。虽然胃酸分泌增多如何增加十二指肠溃疡风险仍存在争议，但其有利于十二指肠溃疡患者形成有潜在保护作用的胃上皮化生。十二指肠胃上皮化生可被幽门螺杆菌定植，继而出现炎症和溃疡。

胃溃疡和胃癌的病理机制尚不十分明确，虽然两者在全胃炎和胃体为主的胃炎中更常见。前文提到的激素改变依然存在，但在胃体炎症时虽然存在高胃泌素血症，但胃酸分泌减少。胃溃疡通常发生在胃窦和胃体交界的黏膜，该区域尤其容易发生炎症。胃癌很可能是因为 DNA 损伤的积累和异常上皮细胞克隆的存活。DNA 损伤主要是因为炎症细胞释放活性氧和氮类，可能与其他在胃酸减少的环境中存活的细菌有关。纵向分析同一患者数年的胃活检标本显示常见的肠型胃腺癌患者的确会按照简单胃炎、胃萎缩、肠上皮化生和癌变的顺序演变。而弥漫型胃腺癌则直接由慢性胃炎发展而来。

## 四、临床表现

基本上所有幽门螺杆菌定植者都会出现胃组织反应，但只有不到 15% 的患者发生疾病，包括消化性溃疡、胃癌或胃淋巴瘤（图 2-6）。

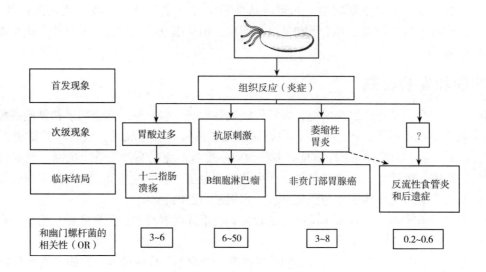

**图 2-6 图解发达国家幽门螺杆菌定植与上消化道疾病的关系**

基本上所有幽门螺杆菌定植者都会出现宿主反应，即通常所说的慢性胃炎。宿主与特定菌群相互作用的类型决定了临床结局。幽门螺杆菌定植会增加消化性溃疡、非贲门部胃腺癌和 B 细胞非霍奇金胃淋巴瘤的终身风险［总体比值比（OR）>3］。相反，越来越多的证据显示，幽门螺杆菌定植（尤其是 CagA 阳性菌株）对食管腺癌和癌前病变如 Barrett 食管有保护作用（OR <1）。在发达国家，消化性溃疡（非 NSAIDs 相关）和非贲门胃癌的发生率逐渐下降，但食管腺癌的发生率正快速增长

全世界范围内，80% 以上的十二指肠溃疡和 60% 以上的胃溃疡与幽门螺杆菌定植相关。幽门螺杆菌促进溃疡形成的主要证据包括：①其定植是溃疡形成的危险因素；②无幽门螺杆菌定植者很少发生非 NSAIDs 所致的溃疡；③根除幽门螺杆菌可以显著降低溃疡复发；④幽门螺杆菌感染的沙鼠实验模型可出现胃溃疡。

前瞻性的巢式病例对照研究显示幽门螺杆菌定植是远端（非贲门部）胃腺癌发生的危险因素。长期感染的实验沙鼠亦可出现胃腺癌。而且，幽门螺杆菌的感染与原发性胃淋巴瘤相关。很多起源于 MALT 的低级别胃 B 细胞淋巴瘤受 T 细胞增殖驱使，而后者由幽门螺杆菌抗原刺激所致。幽门螺杆菌抗原驱使的肿瘤在根除幽门螺杆菌后部分或完全缓解，但需长期监测。

很多患者有上消化道症状，但胃镜表现正常（称为功能性或非溃疡性消化不良）。由于幽门螺杆菌的广泛存在，一些患者可能存在定植。根除幽门螺杆菌较空白对照可使稍多（7%）患者症状缓解。究竟上述患者是消化性溃疡，做内镜时正处于缓解期，还是的确为对幽门螺杆菌治疗有效的一小部分功能性消化不良患者，尚不清楚。

很多学者关注幽门螺杆菌可能对 GERD、Barrett 食管和食管腺癌、胃贲门腺癌有保护作用。主要的证据包括：①胃幽门螺杆菌定植率的下降与上述情况增多之间存在短暂的相关性。②大多数研究显示幽门螺杆菌（尤其是有促炎症反应的 CagA + 菌株）在食管疾病患者中的定植率明显低于对照组。这种保护机制可能包括幽门螺杆菌诱导的胃酸分泌减少。在个体层面，根除幽门螺杆菌治疗后 GERD 的症状可能减轻、加重或不变。因此，当存在根治幽门螺杆菌的治疗指征时，不因存在 GERD 而改变治疗决策。

幽门螺杆菌在其他胃部疾病的作用被认识。其可能是自身免疫性胃炎和恶性贫血的始动因素，也可通过隐性失血和（或）胃酸分泌减少和铁吸收减少导致一些患者铁缺乏。此外，很多胃外的疾病与幽门螺杆菌定植相关，虽然因果的证据没有那么充分。一些小规模研究显示，抗幽门螺杆菌治疗可使特发性血小板减少性紫癜患者的血小板回升甚至正常。其与缺血性心脏病和脑血管疾病可能存在重要关联，但更受争议。但是，如果把混杂因素考虑在内，这些相关性的强度就会削弱，大部分权威认为这之间不存在因果关系。近期研究显示，CagA + 幽门螺杆菌与儿童起病的哮喘、枯草热和特应性疾病呈负相关。幽门螺杆菌定植仅是一个标记，还是对上述疾病有保护作用尚不明确。

# 五、诊断

幽门螺杆菌的检查可分为两类：侵入性检查（需要胃镜，基于胃组织活检标本分析）和非侵入性检查。对于无"报警"症状的年轻消化不良患者初始诊治时常不行内镜检查，但对于老年患者常用于除外恶性疾病。若行胃镜，基于活检的最简便检查是活检组织尿素酶试验，即取1块大的或2块小的胃窦活检标本放入含有尿素和指示剂的凝胶中。幽门螺杆菌中所含的尿素酶会使 pH 改变，从而导致变色，该反应常在数分钟内完成。活检标本的组织学检查也很准确，通过采用特殊染色（如改良吉姆萨染色或银染色）可观察到该微生物。若在胃窦和胃体同时取活检，组织学检查可获得更多信息，包括炎症、萎缩和化生的程度和范围。微生物培养最特异但不够敏感，因为幽门螺杆菌分离困难。一旦被培养出来，可通过革兰染色的典型形态及氧化酶、过氧化氢酶和尿素酶试验来证实。而且可以明确微生物对抗生素的敏感性，这对临床诊治困难的病例帮助很大。有时活检标本中会含有非幽门胃螺杆菌，其尿素酶试验仅弱阳性。这类细菌的确诊需组织学上见到其典型的紧密长螺旋结构。

非侵入性幽门螺杆菌检查适用于无需内镜除外胃癌的患者，其中准确性最高的是尿素呼气试验。患者饮一杯含无放射性核素[13]C 标记的尿素溶液，然后再对着一个管子吹气。如果存在幽门螺杆菌尿素酶，尿素会被水解，并在呼出的气体中检测到被标记的二氧化碳。另一个简单的检查是粪抗原试验，更方便且可能会比尿素呼气试验更便宜，但一些对比研究显示其准确性稍差。明确有无幽门螺杆菌最简单的检查是通过 ELISA 或免疫印迹的方法检测血清中的特异性 IgG 抗体。上述检查的准确性可以做到等同其他诊断方法，但很多商业化检查特别是快速办公室检测效果并不理想。

尿素呼气试验、粪抗原检测和基于活检的检查可用于评估疗效（图 2-7）。但由于这些检查依赖于幽门螺杆菌的载量，所有治疗后 4 周以内可能会出现假阴性。而且，4 周内若同时使用过抗生素或铋剂，或 2 周内使用过质子泵抑制药（PPI），不宜行上述检查。在评估疗效时通常优选非侵入性检查；但若有胃溃疡，需重复内镜检查来明确愈合情况，并通过组织学标本来排除胃癌。

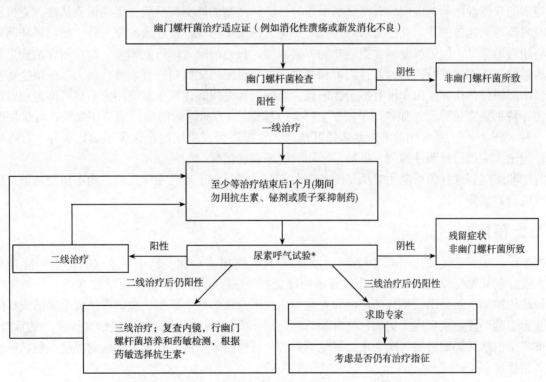

**图 2-7 图解幽门螺杆菌感染的处理**

\* ：有时候，治疗后随诊时会用内镜和基于活检的检查替代尿素呼气试验。这些有创检查的主要适应证是胃溃疡；这种情况下，与十二指肠溃疡不同，明确愈合情况，并除外胃腺癌可能非常重要。+ ：有些学者现在经验性采用三线方案，在此列举了其中几种

血清学检查不用于检测疗效，因为幽门螺杆菌特异性抗体滴度下降太慢，无法满足实际运用。

## 六、治疗

最明确的治疗指征是幽门螺杆菌相关的十二指肠溃疡或胃溃疡和低级别胃 B 细胞淋巴瘤。既往有溃疡病史，无论当下溃疡是否活动，均需清除幽门螺杆菌来减少复发风险。目前很多治疗指南推荐未经调查单纯消化不良患者在非侵入性诊断后给予根治幽门螺杆菌；其他治疗指南也推荐用于治疗功能性消化不良，因为 7% 的患者可能获益（相比空白组）。有明确胃癌家族史的个体需根治幽门螺杆菌以降低癌症风险。目前不推荐幽门螺杆菌普遍的社区筛查和治疗来作为胃癌和消化性溃疡的初级预防，主要是因为治疗幽门螺杆菌是否减少非感染者的胃癌风险尚不明确。目前，最大的随机对照研究显示随诊 7 年，癌症风险并未降低，尽管随后的亚组分析无胃萎缩或肠化生组有所改善。其他研究发现治疗后癌症风险降低，但其疗效在不同人群中并不明确，有待更大规模的前瞻性干预研究证实。不推荐无症状人群治疗幽门螺杆菌的其他原因包括：①使用多种抗生素的不良反应（很常见，且少数情况会很严重）。②幽门螺杆菌和其他同时携带细菌抗生素耐药性。③其他健康人可能会更加焦虑，特别是如果治疗失败。④虽然总体来讲治疗幽门螺杆菌不影响 GERD 的症状和严重程度，但的确有一部分患者治疗后会出现 GERD 症状。

虽然幽门螺杆菌在体外对很多抗生素敏感，但单药治疗通常无效，可能是因为定植区域的抗生素量不足。单药治疗的失败推动多药方案的产生，其中最成功的是三药和四药联合。这些方案在很多试验中幽门螺杆菌根治率在 90% 以上，但是近年来主要抗生素的耐药性越来越常见，导致很多常用方案的幽门螺杆菌根治率仅 75%~80%。目前常用的方案为包含 PPI 或枸橼酸铋雷尼替丁和 2~3 种抗生素治疗 7~14 天。目前仍在研究方案优化以提高疗效。随着研究进展和国家对个体化治疗的推动以满足局部抗生素耐药谱和经济需要，相关治疗指南很可能也会更新。成功治疗幽门螺杆菌的两个最重要因素是患者的依从性和幽门螺杆菌对使用的药物尚无耐药。依从性不佳导致治疗失败很常见，且常导致对甲硝唑或克拉霉素的获得性耐药。应向患者提供书面指导，解释药物的低不良反应，以确保依从性。克拉霉素和甲硝唑耐药越来越被关注。克拉霉素耐药相对少见，但如果出现，常导致治疗失败。幽门螺杆菌对甲硝唑耐药相对更常见，但仍可能被含甲硝唑的方案清除，只是清除效率可能稍差。治疗前评估抗生素耐药性当然很好，但不常进行；因为需行内镜和黏膜活检获得幽门螺杆菌进行培养，而大部分微生物实验室不擅长幽门螺杆菌培养。由于没有耐药性信息，应向患者询问既往抗生素使用史，尽可能避免曾经使用的药物，特别是克拉霉素（如曾用于治疗上呼吸道感染）。若初始幽门螺杆菌治疗失败，可采用两种策略中一种（图 2-7）。最常用的策略是选择其他药物再次进行经验性治疗，多用四药联合。若再次治疗失败，理论上需进行耐药性检测，虽然常采用三线经验性治疗。

清除非幽门胃螺杆菌可采用单用铋剂或三药方案。但是由于缺乏临床试验，尚不清楚是治疗成功还是细菌的自然清除。

## 七、预防

携带幽门螺杆菌是发达国家（与消化性溃疡和胃腺癌相关）和发展中国家（胃腺癌可能是导致中老年人癌症病死常见原因）关注的公共健康问题。如考虑广泛预防，疫苗是最佳选择，动物免疫实验已获得理想结果。然而幽门螺杆菌已经和人类宿主共同进化超过数千年，在人群层面上预防或根除其定植可能会引起明显不良反应。例如，终身缺乏幽门螺杆菌是 GERD 并发症（包括食管癌）的危险因素。笔者推测幽门螺杆菌的消失可能会增加其他新兴的与目前西方生活方式相关疾病的风险，包括哮喘、肥胖和 2 型糖尿病。

# 第五节 沙门菌病

## 一、概述

沙门菌属细菌高度适应人和动物体内的生存环境，可引起一些疾病。血清型伤寒沙门菌（S. typhi）和副伤寒沙门菌（S. paratyphi）仅感染人类，引起伤寒。其他血清型可在各种动物胃肠道内定植，包括哺乳动物、爬行动物、鸟类和昆虫。超过 200 种血清型对人有致病性，常引起胃肠炎，与局部定植和（或）菌血症有关。

### （一）病因

沙门菌为革兰阴性杆菌，隶属于肠杆菌科，包括 2 个种：肠道沙门菌（包含 6 个亚种）和邦哥沙门菌。肠道沙门菌亚种 I 包含几乎所有对人致病的血清型。按照目前沙门菌命名系统，完整国际名称肠道沙门菌种肠道亚种伤寒血清型可简称为沙门菌种伤寒血清型或简称伤寒沙门菌。

7 个沙门菌亚种可进一步根据菌体 O 抗原（脂多糖 LPS 细胞壁成分），表面 Vi 抗原（仅限于伤寒沙门菌和副伤寒沙门菌 C）和鞭毛 H 抗原划分为超过 2 500 个血清型。简便起见，大部分沙门菌的血清型以发现城市命名，而血清型也常用作种名。

沙门菌是一种革兰阴性无芽孢兼性厌氧菌，大小为 $(2 \sim 3) \, \mu m \times (0.4 \sim 0.6) \, \mu m$。沙门菌最初是在实验室根据其生长特性发现的。沙门菌和其他肠杆菌一样，糖酵解会产生酸，能分解硝酸盐，但不合成细胞色素氧化酶。此外，所有沙门菌都通过周身鞭毛运动，所有沙门菌（除了伤寒沙门菌）在糖酵解时会产生气体（$H_2S$）。值得一提的是只有 1% 临床分离株能酵解乳糖，必须高度警惕这部分罕见的乳糖酵解临床分离株。

虽然所有的表面抗原血清型均可用于命名，但大部分实验室只通过一些简单的凝集试验来定义 O 抗原血清组，分别命名为 A，B，C1，C2，D 和 E。约 99% 的人和其他恒温动物的沙门菌感染是由这 6 个血清组所致的。分子分型手段，包括脉冲场凝胶电泳和聚合酶链反应（PCR）指纹，已用于区分沙门菌常见血清型菌株的流行病学研究。

### （二）发病机制

所有沙门菌感染都始于摄入病原体，最常见的包括污染的水和食物。感染剂量为 $10^3 \sim 10^6$ 集落生成单位。减少胃酸度（年龄 <1 岁，摄入抗酸药，或胃酸缺乏症）或肠黏膜完整性（炎症性肠病，既往胃肠道手术史，或因服用抗生素致肠道菌群紊乱）都会增加沙门菌感染的易感性。

一旦伤寒沙门菌和副伤寒沙门菌到达小肠，就会进入肠黏膜层，穿过肠壁，通过巨噬 M 细胞定居在 Peyer 淋巴结中。沙门菌可诱导正常非巨噬上皮细胞形成膜皱褶。这些皱褶会伸长，通过细菌介导的内吞作用（BME）将黏附的细菌装入大囊泡中。BME 是一种通过专门的细菌分泌系统（Ⅲ型分泌）将沙门菌蛋白直接转运到上皮细胞胞质内的过程。这些细菌蛋白介导了摄取沙门菌所需的肌动蛋白细胞骨架的改变。

伤寒沙门菌和副伤感沙门菌穿过小肠上皮层，引起肠（伤寒）热后，被巨噬细胞吞噬。这些沙门菌通过感知那些可引起被吞噬细菌调节系统改变的环境信号来适应巨噬细胞的抗菌环境。例如，PhoPt/PhoQ（最有特征的调节系统）可刺激外膜蛋白的表达，介导 LPS 的修饰，从而导致细菌表面改变，来抵抗杀菌活动，并可能改变宿主细胞的信号通路。而且，沙门菌可编码另一个Ⅲ型分泌系统来直接转运细菌蛋白穿过吞噬体膜进入巨噬细胞胞质中。该分泌系统可改变包含沙门菌的囊泡，来促进细菌的存活和复制。

一旦被吞噬，伤寒沙门菌就会随巨噬细胞沿着淋巴管扩散到全身，定植在网状内皮系统（肝、脾、淋巴结和骨髓）。在这个初始潜伏期，患者往往几乎没有症状和体征。包括发热和腹痛在内的症状和体征，多是因为细菌复制达到一定数量，其产物被固有免疫受体识别，刺激巨噬细胞和上皮细胞分泌细因子所致。之后，随着单核细胞的招募和对伤寒沙门菌特异的获得性细胞免疫反应，可能会出现巨脾。在初始定植或感染后数周，单核细胞和淋巴细胞招募到 Peyer 淋巴结会导致 Peyer 淋巴结肿大和坏死，这可能是因为细菌产物促进细胞凋亡和炎症反应所致。

和伤寒热不同（以单核细胞浸润到小肠黏膜为特点），非伤寒沙门菌胃肠炎以大量多形核白细胞（PMN）浸润小肠和大肠黏膜为特点。该反应是由白介素 8（IL-8）（沙门菌定植并将细菌蛋白转运至宿主细胞胞质内后刺激肠道细胞分泌的一种很强的中性粒细胞趋化因子）诱导引起。中性粒细胞分解和释放有毒物质可能会导致肠黏膜损伤，引起炎症性腹泻。

## 二、伤寒热

伤寒热（肠热病）是一种以发热和腹痛为特点的全身性疾病，由伤寒沙门菌和副伤寒沙门菌感染所致。该疾病临床表现与伤寒症类似，故最初被称为伤寒热。但是到 18 世纪早期，伤寒热在病理上被明确定义为以 Peyer 淋巴结和肠系膜淋巴结肿大为基础的独特疾病。1869 年，根据感染部位，提出另一个名称肠热病来区分伤寒热和伤寒症。但是现在，这两个名称可互换。

### （一）流行病学

不同于其他沙门菌血清型，伤寒热的病原体（伤寒沙门菌和甲型、乙型、丙型副伤寒沙门菌）除了人类，无其他已知宿主。

经食物和疫水传播（被患者或无症状慢性携带者的粪便污染）最常见。男性伴侣之间的性传播曾被报道。医护人员在与感染者接触后或处理临床标本和培养物时偶尔会感染肠热病。

随着食品加工、水/污水处理技术的改善，肠热病在发达国家已很罕见。但是在全世界范围内，估计约有 2 200 万例肠热病患者，其中年病死 20 万。中亚和东南亚发病率最高（超过每年 100 例/10 万人口），亚洲其他地方、非洲、拉丁美洲和大洋洲其次（10～100 例/10 万人口），世界其他地区少见。肠热病的高发病率与卫生条件差、干净饮用水匮乏有关。在疫区，肠热病在城镇比在农村更常见，在儿童和青少年更常见。危险因素包括污染的水或冰、洪水、从街头小贩购得的食物和饮料、污水浇灌的生果蔬、与生病家庭接触、便后不洗手、既往有幽门螺杆菌感染史（很可能与长期慢性胃酸分泌不足有关）。据估计每 4 例伤寒热中有 1 例副伤寒热，但甲型副伤寒沙门菌的感染率正不断增加，特别是在印度，可能与伤寒沙门菌疫苗的接种有关。

1989 年，在中国和东南亚发现伤寒沙门菌多耐药菌株，并已广泛传播。这些菌株含有可编码对氯霉素、氨苄西林、甲氧苄氨嘧啶（长期用于治疗肠热病的抗生素）耐药的质粒。19 世纪 90 年代，随着氟喹诺酮治疗多耐药肠热病的增加，在印度次大陆、南亚和撒哈拉以南非洲地区出现了对环丙沙星不敏感性的伤寒沙门菌和副伤寒沙门菌，并出现临床治疗失败。通过检测分离株对一代喹诺酮萘啶酸的耐药性可发现大部分（但不是全部）对环丙沙星不敏感的菌株。

美国旅行者中肠热病的发病率为 10 万分之 3～30 例。疾病控制与预防中心（CDC）报道的 1 902 例伤寒沙门菌相关的肠热病中，79% 有近期国际旅行史，最常见的为印度（47%）、巴基斯坦（10%）、孟加拉国（10%）、墨西哥（7%）和菲律宾（4%）。诊断肠热病的旅行者中只有 5% 接受过伤寒沙门菌疫苗。总体来说，在美国分离的伤寒沙门菌菌株中 13% 对氨苄西林、氯霉素和复方磺胺甲硝唑（TMPSMX）耐药；对萘啶酸耐药的分离株比例由 1999 年的 19% 增加至 2006 年的 58%。萘啶酸耐药（NAR）的伤寒沙门菌的感染与到印度次大陆的旅行有关。美国报道的肠热病有 25%～30% 为国内获得，大部分为散发，但也有因食品污染和未发现慢性携带者而发生暴发感染。

### （二）临床病程

肠热病用词并不恰当，该疾病的特征表现，即发热和腹痛并非都有。75% 以上的患者有发热，而腹痛仅见于 30%～40% 的患者。因此，当出现发热，且有发展中国家近期旅行史者，需高度警惕该具有潜在致命性的系统性疾病。

伤寒沙门菌的潜伏期平均为 10～14 天，波动范围 3～21 天，取决于菌量和宿主的健康及免疫状况。

最突出的症状为稽留热（体温 38.8 ~ 40.5℃），若不治疗，最长可持续 4 周。甲型副伤寒沙门菌引起的疾病较伤寒沙门菌轻，主要是胃肠道症状。但是，一项包含 669 例来自加德满都和尼泊尔肠热病患者的前瞻性研究显示，两者从临床表现很难区分。在该研究中，初次医疗评估时报道的症状包括头痛（80%）、寒战（35% ~ 45%）、咳嗽（30%）、出汗（20% ~ 25%）、肌痛（20%）、精神萎靡（10%）和关节痛（2% ~ 4%）。消化道症状包括厌食（55%）、腹痛（30% ~ 40%）、恶心（18% ~ 24%）、呕吐（18%），腹泻（22% ~ 28%）比便秘（13% ~ 16%）更常见。体征包括舌苔（51% ~ 56%）、脾肿大（5% ~ 6%）和腹部压痛（4% ~ 5%）。

肠热病的早期体征包括皮疹（玫瑰疹，30%），肝脾肿大（3% ~ 6%），鼻出血和发热时的相对心动过缓（50%）。玫瑰疹是一种边界模糊、橙黄色发白的斑丘疹，多分布于躯干和前胸。30% 的患者在病程 1 周时可出现该皮疹，2 ~ 5 天后完全消失。患者可残留 2 ~ 3 处皮损，从此处取活检可培养出沙门菌。皮疹模糊，因此肤色深的患者较难识别。

重症（见于 10% ~ 15% 患者）的出现取决于宿主因素（免疫抑制、抗酸药、既往暴露和疫苗），菌株毒力和接种量，和抗生素治疗的选择。胃肠道出血（10% ~ 20%）和肠穿孔（1% ~ 3%）最常发生于病程中的第 3 ~ 第 4 周，其原因包括增生、溃疡和沙门菌最初浸润的回盲部 Peyer 淋巴结坏死。这些并发症都是致命性的，并且需要紧急液体复苏和外科干预。2% ~ 40% 的人会出现神经系统临床表现，包括脑膜刺激征、Guillain - Barre 综合征、神经炎和神经精神症状（被称作"低语瞻望"或"昏迷警戒"），表现为拿起床上的物品或想象中的物品。

罕见的并发症包括弥散性血管内凝血、噬血细胞综合征、胰腺炎、肝脾脓肿、肉芽肿、心内膜炎、心包炎、心肌炎、睾丸炎、肝炎、肾小球肾炎、肾盂肾炎以及溶血尿毒综合征、重症肺炎、关节炎、骨髓炎、腮腺炎。这些并发症的发生已经通过抗生素的使用而减少。高达 10% 的患者会有轻度的复发，通常发生于发热缓解后的 2 ~ 3 周且为具有相同药敏谱的同一菌株感染。

高达 10% 未经治疗的伤寒热患者在长达 3 个月的时间内粪便中可以分离出伤寒沙门菌。1% ~ 4% 的患者会发展成为慢性无症状带菌者，他们的尿液或粪便中在长达 1 年以上的时间都会有被排出的伤寒沙门菌。慢性带菌在妇女、婴儿、胆道畸形者或并发血吸虫膀胱感染的患者中更常见。与后者相关的解剖异常为细菌长期定植提供了可能的条件。

### （三）诊断

既然肠热病的临床表现相对不特异，诊断上需要关注那些从疫区回来的发热人群，疫区主要有印度次大陆、菲律宾或拉丁美洲。其他需要考虑到该疾病诊断的人群包括合并疟疾、肝炎、细菌性肠炎、登革热、立克次体感染、螺旋体感染、阿米巴肝脓肿和急性 HIV 感染的旅行者。培养阳性，是唯一可以确诊肠热病的实验室手段。在 15% ~ 25% 的病例中发现白细胞减少或粒细胞减少。在儿童以及并发肠穿孔或继发感染的患者中，发病最初 10 天内更常见白细胞增多。其他非特异实验室指标异常包括轻度肝功能异常和肌酶升高。

肠热病的诊断依靠从血液、骨髓液、其他无菌性体液、玫瑰疹、大便或肠道分泌物中分离出伤寒沙门菌或副伤寒沙门菌。血培养的阳性率仅为 40% ~ 80%，可能与疫区高抗生素使用率以及血流中伤寒沙门菌数量少（<15/mL）有关。由于几乎所有血液中伤寒沙门菌的存在均与单核细胞与血小板的比值有关，因此血液离心后取白膜层培养，可以大幅缩短分离病原体的时间，但不会增加培养的敏感性。

骨髓培养的敏感度为 55% ~ 90%，不同于血培养，其检出不会在抗生素使用的最初 5 天内有所下降。肠道分泌物培养在骨髓培养阴性的患者中可呈阳性。如果血、骨髓、肠道分泌物均送检培养，阳性率 >90%。尽管大便培养在发病最初 1 周内阴性率为 60% ~ 70%，在未经治疗的患者中感染第 3 周可以转为阳性。

有一些血清学检查，包括经典的热凝集肥达反应，是可以表现为阳性的。在发达国家，没有任何一项实验室检查的敏感性或特异性可以取代依靠培养检出病原菌而作为诊断肠热病的金标准。PCR 和检测血液中伤寒沙门菌的 DNA 探针已经研发出来但是还没有应用于临床。

## （四）治疗

抗生素的合理使用可以预防肠热病的并发症，把病死率降到 1% 以下。抗生素初始选择很大程度上依据疫区伤寒沙门菌和非伤寒沙门菌的菌株型。对于药物敏感的肠热病，喹诺酮类是最有效的抗生素，其治愈率高达 98%，复发率和粪便带菌率 <2%。环丙沙星临床应用有效。短疗程左氧氟沙星对于治疗萘啶酸敏感的菌株获得了相似的成功。然而，喹诺酮类的广泛使用，导致亚洲耐药伤寒沙门菌的增加，这限制了有循证医学依据上述抗生素的使用。对于感染耐药伤寒沙门菌的患者，应该使用头孢曲松、阿奇霉素或大剂量环丙沙星。疗程为 7 天的大剂量喹诺酮治疗，可以引起发热延迟缓解及恢复期粪便高带菌率。对于耐药菌株，推荐 10~14 天为疗程的大剂量环丙沙星。

头孢曲松、头孢噻肟和（口服）头孢克肟，对于治疗 MDR 引起的肠热病是有效的，包括 NAR 和喹诺酮类耐药的菌株。这些抗生素可以在 1 周以内控制发热，失败率为 5%~10%，粪便带菌率 <3%，复发率为 3%~6%。口服阿奇霉素可以在 4~6 天退热，其复发率和恢复期粪便带菌率 <3%。对于 NAR 菌株，阿奇霉素与喹诺酮类相比，获得了更低的治疗失败率和更短的住院时间。尽管第一代和第二代先锋霉素和氨基糖苷类在体外试验中可以杀灭沙门菌，但它们在临床治疗中是无效的。

大多数非复杂性肠热病患者可以在家中口服抗生素及解热药进行治疗。持续呕吐、腹泻、腹胀的患者应入院治疗，给予对症支持并依据药敏结果给予第三代头孢菌素或喹诺酮类治疗。疗程至少 10 天或持续到发热缓解后 5 天。

20 世纪 80 年代印度尼西亚的一项以严重肠热病患者（如并发休克或意识迟缓）为研究对象的随机、前瞻性双盲试验中，相比于单一应用氯霉素，地塞米松（初始剂量为 3 mg/kg，以 1 mg/kg 为维持剂量，每 6 小时 1 次，共 8 次）联合氯霉素治疗，可以显著降低病死率（由 55% 降低 10%）。尽管此项研究并没有在"后氯霉素时代"得到重复性证实，严重肠热病仍然是为数不多的在感染治疗中使用糖皮质激素的指征之一。

有 1%~5% 的患者进展为慢性沙门菌带菌患者，可以口服抗生素治疗 4~6 周。口服阿莫西林、复方新诺明、环丙沙星或诺氟沙星根除慢性带菌的有效率为 80%。然而，在解剖学异常（如胆道异常或肾结石）的病例中，病原菌的根除需要联合抗生素治疗和外科干预。

## （五）预防及控制

理论上讲，消灭引起肠热病的沙门菌是有可能的，因为它仅以人类为宿主，并且通过污染的食物和水传播。然而，考虑到疾病仍然在一些缺乏污水处理系统的发展中国家流行，消灭肠热病的目标在目前是不现实的。因此，对于前往发展中国家的旅行者，建议严密监测摄入体内的食物和水源并使用疫苗。

有两种已经上市的伤寒疫苗：①Ty21a，这是一种口服的伤寒沙门菌减毒活疫苗（在第 1、第 3、第 5、第 7 天接种，此后每 5 年加强 1 次）。②Vi CPS，是一种肠外疫苗，是从菌壳中分离提纯的 Vi 多聚糖（接种 1 次，此后每 2 年加强 1 次）。从前使用的肠外完整细胞成分的伤寒/副伤寒 A 及 B 疫苗，因为其严重的不良反应（稍后会提到）已经不再使用。一种丙酮灭活的全细胞疫苗只在美国军队中被允许使用。Ty21a 接种的最小年龄是 6 岁，Vi CPS 接种的最小年龄是 2 岁。目前，还没有副伤寒热的疫苗通过批准。

一项比较疫区人群接种全细胞疫苗、Ty21a 疫苗、Vi CPS 疫苗的大规模试验的 Meta 分析显示，尽管在第一年内 3 种疫苗的有效率很相近，但全细胞疫苗的 3 年累计有效率（73%）超过了 Ty21a（51%）疫苗和 Vi CPS（55%）疫苗。另外，高温灭活的全细胞疫苗的有效率可以维持 5 年，而 Ty21a 和 Vi CPS 的有效期限分别为 4 年和 2 年。然而，全细胞疫苗的不良反应明显高于另外两种疫苗。

因为 Vi CPS 伤寒疫苗依赖 T 细胞介导发挥作用，所以其在年龄 <5 岁的儿童体内免疫源性差，近年来改良后的 Vi-rEPA 疫苗，将 Vi 结合到一种无毒的重组蛋白上，这种蛋白与铜绿假单胞菌分泌的外毒素 A 是相同的。在 2~4 岁的儿童中，注射两针 Vi-rEPA 疫苗可以引起 T 细胞应答并在血清中产生高水平的抗 Vi 抗原的 IgG 抗体，这种抗体的产生水平比 Vi CPS 疫苗在 5~14 岁儿童中产生的抗体水平更高。在一项针对越南 2~5 岁儿童开展的两针剂量的试验中，Vi-rEPA 疫苗 27 个月有效率为 91%，43

个月有效率为88%，并且耐受性非常好。这种疫苗还没有在美国商品化。至少3种活疫苗仍在临床研究中，可能比现存的活疫苗的作用更有效、更持久。

在国际旅行中，伤寒疫苗没有被要求接种，但是对于那些前往有伤寒沙门菌暴露风险地区的旅行者，尤其是前往南亚和其他亚洲发展中国家、非洲、加勒比海和中美洲、南美洲的人群，以及可能暴露于有潜在被污染可能的食物和饮水中的人群，伤寒疫苗是被推荐的。伤寒疫苗在那些旅行计划<2周的前往高风险地区的人群中也是被推荐的。另外，实验室中接触伤寒沙门菌的工作人员以及与伤寒沙门菌带菌者共同生活的人群也应该接种疫苗。由于经常会遇到疫苗的保护效果因暴露于污染的食物而失效的情况，因此疫苗接种只是一种辅助措施，并不能代替避免接触高危的食物和饮料。对于居住在伤寒疫区的成年人，或者对于很可能已经暴露于疾病暴发地区感染源的疾控者，接种疫苗是不被推荐的。

肠热病在美国是必须要上报的。各个健康部门均有相关政策，规定何时允许患病或病菌定植的食品加工和医疗服务的人员返回工作岗位。上报系统使得公共健康部门得以辨别潜在的感染源，并治疗慢性带菌者，目的是控制疾病流行。另外，由于1%~4%的伤寒沙门菌感染者会进展为慢性带菌者，必须对患者（尤其是儿童看护者和食品加工者）进行监管，及时发现并治疗慢性带菌者。

## 三、非伤寒沙门菌病

### （一）流行病学

在美国，非伤寒沙门菌病（NTS）感染的发生率在过去20年中翻了1倍，2009年的数据是每年1 400万。在2007年一年中，美国NTS感染的发生率是每10万分之14.9，居于11种积极监管的食源性肠道病原体之首。其5种血清型占据2007年美国感染总数的50%，分别是鼠伤寒型（19%）、肠炎型（14%）、纽波特型（9%）、爪哇那型（5%）和海德堡型（4%）。

在热带地区，非伤寒沙门菌病的发生率在雨季最高，在温带地区则在温暖月份发生率最高，这与食源性感染疾病暴发的高峰时间是相符的。NTS在下述人群的发病率和病死率高，包括老年人、婴儿和免疫低下的人群，如血红蛋白病、HIV感染以及引起网状内皮系统功能障碍的感染性疾病（如巴尔通体病、疟疾、血吸虫病和组织胞浆菌病）。

与以人类为唯一宿主的伤寒沙门菌及副伤寒沙门菌不同，NTS有多种动物宿主。最常见的传播途径包括以动物为来源的食物制品，如蛋类、禽类、生肉、奶制品以及被动物排泄物污染的生鲜类食物。

在20世纪八九十年代，食用鸡蛋引起的肠炎沙门菌感染是食源性疾病的主要病因。母鸡子宫和输卵管感染肠炎沙门菌后会导致蛋壳形成之前鸡蛋内容物被污染。通过喂养鸡群以及与鸡饲料及肥料的接触，感染在鸡群中得到传播。

食物生产过程的集中以及广泛的食品分配导致发达国家NTS的发生率增高。追查近期沙门菌感染暴发事件的食物生产，以下食物被追查到：花生酱、奶制品（包括婴儿奶粉）、各种加工食品（包括袋装早餐麦片、调味料）、冷冻食品和零食。

大规模暴发与生鲜食品相关，包括苜蓿、哈密瓜、鲜榨橙汁和番茄。上述食物被肥料和水源所污染，这些病因起先局限在单一的地点，而后广泛播散。

在美国，散发的沙门菌感染发生率估计在6%，主要由于接触了爬行类和两栖类动物，尤其是蜥蜴、蛇类和龟类。与接触爬行类动物相关的沙门菌感染，通常需要住院治疗，且更容易感染婴儿。其他的宠物接触，包括非洲刺猬、蛇类、鸟类、雏鸡、鸭子、狗和猫，也存在感染NTS的风险。

在NTS治疗中抗生素耐药性的增加，已经成为世界性的难题，主要因为在可食用动物上应用抗生素，尤其是在饲料中加入抗生素。20世纪90年代初，鼠伤寒沙门菌最终噬菌体型104（DT104）出现在世界各地，其特性是对多于5种抗生素耐药（氨苄西林、氯霉素、链霉素、磺胺类和四环素；R-type ACSSuT）。2005年，对ACSSuT耐药的MDR表型成为美国最常见的NTS分离株，其主要通过患病动物及各种肉制品获得，包括未经烹饪或烹饪不完全的牛肉。尽管毒性低于易感的鼠伤寒沙门菌菌株，但DT104菌株与血液感染及住院率的增加有关。NAR和甲氧苄氨嘧啶耐药的DT104菌株是英国新出现的菌株。

由于对传统抗生素耐药率的增加，尤其是氨苄西林和 TMP-SMX，广谱头孢菌素和喹诺酮被使用并作为 MDR NTS 感染的治疗方案。2005 年，对克林霉素耐药菌株占全部 NTS 菌株的 2%，占纽波特沙门菌血清型菌株的 12.6%。这些菌株含有质粒编码 AmpCβ-内酰胺酶的质粒，这种变异可能来源于食源性动物体内大肠埃希菌基因水平的转移，并且与兽医广泛使用头孢菌素有关。

对萘啶酸和喹诺酮类的耐药也开始出现且最可能与 gyrA 和 gyrB 基因的点突变有关。萘啶酸耐药的发生可以作为临床中喹诺酮类耐药的预测因子。

### （二）临床特点

**1. 胃肠炎**

NTS 感染最常导致胃肠炎，并且与其他肠道疾病引起的胃肠炎难以区分。在食用被污染的食物或水后 6～48 小时出现恶心、呕吐和腹泻。患者通常感到腹部绞痛伴发热（体温 38～39℃）。腹泻的大便形状松散，无便血，量中等。然而，大量水样便、血便或痢疾样的症状也可以发生。比较罕见的情况包括 NTS 所致假膜性肠炎或类似炎症性肠病的表现。

NTS 引起的胃肠炎通常是自限性的。腹泻通常 3～7 天，发热 72 小时。大便培养在 4～5 周呈阳性，罕见的病例在 1 年内可检出阳性（<1%）。抗生素治疗通常不被推荐并且可能延长便中带菌的时间。新生儿、老年人和免疫抑制的（如接受移植的患者或 HIV 感染的患者）NTS 胃肠炎患者，很可能会发生脱水和病原菌播散，需住院及接受抗生素治疗。近期一项来自西班牙的研究认为，急性 NTS 胃肠炎患者在 1 年内发生消化不良和肠易激综合征的风险升高了 3 倍。

**2. 菌血症和血管内感染**

高达 8% 的 NTS 胃肠炎患者会发展为菌血症，其中，5%～10% 引起局部感染。菌血症和转移感染最常见于猪霍乱沙门菌和都柏林沙门菌，且最常见于婴儿、老年人和免疫抑制患者。在高度或持续菌血症患者中，应怀疑 NTS 血管内感染，尤其是对于先前就存在心脏瓣膜病、周围动脉粥样硬化症、人工瓣膜移植以及腹主动脉瘤的患者。对于胃肠炎发作后伴有持续发热及胸、背、腹部疼痛的老年患者，应怀疑动脉炎。尽管血管内感染及动脉炎的发生率很低（<1%），但可能导致致命的并发症，包括瓣膜穿孔、心内膜下脓肿形成、感染性附壁血栓、心包炎、真菌性动脉瘤形成、动脉瘤破裂、主动脉肠瘘和椎骨骨髓炎。在非洲撒哈拉下游的一些地区，NTS 可能是引起儿童菌血症的最常见甚至首要原因。在这些儿童中，NTS 菌血症与腹泻无关，而是和营养状态及 HIV 感染相关。

**3. 局部感染**

（1）腹腔内感染：NTS 引起的腹腔内感染很少见，其特点通常表现为肝脾脓肿或胆囊炎。危险因素包括肝胆解剖异常（如胆结石）、腹部恶性肿瘤、镰状细胞病（尤其脾脓肿的患者）。感染的根治通常要依靠手术切除病灶及经皮脓肿引流。

（2）中枢神经系统感染：NTS 脑膜炎最常见于 1～4 个月大的婴儿。通常会导致严重的后遗症（包括癫痫、脑积水、脑梗死和精神弛缓），并且病死率高达 60%。其他少见的中枢神经系统感染包括脑室炎、硬膜下积脓和脑脓肿。

（3）肺部感染：NTS 肺炎通常表现为大叶性肺炎，其并发症包括肺脓肿、脓胸和支气管胸膜瘘。大多发生于有肺癌、器质性肺疾病、镰状细胞病或者糖皮质激素使用的患者中。

（4）泌尿生殖系统感染：NTS 引起的泌尿系统感染可以表现为膀胱炎或肾盂肾炎。危险因素包括恶性肿瘤、泌尿系结石、解剖结构异常、HIV 感染和肾移植。NTS 生殖系统感染比较少见，包括卵巢和睾丸脓肿、前列腺炎和附睾炎。和其他局部感染一样，不论是生殖系统感染还是泌尿系统感染都可以合并脓肿形成。

（5）骨、关节、软组织感染：沙门菌骨髓炎最常累及股骨、胫骨、肱骨和腰椎，最常见于镰状细胞病、血红蛋白病或有骨病基础的患者（如骨折）。长疗程的抗生素治疗是被推荐的，可以减少复发及慢性骨髓炎的发生。化脓性关节炎通常累及膝关节、髋关节和肩关节。反应性关节炎可能发生于 NTS 胃肠炎之后，最常见于 HLA-B27 阳性的患者。NTS 很少引起软组织感染，通常发生于有局部创伤或免疫抑制的患者。

### （三）诊断

NTS 感染的诊断依靠新鲜粪便或血液中或其他无菌性体液中分离出病原体。所有在临床实验室中分离出的沙门菌都应该送检到地方公共卫生部门进行血清型分析。对于持续发热或间断发热的患者应抽取血培养。高级别菌血症的患者（3 次及以上血培养中 >50% 以上为阳性）应怀疑血管内感染。心脏超声、CT 及铟标记白细胞扫描被用于诊断局部感染。当有另外一处局部感染被怀疑时，根据临床提示，应送检关节液、脓肿引流液或脑脊液培养。

### （四）治疗

对于单纯性 NTS 胃肠炎，不推荐常规使用抗生素。因为症状通常是自限性的，而且抗生素使用也并不能缩短发热或腹泻的时间。另外，抗生素治疗被认为与疾病复发或胃肠道带菌时间延长有关。若腹腔继发脱水，应该采取补液及电解质替代治疗。

对于侵袭性 NTS 感染高风险的人群，包括新生儿（3 个月龄以下）、年龄 >50 岁的动脉粥样硬化患者、免疫抑制患者、心脏瓣膜病或血管内疾病的患者，以及严重关节疾病的患者，应考虑抗生素治疗。治疗方面应给予 48～72 小时的口服或静脉抗生素直至患者发热缓解。<1% 的极少数患者，可能发展为 NTS 的慢性带菌者，对他们应延长抗生素治疗疗程。

由于抗生素耐药流行趋势的上涨，对于威胁生命的 NTS 菌血症或者局部 NTS 感染患者应采用第三代头孢菌素或喹诺酮类。对于低级别菌血症（血培养阳性率 <50%）的患者，疗程为 7～14 天。合并 HIV 或 AIDS 感染的 NTS 菌血症患者，应接受 1～2 周静脉抗生素治疗并序贯 4 周的口服喹诺酮治疗。对于上述治疗后感染复发的患者，应根据药物结果采取长疗程的喹诺酮或 TMP-SMX 抑菌治疗。

如果患者发生了心内膜炎或关节炎，治疗疗程要延长到 6 周，抗生素要选用静脉 β-内酰胺类（如头孢曲松或氨苄西林）。可以给予静脉头孢菌素序贯长程口服治疗，但是这方面的经验有限。推荐早期手术切除感染性菌灶或其他血管内感染灶。人工血管移植后假体感染的患者，由于假体不能被移除，治疗主要依靠长疗程口服抗菌药治疗。对于肠外非血管感染患者，2～4 周的抗生素治疗（依据感染灶）是被推荐的。对于慢性骨髓炎、脓肿形成或继发于解剖异常的肝、胆道或泌尿系统感染患者，要求在长疗程抗生素治疗基础上采取手术切除感染灶。

### （五）预防及控制

经多种努力来预防和减少动物源性食物的感染，提高食物安全教育，但和其他食物传播病原体相比，美国 NTS 发生率的下降并不十分显著。有效的风险降低策略依靠对于食物生产过程每一环节的监测，主要通过对生鲜类动植物食品加工过程的监控。通过采取巴氏灭菌法、放射灭菌或有效的烹饪，可以保证被污染食物的食用安全。所有 NTS 感染事件均要上报当地公共健康部门，因为追踪和监测这些事件的感染源有助于控制大规模的暴发。目前，鉴于 MDR 沙门菌发生的严峻趋势，在人或动物身上需谨慎使用抗生素。

## 第六节 细菌性痢疾

痢疾是一组表现为发热、肠绞痛、频发少量黏液脓血便的临床综合征。其致病源志贺菌的发现归功于日本微生物学家。1987 年的一次大规模痢疾流行中，Kiyoshi Shiga 从患者粪便中分离出了志贺杆菌（现在被称为 1 型痢疾志贺菌）。DNA 杂交并不能区分志贺菌和大肠埃希菌，仅因历史和临床的原因，志贺菌仍作为一个单独的菌种。

志贺菌是一种无芽孢革兰阴性菌，与大肠埃希菌不同，其不具动力，不能利用糖产气、水解精氨酸或使赖氨酸脱羧。某些血清型菌株可以产生吲哚，偶尔利用醋酸钠。可以通过其生物化学和血清学特性分为痢疾志贺菌、福氏志贺菌、鲍氏志贺菌和宋内志贺菌（分别为血清型 A、B、C、D）。基因组序列表明，大肠埃希菌 K12、福氏 2a、宋内痢疾型、痢疾志贺菌 1 型和鲍氏志贺菌有 93% 的基因相同。志贺菌的 3 个主要的基因组"特征"是：①一个包含大部分的致病力（特别是侵入能力）所需基因的

215 kb的毒性质粒；②基因序列编码产物缺乏或改变（例如赖氨酸脱羧酶），如果表达，可以抑制致病性；③在痢疾志贺菌1型中，存在编码志贺毒素即一种蛋白毒素的基因。

## 一、流行病学

人类的肠道是志贺菌主要的储存场所，高级灵长类的肠道中也有发现（尽管少见）。志贺菌的传播主要在痢疾的急性炎症期，经手接触后通过粪—口途径传播。但是痢疾暴发感染也反映了其食物传播和水源传播途径。在欠发达地区，志贺菌可以通过苍蝇传播。志贺杆菌的高传染性表现在志愿者试验中感染仅需要极小量的培养液，在日托中心造成高感染率的暴发（33%~73%），而且在患儿的家庭中造成高感染率的二次传播（26%~33%）。志贺杆菌也可以通过性行为感染。

纵观历史，志贺菌流行多在环境卫生条件差且人群拥挤的情况下出现。例如，在军营中的士兵，城市周围的居民。在一些地区如印度次大陆和非洲撒哈拉以南地区，疾病流行以循环模式出现。这些毁灭性的流行，通常是由痢疾志贺菌1型引起，其特点是高侵袭性和病死率。例如在孟加拉国，由痢疾志贺菌1型引起的疾病流行与1~4岁儿童病死率增加42%相关。除了这些流行，细菌性痢疾是最为常见的传染病。99%的病例发生在发展中国家，且贫困地区患病率最高，因为这些地区个人和总体卫生条件均不达标。福氏志贺菌菌株在不发达地区占主导地位，而在经济新兴的国家和工业化地区，宋内志贺菌更为普遍。

1. 发展中国家流行情况

近期亚洲6国的数据表明，虽然细菌性痢疾的发病率稳定，但疾病相关病死率显著下降，与营养状况改善有关。然而，广泛及不受限制的使用抗生素一方面可以降低病死率，但增加了多重耐药志贺菌株的出现率。一个经常被忽视的并发症是细菌性痢疾流行区儿童的短期和长期营养不良。渗出性腹泻导致的黏膜损伤以及厌食可以造成患者营养状况的迅速恶化。细菌性痢疾是发展中国家儿童生长发育迟缓的一个重要原因。

2. 发达国家流行情况

在儿童人群中细菌性痢疾的局部暴发，与日托中心、残障儿童中心等机构的卫生政策欠妥相关。成年人以及儿童散发的病例主要为从细菌性痢疾流行地区返回的旅行者。少见的不同规模的暴发流行为经水源或食物传播的感染。

## 二、病理机制

志贺菌主要通过粪—口途径经口感染，志贺菌在外界环境中难以适应和存活。耐低pH环境的能力使志贺菌能够顺利通过胃屏障，可以部分解释为何小菌量的接触（只要100 CFU）也足以引起感染。

水样泻通常先于痢疾症状出现，主要由于水的主动分泌和异常重吸收所致。这一空肠的分泌现象在志贺菌感染恒河猴试验中有所描述。这种腹泻与肠毒素（ShET-1）的作用和黏膜炎症相关。痢疾综合征表现为血便和黏液脓性便，则反映志贺菌侵袭黏膜。

志贺菌的致病源主要由一个包含约100基因的214 kb的巨大毒性质粒构成。其中25个基因编码一种Ⅲ型分泌物质，其可以插入宿主细胞膜内，使效应分子可以从细菌的细胞质转运到宿主细胞的细胞质中（图2-8）。细菌最初通过M细胞（覆盖黏膜淋巴小结的滤泡相关上皮中的专门转运上皮细胞）通过上皮屏障，再通过诱发自身摄取来侵入小肠上皮细胞。细菌可以诱导上皮下的固有巨噬细胞凋亡。一旦进入肠上皮细胞的细胞质内，志贺菌的效应分子触发的细胞骨架重排，允许细菌直接转运到上皮细胞中。然后包含志贺菌的液泡迅速溶解，释放细菌进入细胞质。

侵入细胞内的志贺菌将利用细胞骨架成分协助自身在被感染的宿主细胞中移动。当移动的志贺菌与细胞膜接触时，细胞突起形成，并被邻近细胞吞噬。这一系列事件使细菌在细胞间扩散。

随着越来越多的肠上皮细胞被感染，其释放细胞因子吸引更多的免疫细胞到达感染部位，从而进一步破坏肠上皮屏障，加重炎症，导致急性结肠炎，这是细菌性痢疾的主要特点。有证据表明，一些Ⅲ型分泌系统—侵入相关的效应分子可以控制炎症作用的程度，从而有利于细菌生存。

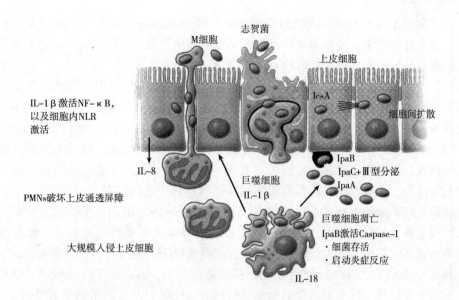

**图2-8 福氏志贺菌侵入方式**

IL，白介素；NF-κB，核因子κB；NLR，NOD样受体；PMN，多核中性粒细胞；IpaA，IpaB，IpaC，志贺菌侵袭质粒抗原，IcsA，细菌膜表面转运蛋白

志贺毒素由痢疾志贺菌1型产生，可以增加疾病的严重程度。这种毒素属于一组A1-B5蛋白毒素，其B亚基与靶细胞表面的三聚己糖神经酰胺受体相结合，同时催化剂A亚基可以依靠受体介导的内吞进入靶细胞，并通过与亚细胞器的相互作用，表达28 S核糖体RNA的N-糖苷酶活性来抑制蛋白质合成。这个过程将抑制氨基酰tRNA与60 S核糖体亚基结合，从而整体降低蛋白质的生物合成。志贺毒素可以通过肠道进入血液循环。当毒素与肾的靶细胞结合后，其病理生理改变可能导致溶血尿毒综合征（HUS）。

## 三、临床表现

细菌性痢疾的临床表现和严重程度，在一定程度上与感染的血清型相关，但更取决于宿主的年龄、免疫和营养状况。贫穷和恶劣的卫生条件与腹泻发作的次数和严重程度密切相关，尤其对于5岁以下并已断奶的儿童。

典型的细菌性痢疾病程通常包括了4个阶段：潜伏期、水泻期、痢疾期和感染后期。潜伏期通常为1~4天，也可能长达8天。典型的水泻期表现为短暂的发热，自限性水样泻，乏力，厌食。症状可以从轻微的腹部不适到严重的腹绞痛、腹泻、发热、呕吐和里急后重。这些症状通常在儿童中更为严重，体温可高达40~41℃，以及更严重的厌食和腹泻。水泻期表现也可能是细菌性痢疾仅有的临床表现，尤其是在发达国家。否则，几个小时或几天内将出现痢疾期，其特点是持续的少量黏液脓血便，里急后重感明显和腹绞痛。在这个阶段，志贺菌可以引起急性结肠炎，主要位于远端结肠和直肠。与大部分的腹泻症状不同，痢疾很少表现为脱水，这是其主要特征之一。内镜下可见黏膜水肿、出血和溃疡，甚至有可能出现类似假膜的渗出物覆盖表面。病变的严重程度与大便的次数、频率以及渗出物导致的蛋白丢失程度相关。大多数病程具有自限性，治疗后1周内可缓解。经过适当的治疗，患者可以在几天内至1周恢复，并且没有后遗症。

急性危及生命的并发症最常见于5岁以下的儿童（特别是营养不良者）和老年患者。临床上重症患者病死的危险因素包括非血性腹泻、中度至重度脱水、菌血症、不伴发热、存在腹部压痛和直肠脱垂。主要并发症包括肠道并发症（例如中毒性巨结肠、肠穿孔、直肠脱垂）或代谢性并发症（例如低血糖、低钠血症、脱水）。菌血症相对罕见，主要在严重营养不良和HIV感染患者中有报道。还可能出现意识改变，包括癫痫、谵妄、昏迷，尤其在5岁以下儿童中，且预后较差。发热和严重的代谢异常往往是意识改变最主要的原因，比脑膜炎或Ekiri综合征（与怪异姿态、脑水肿以及脏器脂肪变性相关的中毒性脑病）更常见，报道的大部分病例为日本儿童。肺炎、阴道炎以及志贺菌相关角膜结膜炎较为少见。在严重营养不良患者中，可以出现严重和不寻常的临床表现，如脑膜炎，可能与遗传所致的先天免疫功能缺失相关并且可能需要相关基因检查。

两个非常重要的并发症是中毒性巨结肠和溶血尿毒综合征（HUS）。中毒性巨结肠是由于严重的炎症延伸至结肠平滑肌层，引起麻痹和扩张所致。患者可表现为腹胀、压痛、伴或不伴局部或弥漫性腹膜炎的体征。腹部 X 线平片特征性表现包括显著的横结肠扩张（升结肠和降结肠段的扩张最著）；拇纹征（主要由黏膜炎症水肿所致），以及正常结肠袋结构消失，并假息肉形成，假息肉多突向肠腔。偶尔也可见到结肠肠壁积气。如果发生穿孔，X 线可以看到气腹表现。诱发因素（例如低钾血症和使用阿片类药物、抗胆碱能药物、洛哌丁胺、洋车前子和抗抑郁剂）都应进行排查。

与痢疾志贺菌 1 型产生的志贺毒素相关的 HUS 多在发展中国家出现，发达国家相对罕见，发达国家肠出血型大肠埃希菌（EHEC）是导致 HUS 的主要病因。HUS 属于早期并发症，经常在腹泻数天后出现。临床查体可见面色苍白、乏力、烦躁不安，在某些情况下，还可有鼻及牙龈出血、少尿和水肿加重。HUS 是一种非免疫相关（Coombs 试验阴性）的溶血性贫血，其诊断三联征包括：微血管病性溶血性贫血、血小板减少症、肾小球毛细血管血栓形成所致的急性肾衰竭（肌酐水平显著升高）。HUS 的贫血严重，外周血涂片可见破碎的红细胞（裂红细胞），血清乳酸脱氢酶和游离血红蛋白浓度升高，网织红细胞计数升高。55%~70% 患者可出现急性肾衰竭。但是，大多数肾功能可恢复（不同病例系列报道中最高为 70%）。还可以出现 HUS 相关类白血病反应，即白细胞计数达 $50 \times 10^9$/L（50 000/$\mu$L）。

感染后的免疫并发症即熟知的反应性关节炎可以在细菌性痢疾感染数周或数月后出现，尤其是组织相容性抗原 HLA-B27 阳性患者中。约 3% 的福氏志贺菌患者感染后可出现一系列综合征，包括关节炎、眼炎和尿道炎，这种综合征可以持续长达数月或数年，并可进展为难治的慢性关节炎。感染后关节病变只出现在福氏志贺菌感染患者，而其他志贺菌血清型感染患者不会出现。

## 四、实验室诊断

有痢疾综合征症状的患者鉴别诊断依赖于临床表现和环境背景。在发展中国家应考虑其他侵入性病原菌引起的感染性腹泻（沙门菌、空肠弯曲菌、艰难梭状芽孢杆菌、小肠结肠炎耶尔森菌）或寄生虫感染（溶组织阿米巴）。只有粪便中的细菌和寄生虫学检查才能真正区分这些病原体。发达国家的患者首先应鉴别炎症性肠病，如克罗恩病或溃疡性结肠炎。尽管有类似的症状，既往史可有助于与细菌性痢疾鉴别，通常是从细菌性痢疾流行区旅游归来和其他情况等需考虑细菌性痢疾。

粪便涂片的显微镜检查显示阿米巴感染患者的粪便中可见噬红细胞滋养体的存在且中性粒细胞数（PMNs）较少，而肠道细菌的侵袭性感染（特别是细菌性痢疾）的特点则是在每个显微镜视野中均可见高中性粒细胞（PMN）计数。但是，由于细菌性痢疾常常仅表现为水样泻，因此分离志贺菌株显得尤为重要。

细菌性痢疾诊断的金标准仍然是粪便中病原菌的分离和鉴定。其中一个主要的难题是运输过程中，特别是在温度和 pH 快速变化的环境内，志贺菌易消失的脆弱特性，尤其在无法立即获取实验室设施的流行地区。在缺乏可靠的富集培养情况下，缓冲甘油盐水或 Cary-Blair 培养基可以作为保存培养基，但必须及时接种到分离培养基。如果直接接种血便和（或）黏液便，分离的阳性率更高。可以使用直肠拭子，因为疾病急性期其分离的成功率最高。血培养阳性率 <5%，但当患者出现严重脓毒症的临床表现时，应做血培养。

除了快速处理，多种培养基的使用也增加了分离成功的可能性：包括使用非选择性培养基如溴甲酚紫琼脂乳糖；选择性低的培养基如 MacConkey 或伊红美蓝；和高选择性培养基如 Hektoen，沙门菌—志贺菌培养基，或木糖赖氨酸-脱氧胆酸琼脂。在这些培养基接种并在 37℃ 培养 12~18 小时，志贺菌可表现为无乳糖发酵菌落，直径 0.5~1 mm，并且有一个凸起，为半透明，表面光滑。在非选择性或低选择性培养基培养出的可疑菌落低，可接种到高选择性培养基或直接通过标准商业化系统以 4 个主要特征进行筛选：葡萄糖阳性（通常无产气）、乳糖阴性、$H_2S$ 阴性和活动度缺乏。志贺菌的 4 种血清型（A~

D) 可以通过其他的特征来鉴别，但这些方法增加了鉴别流程的难度和时间。初步诊断后，可以考虑使用血清学方法。组特异性抗血清容易获取。相反，由于血清型和亚型众多，型特异性抗血清相对罕见而且昂贵，因此往往仅限于参考实验室。

## 五、治疗

细菌性痢疾作为一种肠道侵袭性疾病，需要抗生素治疗。然而，耐多药菌株的增多一直是影响治疗决策的主要因素。耐药率与地域有极高的相关性。特定菌的克隆传播和耐药横向转移，尤其是通过质粒和转运子，是导致多重耐药的原因。经典的一线抗生素如阿莫西林的高耐药率，导致了抗生素治疗快速转换至喹诺酮类药物和萘啶酮酸。但是，由于初代喹诺酮药物使用后细菌出现染色体突变影响 DNA 旋转酶和拓扑异构酶Ⅳ，短期内产生对初代喹诺酮的耐药性，使得许多地区选择新的喹诺酮类药物作为一线治疗。例如，一篇关于对印度志贺菌的耐药历史的综述表明，作者在 20 世纪 80 年代末引入的第二代喹酮类药物诺氟沙星、环丙沙星、氧氟沙星，在细菌性痢疾的治疗中非常有效，包括对痢疾志贺菌 1 型的多重耐药株引起的病例。然而，随后在印度和孟加拉国暴发的细菌性痢疾中，可以检测到有 5% 的分离株对诺氟沙星、环丙沙星和氧氟沙星耐药。多重耐药的发生与广泛的、不受控制的使用抗生素相关，需要呼吁合理使用有效的药物。

1. 抗菌治疗

由于志贺菌的传染性，目前美国公共卫生机构建议每一例细菌性痢疾均需抗生素治疗。推荐的一线治疗方案是环丙沙星。其他一些药物包括头孢曲松、阿奇霉素、匹美西林和一些第五代喹诺酮类药物，已经检测并证明是有效的。对于免疫功能正常的非痢疾的志贺菌感染，常规抗生素治疗 3 天，同时建议痢疾志贺菌 1 型感染抗生素治疗 5 天，而免疫功能低下的志贺菌感染患者则需 7 ~ 10 天的抗生素治疗。

细菌性痢疾的治疗必须适应临床需求，特别是对于最为弱小的 5 岁以下儿童，他们占了全世界细菌性痢疾近 1/3 的病例。目前，关于儿童中使用喹诺酮的数据较少，但志贺菌所致痢疾是公认的适应证。环丙沙星在婴儿中的半衰期比年长者长。儿童使用环丙沙星的常规推荐剂量为 30 mg/（kg·d），每日分 2 次给药。在卫生条件较好地区生活的成年人，其患病更多为轻型、短期病程，而在流行地区的婴儿更易发展为重型，有时甚至是致命性的痢疾。前一种情况下，治疗的需求并不高，而且感染的病原学证据往往在症状缓解后才获得。而在后一种情况下，需要抗生素和更为积极的治疗措施，有时甚至需要液体复苏等治疗。

2. 补液和营养支持

志贺菌感染很少引起严重脱水。需要积极补液支持（特别是在发达国家）的病例较为罕见。在发展中国家，营养不良仍然是腹泻相关死亡的主要原因，使早期的应用支持显得尤为重要。除患者昏迷或出现休克外，更提倡口服补液。由于提高了低渗透口服补液溶液的有效性（特别是对于急性非典型霍乱腹泻的儿童），WHO 和 UNICEF 目前推荐的溶液为 245 mmol/L。对于细菌性痢疾，钠和葡萄糖的协同转运可能会受到影响，但口服补液治疗依然是最简单和最有效的方法，特别是在重症情况下。

早期补液完成后应尽早开始营养支持。早期进食是安全的，耐受性良好，并且临床受益。母乳喂养可以降低腹泻的丢失并补充婴儿对水分的需要，但是母乳喂养应在无禁忌证的情况下进行。

3. 非特异性对症治疗

抗动力药物可能延长细菌性痢疾患者发热的时间。这些药物可能增加感染 EHEC 儿童发生中毒性巨结肠和 HUS 的风险。安全起见，腹泻血便时最好避免使用抗动力药物。

4. 并发症治疗

对于中毒性巨结肠的最佳治疗方案尚未达成共识，患者应经常接受内科和外科医生评估。贫血、脱水、电解质缺乏（特别是低钾血症）可能会加重结肠麻痹，并且需要积极治疗。鼻胃管减压有助于减轻结肠积气。尚无证据表明肠外营养可获益。若持续发热超过 48 ~ 72 小时，表明有局部穿孔或脓肿可能。大多数的研究建议，若结肠持续扩张超过 48 ~ 72 小时，应考虑行结肠切除术。然而，一些内科医生则推荐，对于临床症状改善并且无穿孔的患者，尽管有持续的巨结肠表现，仍可将药物治疗延长至 7

天。无论是单独出现的肠穿孔或是中毒性巨结肠并发的肠穿孔，都需要手术治疗和重症监护支持。

直肠脱垂需尽早治疗。患者取胸膝位，使用外科手术手套或柔软温暖湿润的布，将脱出的直肠轻轻推回原位，如果直肠黏膜水肿明显（重新复位困难），可以使用浸渍了饱和硫酸镁温溶液的纱布减轻水肿。直肠脱垂易复发但通常会随着痢疾症状减轻逐步改善。

HUS 需限水治疗，包括停用口服补液溶液和补钾制剂。通常需要血液滤过治疗。

## 六、预防

排便或处理儿童粪便之后以及接触食物前都建议洗手。在细菌性痢疾暴发时，粪便净化（例如使用次氯酸钠），以及医护人员和患者的清洁流程已被证实可以有效地限制感染传播。理想情况下，患者粪培养阴性才能认为是治愈。如果治疗方案和预防措施得当，复发相对罕见。

虽然一些口服减毒活疫苗和非肠道亚型疫苗已经生产并且正在进行临床试验，但目前尚无可用的疫苗。特别是在志贺菌耐药性迅速升高的情况下，迫切需要通过疫苗预防疾病。

# 第七节　弯曲杆菌及其相关菌群的感染

弯曲杆菌属及相关弓形杆菌属和螺杆菌属感染可引起一系列炎症改变，最常见的表现是急性腹泻，但这些微生物实际可引起机体任何部位的感染，尤其是对于免疫缺陷的宿主，感染可导致迟发的非化脓性后遗症。弯曲杆菌的名称来源于希腊语"弯曲的棍子"，说明该细菌的形态呈弧形的杆状。

## 一、病原学

弯曲杆菌是运动、不产芽孢、革兰阴性厌氧杆菌。最初从胎儿霍乱弧菌中分离出来，直到 1973 年发现了它与其他弧菌的差异后重新将其命名分类。它可以分为以下属类：弯曲杆菌属、弓形杆菌属以及螺杆菌属。以上三类不都是致病菌群。致病菌主要分为致人腹泻的菌群和引起肠道外感染的菌群。引起人类腹泻的主要致病菌为空肠弯曲杆菌，80%～90%来源于弯曲杆菌及其相关菌属。其他腹泻致病菌包括：结肠弯曲杆菌、海鸥弯曲杆菌、拉里弯曲杆菌、豚肠弯曲杆菌、胎儿弯曲杆菌及布氏弓形杆菌、嗜低温弓形杆菌、同性恋螺杆菌、芬纳尔螺杆菌。引起腹泻的两种螺杆菌同性恋螺杆菌和芬纳尔螺杆菌是肠道感染微生物而非胃部感染。从疾病的临床角度出发，以上两种螺杆菌引起的临床表现更接近于其他弯曲杆菌而非幽门螺杆菌，所以也在本节中介绍。

最易引起肠道外症状的是胎儿弯曲杆菌，其他的细菌也可以引起宿主局部和全身的临床症状。这种微需氧菌群适于生活在胃肠道黏膜层中，与严格意义上的需氧菌和厌氧菌不同。本节以空肠弯曲杆菌和胎儿弯曲杆菌为主要代表。

## 二、流行病学

弯曲杆菌在可食用动物（家禽、牛、羊、猪）或者家养宠物（鸟、狗和猫）的胃肠道中发现。这种微生物通常不会引起动物宿主发生疾病。当人损伤的皮肤直接接触到带病动物或者食用未煮熟的带病动物后，致病菌就会进入人体内引起相应的疾病。在发达国家如美国，食用未煮熟的带菌家禽是最常见的感染途径（30%～70%病例）。其他感染途径，包括食用生（未经巴氏消毒）牛奶或饮用未煮沸的水，接触家养的宠物和到感染高发的地区旅游（弯曲杆菌是旅行中腹泻的主要致病菌），口-肛性交，也有接触失禁患者的粪便（例如婴儿）而感染的报道。

弯曲杆菌的感染相当普遍，在美国，较之沙门菌及志贺菌更为常见。全年都可以患病，最常见于夏季和早秋。各年龄均可感染，空肠弯曲杆菌多见于儿童和青年，而胎儿弯曲杆菌常见于幼儿和老年人。由胎儿弯曲杆菌（及其他弯曲杆菌或相关种属）所致的系统性感染多发生于免疫缺陷患者。艾滋病、低丙种球蛋白血症、肿瘤、肝病、糖尿病和动脉粥样硬化患者及新生儿和孕妇均是高危人群。但是，也时有健康非怀孕人群发生消化道感染并发生一过性弯曲杆菌菌血症。

在发展中国家，空肠弯曲杆菌感染高度流行，尤其是 <2 岁的儿童发生率最高。随着年龄的增长，感染率及患病率都有所降低。这样的数据表明，频繁暴露于空肠弯曲杆菌可致机体免疫耐受。

## 三、病理学及发病机制

空肠弯曲杆菌的感染可以是亚临床的，尤其是不发达地区，以往反复感染人群可以获得一定免疫力。有症状的感染通常出现在接触含有致病菌的食物或水源后 2~4 天。致病部位包括空肠、回肠和结肠。活检病理标本镜下显示非特异性炎性反应，固有层中中性粒细胞、单核细胞及嗜酸性粒细胞浸润，以及上皮损伤包括黏液减少、腺体退化和隐窝脓肿。病理表现与溃疡性结肠炎或克罗恩病类似。但后两种特发性结肠炎的诊断必须在排除由弯曲杆菌等致病菌感染造成的结肠炎后才可做出诊断。

低丙种球蛋白血症患者感染空肠弯曲杆菌的严重程度和复发率都很高，证实了抗体具有显著的保护作用。感染的病理机制目前还不清楚。菌株在黏膜上的动力性和黏附性可能是致病关键因素，而细菌产生的肠毒素和细胞毒素（细胞致死肿胀毒素，或 CDT）并非组织损伤及致病的主要因素。在上皮细胞内发现了少量的空肠弯曲杆菌，证实组织侵入是该菌重要的致病机制之一，在体外试验中也证明了这点。

胎儿弯曲杆菌的致病机制更明确。所有临床分离的胎儿弯曲杆菌都具有包膜壳蛋白（S 层），这种蛋白表层使得该菌株能抵御补体介导的免疫调节杀伤作用。而且胎儿弯曲杆菌能引起菌血症并播散至胃肠道外的部位。该微生物可改变其 S 层包膜壳蛋白的表达，因此具有抗原性变异的能力，可能是免疫缺陷者慢性感染或复发率高的原因。

## 四、临床症状

由弯曲杆菌及弓形杆菌和螺旋杆菌引起的临床症状十分相似。因为空肠弯曲杆菌是最常见的致病菌，它的临床表现最具有代表性。前驱症状包括发热、头痛、肌肉痛等不适，通常在腹泻 12~48 小时前出现，也可以没有明显的不适。主要临床表现为肠道症状如腹泻、腹痛及发热。有不同程度的水样便甚至血便。肠道蠕动活跃最高可听到 10 次/分的肠鸣音。最常见的症状是腹部紧缩牵拉感。疼痛的部位可以为广泛性或者局限性。弯曲杆菌的感染可以引起假性阑尾炎的症状。发热可以是空肠弯曲杆菌感染的最初唯一症状，与伤寒病的最初症状相似。发热的儿童可以引起惊厥及抽搐。弯曲杆菌性肠炎通常为自限性，但是症状可以持续大于 1 周，10%~20% 患者需要药物治疗，未经治疗的患者 5%~10% 复发。一般的流行致病菌通常引起无症状的感染或者轻微症状。

胎儿弯曲杆菌引起的腹泻症状和空肠弯曲杆菌相似。它也能引起反复发作的腹泻或者非特异部位的腹痛。通常不会引起后遗症，预后较好。胎儿弯曲杆菌也可引起免疫缺陷持续性复发症状，包括全身症状（发热、寒战和肌痛）。二次播散至主要器官（例如脑膜、脑、骨、泌尿系或者软组织），使病情更加严重甚至致死。胎儿弯曲杆菌具有感染血管部位的倾向，可出现心内膜炎、真菌性动脉瘤、化脓性血栓性静脉炎等。孕期的感染会导致胎儿死亡。弯曲杆菌中的大部分和同性恋螺杆菌会引起免疫低下人群中反复发生蜂窝织炎和菌血症。

## 五、并发症

除胎儿弯曲杆菌外，菌血症非常少见，可发生于免疫缺陷者或幼儿及老人。肠道外感染分 3 种形式：①一过性菌血症，通常有肠炎表现（良性病程，不需要特殊治疗）。②正常宿主持续性菌血症或者局限性感染（菌血症来源于肠炎，抗菌治疗效果好）。③免疫缺陷持续性菌血症或局限性感染。临床上也可无肠炎相关症状。延长抗菌治疗可抑制或治愈感染。

弯曲杆菌、弓形杆菌及肠道螺杆菌对于艾滋病或低丙种球蛋白血症患者的感染更为严重、持久及具有肠道外表现，停药后复发也很常见。低丙种球蛋白血症患者通常会发展为骨髓炎和丹毒样皮疹及蜂窝织炎。

局灶性化脓性并发症包括胆囊炎、胰腺炎、膀胱炎，远处化脓性并发症包括脑膜炎、心内膜炎、关节炎及腹膜炎、蜂窝织炎及脓毒性流产。除了免疫抑制患者，上述并发症很罕见。肺炎、间质性胃炎及溶血尿毒综合征也可在急性肠炎后，原发性X 首次 发作后继发性血栓通常在感染后数周出现，尤其是HLA-B27 阳性人群，感染弯曲杆菌后，吉兰 巴雷综合征或者米勒—非希尔（脑脑多神经病）综合征也有报道发生。尽管并发症的发生率比较低，但是弯曲杆菌的感染，在吉兰 巴雷综合征的致病原因中占20% 40%，无症状的感染也会引起该综合征。免疫增殖性肠病（α 锌病）——一种起源于小肠黏膜相关性淋巴组织的淋巴瘤，与空肠弯曲杆菌的感染相关，抗菌治疗有效。

## 六、诊断

弯曲杆菌肠炎中，外周血中白细胞数值 正常（炎症地位，在英国儿科门诊就诊患者的便样均有白细胞和红细胞。对疑似患者均应行粪涂片单兰染色或者瑞特染色，当临床具有弯曲杆菌肠炎的相关症状 （发热、便中白细胞增多），需要临床医生提前做出临床诊断进行治疗以便中是否存在弯曲弧形的单兰阴性细菌，或利用相差或暗视野显微镜观察其具有特色的投掷状运动。明确诊断有赖于大便分离培养、血流行个或者其他组织培养结果。所有脓血便的粪便均应采用弯曲杆菌特异的培养基进行培养。因为该细菌可以生长于肠道黏膜表面，并非所有的弯曲杆菌属细菌所需要的培养基相同，培养阳性并不能完全排除感染的可能性，便中发现病原体常提示感染，但也有在感染恢复后一个时间段的粪便带菌期，不足据提示不具有传染性。相反，生殖弯曲菌和相关微生物在口腔中共生，但很少致病。因为在标准血培养基中该菌新陈代谢活性低，弯曲杆菌菌血症临床发现困难，除非实验室对相阳性结果进行进一步定量分析。

## 七、鉴别诊断

弯曲杆菌肠炎的临床症状与沙门菌、志贺菌、鼠疫耶尔森菌等病原菌感染所致肠炎不具有鉴别性。发热、便中红白细胞增多提示感染性腹泻，确诊主要依靠大便培养或者涂片中发现特异的致病菌。同样，弯曲杆菌的肠道外感染也需要细菌培养而确诊。发生感染性流产需怀疑弯曲杆菌感染，出现化脓性血栓性静脉炎时需警惕胎儿弯曲杆菌感染。值得重申的是：①弯曲杆菌肠炎临床表现与溃疡性结肠炎或克罗恩病相似。②弯曲杆菌肠炎比上述两种疾病在年轻人中更多见。③活检不能区分上述疾病。因此，炎症性肠病的诊断必须排除空肠弯曲杆菌感染，特别是有国外旅游史、动物接触史、免疫缺陷或暴露于其他高传输风险。

## 八、治疗

补充液体和电解质是治疗腹泻性疾病的主要手段。即使对于就医的弯曲杆菌肠炎，特异性抗微生物治疗也不是明确有益的。治疗的适应证包括高热、血便、严重腹泻、持续时间超过1 周以及症状加重。标准的药物治疗方案是红霉素口服5 ~7 天。体内和体外药物试验证明其他大环内酯类，包括阿奇霉素（1 天或者3 天的疗程），也同样有效。成年人可选择的药物还有氟喹诺酮（500 mg，口服，2 次/天）或其他喹诺酮类5 ~7 天，但该类和四环素类耐药逐渐增高。耐药菌株感染的预后不良。避免使用肠道蠕动的药物，以免延长症状，且可能诱发中毒性巨结肠甚至死亡。

对于全身性感染，可经验性给予庆大霉素（首剂2 mg/kg，1.7 mg/kg，静脉滴注，1 次/8 小时）、亚胺培南（500 mg，静脉滴注，1 次/6 小时），或者（氯霉素50 mg/kg，静脉滴注，每天分3 次或4 次），但应同时进行细菌的药敏试验。非免疫低下或血管内感染，抗菌治疗14 天。胎儿弯曲杆菌感染造成免疫低下的全身性感染以及血管内感染的，需要延长抗菌治疗疗程（可达4 周）。对于免疫低下的复发性感染，需考虑长期药物治疗/预防。

## 九、预后

大多数弯曲杆菌感染可自发或经抗生素治疗后痊愈。个别死亡病例报道多是由于体液丢失所致。如前所述，一些可出现反应性关节炎、吉兰—巴雷综合征或其变异型。胎儿弯曲杆菌所致的全身性感染致死性高于其他种属。疾病的预后取决于恰当治疗开始的及时性。相对健康人的胎儿弯曲杆菌感染通常可无后遗症生存。免疫低下常出现反复和（或）危及生命的弯曲杆菌属病原体感染。

# 第八节　霍乱及其他弧菌引起的疾病

弧菌属的成员可引起许多重要的感染综合征，其中典型的是霍乱，这是由霍乱弧菌引起的一种极具破坏性的腹泻性疾病，在近2个世纪里已经引起了7次全球性的大流行。在当代发展中国家，霍乱疫情仍然是重要的公共卫生问题。由其他弧菌引起的疾病包括腹泻综合征、软组织感染或者原发性败血症。弧菌属的所有成员都是具有高度运动性、兼性厌氧革兰阴性菌，菌体弯曲呈弧状，有一个或多个鞭毛。在自然界中，弧菌最常存在于盐度适中、有潮汐的河流和海湾。夏季当水温超过20℃时，它们开始繁殖，在温暖的季节发病增多。

## 一、霍乱

霍乱是一种急性腹泻性疾病，可以在数小时内引起严重的、迅速进展的脱水和死亡。因此，重型霍乱（霍乱最严重的类型）是令人恐惧的，尤其在流行病学表现方面。值得庆幸的是，迅速、积极的液体补充和支持治疗能够降低高病死率。虽然术语霍乱有时用于表示任何引起严重脱水的分泌性腹泻疾病，但是现在不论病因学上有无传染性，该词指的是由O1或O139群霍乱弧菌这两种具有流行潜力的血清群引起的疾病。

### （一）微生物学和流行病学

根据其脂多糖（LPS）O抗原的糖类决定簇，霍乱弧菌可分为200多个血清群。虽然一些非O1霍乱弧菌血清群（在抗O1型抗原血清中不凝集的菌株）偶尔也可引起腹泻的零星暴发，但是在1992年O139血清群出现之前，O1血清群一直是引起霍乱疫情的主要原因。O1群霍乱弧菌有两个生物型，古典生物型和埃尔托生物型。每一型可进一步分为两种血清型，即Inaba型（稻叶型）和Ogava型（小川型）。

霍乱弧菌的自然栖息地是具有一定咸度的海岸水域及河口，与浮游生物密切相关。人类偶尔会被感染，但一旦被感染，就可以成为传播的载体。摄入被人类粪便污染的水是感染霍乱弧菌最常见的方式。食用受污染的食物也能引起传播。目前尚未发现动物宿主。感染所需菌量相对较高，但对于胃酸减少者、服用抗酸剂以及因进食而胃酸被缓冲的患者，感染剂量可明显降低。在霍乱疫区，霍乱主要是一种儿科疾病。但当被引入新的人群时，其感染成年人和儿童的概率是相同的。在疫区，疾病负担在与高温、暴雨、洪水有关的"霍乱季节"里最为严重，但该病全年均可发生。令人费解的是，霍乱的易感性明显受到ABO血型的影响，O型血的人在感染后最容易发展为重症，而AB型血的人患重症的可能性最小，原因目前尚不清楚。

霍乱的发源地位于印度次大陆的恒河三角洲。自1817年以来，出现了7次全球性的大流行。目前的（第7次）流行由埃尔托生物型引起，于1961年起源于印度尼西亚而波及整个亚洲，在很多地方埃尔托型霍乱弧菌取代了当地的古典型。在20世纪70年代初，埃尔托型霍乱在成为持续存在的疫情问题前，曾在非洲引起了疫情暴发。目前，每年向世界卫生组织（WHO）报告的霍乱病例中，超过90%来自于非洲。但是，非洲及亚洲的真实疾病负担尚不清楚，这是由于诊断常常是基于症状的，而且很多出现霍乱疫情的国家没有向WHO报告。目前大约每年有>3 000 000例的新发霍乱病例（其中只有大约2 000 000例报告了WHO），造成每年超过100 000人病死（其中大约<5 000例报告了WHO）。

近来，霍乱曾出现了几次严重的暴发，尤其是发生于贫困和流离失所的人群中。这种暴发往往是由于战争或者其他可引起公共卫生措施崩溃的情况所导致的。这些感染通常与食用当地捕获的被污染的贝类有关。偶尔，在美国距离海湾地区较远的地方，一些病例与输入的墨西哥湾海鲜有关。

在美洲一个世纪没有出现霍乱疫情之后，最近一次的霍乱大流行于1991年发生在中美洲和南美洲。最初的暴发性传播影响到了数百万人，之后该次流行在拉丁美洲引起的疾病负担才明显减小。然而，就像 20 年前在非洲的情况一样,流行性的埃尔托菌株能够在内陆淡水水域中繁殖,而不是其经典的沿海咸水生态环境。2010 年,在长达一个世纪没有出现流行之后,霍乱再次出现于海地。

1992 年 10 月,在印度东南部出现了一次大规模的霍乱疫情暴发。此次暴发是由一种新的血清群 O139 引起的。此菌株似乎是埃尔托 O1 的衍生物,但是具有截然不同的 LPS 和免疫相关 O 抗原多糖荚膜(O1 菌株没有荚膜)。经过最初在 11 个亚洲国家传播之后,O139 群霍乱弧菌再次大范围地被 O1 群取代,但它还在一些亚洲国家引起少部分病例。由 O139 群霍乱弧菌引起的疾病的临床表现与 O1 群霍乱弧菌很难区分。但是,能够预防其中一种菌株感染的疫苗对另一种菌株无效。

### (二)发病机制

霍乱是一种由毒素介导的疾病。其特征性的水样腹泻是由霍乱毒素引起的。该毒素是霍乱弧菌在小肠合成的一种强效的肠毒素蛋白。毒素协同调节菌毛(TCP)是霍乱弧菌在小肠生存及繁殖所必不可少的,之所以这样命名是由于其合成的调节与霍乱毒素的合成调节相一致。霍乱毒素、TCP 和其他几种毒力因子由 ToxR 协同调控。该蛋白通过大量的调节性蛋白对环境信号做出应答,调节编码毒力因子的基因表达。另外的调节过程,包括细菌对菌群密度的反应(这种现象叫作细菌群感效应),调控着霍乱弧菌的毒力。

一旦在人类小肠定植,菌株就产生霍乱毒素,该毒素包含一个单体酶部分(A 亚单位)和一个五聚体结合基团(B 亚单位)。B 亚单位五聚体与 GM1 神经节苷脂结合,后者是位于肠上皮细胞表面的一种糖脂,作为毒素受体将 A 亚单位传递到细胞溶质中的靶点。激活的 A 亚单位(A1)不可逆地将 ADP 核糖体从烟碱腺嘌呤二核苷酸转运到其特异性的靶蛋白上——腺苷酸环化酶的 GTP 结合调节元件。ADP 核糖基化 G 蛋白上调腺苷酸环化酶的活性,结果导致胞内 cAMP 的高水平累积。在肠上皮细胞内,cAMP 环腺苷酸抑制绒毛细胞的吸收性钠转运系统,激活隐窝细胞的分泌性氯转运系统,从而导致肠腔内氯化钠的累积。为了维持渗透压,水被动性地移动,使得等渗液体在肠腔内积聚。当液体的量超出了其余部分肠腔的吸收能力时,便出现了水样腹泻。丢失的液体和电解质如果不能得到充分补充,就会出现休克(严重脱水所致)和酸中毒(碳酸氢盐丢失所致)。虽然腺苷酸环化酶途径紊乱是霍乱毒素引起液体过量分泌的首要机制,霍乱毒素也能通过前列腺素类和(或)神经组胺受体来促进肠道分泌。

霍乱弧菌的基因组包含两个环状染色体。侧向基因转移在霍乱疫情的演变过程中发挥了关键作用。编码霍乱毒素(CTXAB)的基因是噬菌体 CTXφ 基因组的一部分。在霍乱弧菌表面上对应这种噬菌体的受体是肠道定植因子 TCP。由于 CTXAB 是移动性遗传元素(CTXφ)的一部分,所以此种噬菌体的水平转移将导致新的产毒素霍乱弧菌血清群。那些与霍乱弧菌发病机制密切相关的基因,包括调控 TCP 生物合成的基因、调控辅助性定植因子的基因和调节毒力基因表达的基因,都聚集在霍乱弧菌的致病岛。类似的毒力基因聚集也见于其他细菌病原体。致病岛被认为是通过水平基因转移而获得的。O139 群霍乱弧菌很可能是源于一种埃尔托 O1 菌株,该菌株通过水平基因转移获得了 O139 O 抗原的合成基因。

### (三)临床表现

感染了 O1 或 O139 群霍乱弧菌的个体会出现一系列的临床表现。有些人无症状或者仅有轻度腹泻,而另一些人则表现为突然暴发的、危及生命的严重腹泻(重型霍乱)。在疾病征象和表现上有所不同的原因尚不完全清楚,可能与预先存在的免疫力、血型和营养状况有关。在 24 ~ 48 小时的潜伏期后,典型的霍乱表现为突然出现的无痛性水样腹泻,患者常常有呕吐。在严重病例,第一个 24 小时液体丢失可以超过 250 mL/kg。如果液体和电解质没有得到及时补充,继而可发生低血容量性休克和死亡。患者通常不发热。电解质紊乱而导致的肌肉痉挛很常见。粪便具有特征性的外观,即呈非胆汁性,灰白色、略浑浊的液体,伴有一些黏液斑,无血液,带一点不刺鼻的腥味。由于外观与洗过米的水相似,这样的粪便曾被称作"米泔水样"大便。临床症状与血容量缩减相平行;体液丢失小于正常体重的 5% 时,出现口渴;体液丢失为正常体重的 5% ~ 10% 时,出现直立性低血压、体弱无力、心动过速和皮肤弹性下降,体液丢失大于正常体重的 10% 时,出现少尿、脉细弱或触及不到、眼窝凹陷(婴儿前囟凹陷)、皮肤起皱、嗜睡和昏迷。并发症取决于容量和电解质丢失的程度，包括急性肾小管坏死导致的肾衰竭。然而，如果患者得到充分的液体和电解质补充治疗，可以避免并发症的发生，病程呈自限性，可在数天内恢复。

实验室检查结果通常显示为非贫血患者的血细胞比容升高（血液浓缩导致），中性粒细胞轻度增多，与肾前性氮质血症相一致的血尿素氮和肌酐水平升高，血钠、钾和氯正常，碳酸氢盐浓度明显下降（<15 mmol/L），以及阴离子间隙升高（血清乳酸盐、蛋白质和磷酸盐增加所致）。动脉血 pH 通常较低（约 7.2）。

### （四）诊断

对临床上怀疑为霍乱者，可进行大便霍乱弧菌的鉴定而确定诊断，但是，对病原体必须进行特异性鉴定。对于有经验的人来说，可以直接在通过暗视野显微镜下观察新鲜粪悬滴来检测出病原体，进行特异性抗血清固定可以分辨其血清型。病原体的实验室分离需要使用选择性培养基，例如牛磺胆—碲酸盐—凝胶（TTG）琼脂或者硫代硫酸盐—柠檬酸盐—胆盐—蔗糖（TCBS）琼脂培养基。如果预计标本处理过程可能会耽搁，也可以使用 Carey-Blair 运送培养基和（或）碱性蛋白胨含水丰富的培养基。虽然对于有些地区霍乱弧菌是罕见的分离菌，生物化学鉴定和定性是有价值的，但是在流行地区不需要进行这些工作。用于肠杆菌科的标准微生物生化检测足够用于霍乱弧菌的鉴定。所有的弧菌都是氧化酶阳性。目前市售的用于床旁即时检测的霍乱抗原试纸测定，可以用于现场或者是实验室设施缺乏的情况。

### （五）治疗

霍乱引起的死亡是由低血容量性休克导致的，而治疗霍乱患者首要的是液体复苏和管理。根据脱水程度和患者的年龄、体征，应首先迅速补充至正常血容量，继而保持足够的水分供给来补充不断丢失的体液。服用口服补液盐（ORS）利用己糖—钠协同转运机制将钠离子转运出肠黏膜，伴随有葡萄糖（或乳糖）分子的主动转运，氯离子和水跟着进行运输。即使霍乱毒素有活性时，这套运输机制仍保持完好。口服补液盐可以通过向含有糖和盐的包装袋中添加安全饮用水而制得，或者通过向 1 L 安全饮用水中加入 0.5 茶匙精制食盐（NaCl 3.5 g）和 4 大勺蔗糖（葡萄糖 40 g）而制得。应鼓励进食香蕉或绿椰子水来摄入钾。口服补液盐有多种制剂，目前 WHO 推荐"低渗透压"口服补液盐用于治疗任何原因引起的脱水性腹泻。条件允许时，以稻米为基础的 ORS 被认为在治疗霍乱时优于标准的口服补液盐。对于不能饮水的患者，可以通过鼻饲管给予口服补液盐；但是，重度脱水患者的最佳管理包括静脉输液和电解质补充。由于严重酸中毒（pH <7.2）在本疾病中常见，林格液是同类商业产品中最好的。

使用补液时必须附带性地补充钾，推荐口服补充。对于重度脱水患者（丢液量 >10% 体重），安全起见，在治疗开始的 1 小时内补充液体丢失总量的 1/2，3~6 小时内补足全部丢失量。短暂的肌肉痉挛和手足抽搐是常见的。过后通常可以开始口服治疗，以保持液体入量与出量相等。然而，持续大量腹泻的患者可能需要延长静脉治疗，以弥补胃肠液的丢失。重度低钾血症可以进一步发展，但对静脉补钾或者口服补钾均有反应。在没有足够人员来监测患者疾病进展的情况下，口服补液和补钾治疗比静脉补充更为安全。

虽然抗生素不是治疗必需的，但是，使用病原体敏感的抗生素能够缩短液体丢失的时间和量，促进病原体从粪便中排出。WHO 建议仅当霍乱患者出现严重脱水时给予抗生素，但更为广泛的应用抗生素也常被认为是合理的。多西环素（单次剂量 300 mg）或者四环素（12.5 mg/kg，4 次/天，使用 3 天）可能对成年人有效，但不建议用于 8 岁以下的儿童，因为其可能沉积于骨骼和发育中的牙齿。新出现的耐药性是需要持续关注的问题。在四环素耐药性普遍存在的地区，对于非妊娠的成年霍乱患者，环丙沙星或者短程疗法（15 mg/kg，2 次/天，连用 3 天，每天总剂量不超过 1 g），红霉素（每天总量 40~50 mg/kg，分 3 次，共用 3 天），或者阿奇霉素（单剂量 1 g）可能是临床有效的替代药物。怀孕妇女和儿童通常用红霉素或阿奇霉素治疗（儿童剂量为 10 mg/kg）。

### （六）预防

提供安全的用水和粪便卫生处理设施，改善营养，注重家庭中食物的储藏和制备，可以显著降低霍乱的发病率。在过去的几十年里，人们投入了大量精力以研制有效的霍乱疫苗，特别是口服疫苗。传统的霍乱疫苗经肌内注射，对于无免疫力的人群保护作用小，而且有可预见的不良反应，包括注射部位疼痛、不适和发热。疫苗功效有限的部分原因是其不能诱导肠黏膜表面的局部免疫反应。

目前已经研制出了两种口服霍乱疫苗。第一种是全细胞灭活疫苗（WC），它有两种形式：一种包含霍乱毒素的无毒性 B 亚单位（WC/BS），另一种是仅由杀灭的细菌组成。在孟加拉进行的一项安慰剂对照试验中，这两种灭活疫苗均在接种 6 个月后表现出显著的保护作用，WC 疫苗的保护率约为 58%，WC/BS 疫苗的保护率约为 85%。在接种 3 年后两种疫苗均可达到 50% 的保护率。5 岁以后接种疫苗的人群其免疫力比年幼者更为持久。在撒哈拉以南非洲地区具有艾滋病高患病率人群中进行的一项试验证实了 WC/BS 疫苗的有效性。在越南、加尔各答和印度进行了针对当地生产的死疫苗的临床试验，未能显示出预期结果。口服灭活疫苗对于生活在接种者周围的未接种者也有保护作用。世界卫生组织目前推荐，对于具有患霍乱风险的人群，霍乱疫苗接种应成为一项更大的应对计划。口服灭活疫苗在欧洲和亚洲均有供应，但是（像其他霍乱疫苗一样）在美国没有供应。

第二种霍乱疫苗正在开发中，包括口服减毒活疫苗，例如，通过分离或者创建缺少霍乱毒素基因的突变株。CVD 103-HgR 就是一个这样的疫苗，在 1 期和 2 期研究中具有安全性和免疫原性，但是在印度尼西亚进行的一项大型现场试验中显示出的保护作用较小。发展有效、安全的霍乱疫苗，提供持久的黏膜保护性免疫，是当务之急，特别是对于营养不良、贫困和潜在艾滋病毒感染的成年人和儿童（此类人群患霍乱的危险性最大）。

## 二、其他弧菌引起的疾病

弧菌属包括几种不引起霍乱的病原体。全世界的近海水域中均富含非霍乱弧菌，在滤食性贝类组织中可以达到较高浓度。因此，人们通常是由于饮用海水，或者进食了生的或未煮熟的贝类而感染。大多数非霍乱弧菌可以在血液或者麦康基琼脂培养基上培养，这种培养基含有足够的盐分以维持这些嗜盐病原体的生长。在微生物学实验室，可以通过标准生化试验来区分非霍乱弧菌。其中最重要的是副溶血性弧菌和创伤弧菌。这些弧菌所引起的综合征中主要的两种类型是胃肠道疾病（由副溶血性弧菌、非 O1/O139 群霍乱弧菌、拟态弧菌、河流弧菌、霍利斯弧菌和弗氏弧菌引起）和软组织感染（由创伤弧菌、溶藻弧菌和美人鱼弧菌引起）。创伤弧菌也是引起一些患者中原发性败血症的原因。

1. 与胃肠道疾病相关的弧菌

（1）副溶血性弧菌：嗜盐的副溶血性弧菌广泛存在于海洋环境中，可在全球范围内引起食源性肠炎。该菌种最初于 1953 年在日本引起肠炎，在一项研究中 24% 的报告病例由其引起，该发病率大概与日本人有生食海鲜的习惯有关。在美国，由此菌引起的腹泻暴发常与未煮熟或者处理不当的海鲜及被海水污染的食物有关。从 20 世纪 90 年代中期以来，副溶血性弧菌感染的发病率在包括美国在内的数个国家有所增加，血清型 O3∶K6，O4∶K68 和 O1∶K 不定型是主要致病血清型，它们在遗传学上彼此相关。副溶血性弧菌的肠道致病性与其能在 Wagatsuma 琼脂培养基上引起溶血这一能力有关（即 Kanagawa 现象）。尽管副溶血性弧菌引起腹泻的机制尚不清楚，其基因组序列包含两个 III 型分泌系统，能够将有毒性的细菌蛋白直接注入宿主细胞。针对所有在流行病学上可与进食海鲜或与接触海水有关的腹泻病例，副溶血性弧菌应被认为是一个可能的致病因素。

副溶血性弧菌感染可引起两种截然不同的胃肠道表现。这两种表现（包括北美洲的几乎所有病例）中更常见者是水样泻，通常伴有腹痛、恶心和呕吐，约 25% 的病例伴有发热和寒战。潜伏期波动于 4 小时到 4 天，症状持续时间平均约 3 天。较少见的表现为痢疾，其特征是严重腹痛、恶心、呕吐和血便或者黏液便。副溶血性弧菌也可引起罕见的伤口感染和耳炎以及极罕见的败血症。

不论临床表现如何，大多数的副溶血性弧菌相关性胃肠道疾病是自限性的，不需要抗菌药物治疗，也不需要住院。在免疫力正常者中死亡很罕见。严重的感染与糖尿病、预先存在的肝疾病、铁过量状态或者免疫抑制等基础疾病有关。对偶尔出现的严重病例，应像前面描述的霍乱的治疗一样给予液体补充和抗生素治疗。

（2）非 O1 群霍乱弧菌：异种的非 O1/O139 群霍乱弧菌病原体在常规生化试验中与 O1 群无法鉴别，但却不能凝集 O1 抗血清。非 O1/O139 群霍乱弧菌引起了数次已详细描述的经食物传播胃肠炎的暴发流行，以及散发的耳炎、伤口感染及菌血症病例。尽管非 O1/O139 群霍乱弧菌可以导致胃肠炎暴发，但不引起霍乱流行。与其他弧菌一样，非 O1/O139 群霍乱弧菌广泛分布于海洋环境中。大多数情况下，美国已经确诊的病例与食用牡蛎或近期旅游史，特别是去墨西哥有关。由非 O1 群霍乱弧菌所致腹泻病的临床表现很多，可能与此组病原体毒力不同有关。

在美国大约有一半的非霍乱弧菌是从大便标本中分离出来的。与非 O1 群霍乱弧菌有关的胃肠炎，其典型的潜伏期<2 天，病程持续 2~7 天。患者的大便可以是较多的水样便，也可以部分成形，血性或黏液性。腹泻可以导致严重脱水。很多病例会出现腹痛、恶心、呕吐及发热。像霍乱一样，明显脱水的患者应给予口服或静脉补液治疗，而抗生素的作用不确切。

由非 O1/O139 群霍乱弧菌引起的肠外感染常有因职业或娱乐而接触海水的病史。大约 10% 的非 O1/O139 群分离株可致伤口感染或中耳炎，20% 可致菌血症（尤其可能发生于肝病患者）。存在肠道感染应给予抗生素治疗。在选择抗生素制剂和剂量上尚缺乏资料，但是大多数菌株在体外对四环素、环丙沙星和第三代头孢菌素敏感。

2. 与软组织感染或菌血症有关的弧菌

（1）创伤弧菌：创伤弧菌感染罕见，但该菌是美国重症弧菌感染中最常见的原因。如同大多数弧菌那样，此菌在温暖的夏季繁殖，其生长需要盐性环境。人类感染一般发生于 5 月到 10 月的沿海地区，最常累及 40 岁以上的男性。该菌与两种截然不同的综合征有关：原发性败血症通常发生于先前有肝病的患者，原发伤口感染通常发生于没有潜在疾病的患者。一些学者认为，该菌也可引起不伴随其他症状的胃肠炎。该菌具有一系列毒性特征，包括一种抗吞噬的荚膜、血清耐药性、细胞毒素/溶血素。毒力可用鼠 50% 致死量来评估，在铁过量时明显增高，这与血色病患者易于感染此菌的特点相一致。

原发性败血症最常发生于有肝硬化或者血色病的患者，但是也可见于造血功能障碍或者慢性肾功能不全的患者、使用免疫抑制药物或者饮酒者，或者（极罕见的情况下）见于没有已知的基础疾病的患者。经过 16 小时的中位潜伏期后，患者会出现精神萎靡不振、寒战、发热和虚脱。低血压可见于 1/3 病例，常在入院时即出现。多数病例会出现皮肤表现（通常在起病 36 小时内），常累及肢端（下肢比上肢更常见）。常见的出疹顺序是红色斑疹、瘀斑、水疱及大疱。事实上，败血症和出血性大疱性皮损在合适的情况下均可提示诊断。坏死和腐败也可发生。实验室研究显示，白细胞减少比白细胞增多常见、血小板减少和纤维蛋白裂解产物水平升高更为常见。创伤弧菌可以从血液或者皮肤病变中培养得到。病死率接近 50%，大多数是死于无法控制的败血症。因此，迅速、及时的治疗是非常关键的，应当包括经验性的抗生素使用、彻底清创和常规支持治疗。创伤弧菌在体外对包括四环素、氟喹诺酮类和第三代头孢菌素在内的多种抗生素敏感。来自动物模型的数据表明，在创伤弧菌败血症的治疗中应当使用氟喹诺酮类或者是联用米诺环素和头孢噻肟。

无论是新鲜伤口还是先前的伤口，无论患者有或无基础疾病，接触海水后均可感染创伤弧菌。经过短暂的潜伏期（4 小时至 4 天，平均为 12 小时）后开始发病，首先出现的症状是伤口肿胀、发红以及伤口周围剧烈疼痛（见于许多病例）。之后会出现迅速播散的蜂窝织炎，有时伴有水疱、大疱或者坏死性病变。迁移性病灶不常见。多数患者有发热和白细胞增多。从皮肤病变中可以培养出创伤弧菌，偶尔血液中也可培养出来。及时迅速的抗生素治疗和清创术通常是有效的。

（2）溶藻弧菌：此种弧菌最初于 1973 年被确定为一种人类病原体，可引起偶发的眼、耳及伤口感染。它是弧菌中最耐盐的菌种，可以在盐浓度>10% 的环境中生长。大多数临床分离株来自重复感染的伤口，据推测这些伤口多是在海滩受到污染。虽然感染的严重程度不一，但往往并不严重，对抗生素治疗和引流的反应良好。少数病例出现外耳道炎、中耳炎和结膜炎。通常使用四环素可以治愈。溶藻弧菌是免疫力低下患者发生菌血症的罕见原因。

## 第九节　病毒性胃肠炎

急性感染性胃肠炎是一种影响到全世界所有年龄人群的常见疾病。它是发展中国家儿童死亡的首要原因，据估计每年约导致 1 800 000 人死亡。在包括美国在内的发达国家，该病占儿童住院患者的10%~12%。老年人，尤其是身体虚弱者，患急性胃肠炎后可发生严重并发症，有死亡的风险。在健康的年轻人中，急性胃肠炎是很少致命的，但会带来大量的医疗和社会成本，包括工作时间的损失。

一些肠道病毒已被确定为急性感染性胃肠炎的重要病因（图 2-9）。大多数病毒性胃肠炎是由 RNA 病毒引起的，但是 DNA 病毒偶尔也会参与发病（例如 40 型和 41 型腺病毒），所以也被列入本节内容。这些病毒引起疾病的典型特征是急性发作的呕吐和（或）腹泻，可伴有发热、恶心、腹部绞痛、厌食和全身乏力。有一些特征性的表现有助于区分病毒性胃肠炎和细菌性胃肠炎。然而，仅根据临床和流行病学参数进行区别往往是困难的，需要进行实验室检查以确定诊断。

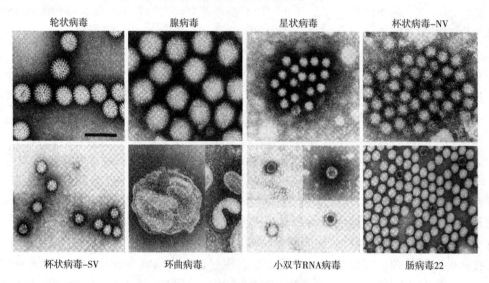

**图 2-9　引起胃肠炎的病毒**

NV，诺如病毒；SV，札幌病毒

## 一、人类杯状病毒

### （一）病原学特征

诺沃克病毒（Norwalk）是一组无包膜的原型株，小（27~40 nm）的、圆形的二十面体病毒，电镜下观察其表面特性呈相对非晶态。这些病毒很难分类，因为它们不适合细胞培养，在粪便中数量少，且只存在几天时间，也没有可用的动物模型。分子克隆和定性分析表明，这些病毒具有一个长度约7.5 kb 的单股正链 RNA 基因组，并且和典型杯状病毒相似，具有一个分子量 60 kDa 的单独的病毒相关蛋白。基于这些分子特征，人类杯状病毒目前被分为两类：诺如病毒和札幌病毒（以前分别被称为类诺沃克病毒和类札幌病毒），这两类病毒均属于杯状病毒科家族。

### （二）流行病学

诺沃克病毒和相关的人类杯状病毒感染在全世界范围内都是常见的，大多数成年人具有对这些病毒的抗体。在发展中国家，获得抗体的年龄比发达国家小，这种现象支持这些病毒通过粪—口途径传播的推测。人类杯状病毒感染全年均可发生，但是在温带气候，冬季有明显的高峰。诺如病毒可能是社区轻度胃肠炎最常见的传染源，可感染所有年龄组，而札幌病毒主要引起儿童胃肠炎。诺如病毒可以引起旅行者腹泻，在分配到世界各地的军人中曾出现暴发。有限的数据表明，诺如病毒可能是幼儿第二常见（次于轮状病毒）以及年龄较大儿童和成年人中最常见的病毒感染体。例如，在英国胃肠炎患者中开展的 8 种肠道病原体综合评估中，3/4 的患者粪便中至少检出一种病原体，诺如病毒是最常见的，在 36% 的患者和 18% 的健康对照者中均被检出。诺如病毒也被认为是引起世界范围内胃肠炎流行的主要原因。在美国，超过 90% 的非细菌性胃肠炎暴发是由诺如病毒引起的。

病毒主要通过粪—口途径传播，也存在于呕吐物中。由于极少数病毒的接种物即具有传染性，病毒可以通过雾化作用、或者通过接触污染物、或者是人与人之间的接触传播。在急性期病毒排出和其传染性是最强的，但是在志愿者中进行的关于诺沃克病毒的挑战研究显示，无症状感染者可以排出病毒抗原，有症状患者在症状出现前以及疾病治愈后几周内也可排出病毒抗原。

### （三）发病机制

病毒颗粒附着的确切部位和细胞受体尚未确定。数据表明，类似于人类组织—血型抗原，存在于分泌型胃十二指肠上皮的糖类可能是诺沃克病毒附着的配体。进一步的研究必须更充分地阐明诺如病毒和该糖类之间的相互作用，包括潜在的不同菌株之间的差异。志愿者感染该病毒后，空肠上段出现可逆性病变，绒毛扩大和钝化，微绒毛缩短，被覆上皮空泡化，隐窝增生，固有层内中性粒细胞和淋巴细胞浸润。症状消退后病变仍持续至少 4 天，与糖类和脂肪吸收不良、刷状缘酶水平降低相关。腺苷酸环化酶的活性没有改变。在胃或结肠无组织病理学改变，但胃运动功能被延迟，目前认为这种改变导致了疾病特有的恶心和呕吐。

### （四）临床表现

由诺沃克和相关人类杯状病毒引起的胃肠炎发病突然，平均潜伏期 24 小时（范围为 12～72 小时）。疾病一般持续 12～60 小时，并有下列症状中的一项或多项：恶心、呕吐、腹部绞痛和腹泻。呕吐在儿童中更为普遍，而成年人患腹泻的比例更大。全身症状常见，包括头痛、发热、寒战和肌痛。大便是典型的松散、水样，没有血液、黏液或白细胞。白细胞计数一般正常，偶尔可以见到白细胞增多伴淋巴细胞相对减少。死亡是一种罕见的结果，通常是体弱患者（例如身体虚弱的老年患者）出现严重脱水所导致的。

大约 50% 的人感染诺沃克病毒后发病，获得对感染菌株的短期免疫力。机体针对诺沃克病毒的免疫力似乎与抗体水平呈负相关，即体内预先存在较高抗体的人更容易生病。这一观察表明，有些人对该疾病具有遗传易感性。特异的 ABO 血型和分泌型血型的表型可能影响诺如病毒的易感性。

### （五）诊断

利用诺沃克病毒和其他几种人类杯状病毒基因组的克隆测序技术，使得基于聚合酶链反应（PCR）的方法能够检测粪便和呕吐物中的病毒。通过在重组杆状病毒载体中表达衣壳蛋白来产生病毒样颗粒，利用酶联免疫测定法（ELISA）检测大便中的病毒，或者检测机体对特异性病毒抗原的血清学应答。与以前的检测方法相比，新的诊断技术（如电镜、免疫电镜和基于源于人的试剂的 ELISA）相当敏感。然而，由于人类杯状病毒在遗传学和抗原学上极具多样化，目前没有可用的单一方法检测出所有这些病毒。此外，虽然公共卫生实验室也正在越来越多地采用这些方法来作为胃肠炎患者大便样本的常规检查，检测仍然是烦琐的，主要用于研究性实验室。商业化的 ELISA 试剂盒在一些欧洲国家和日本已经应用，但美国没有，具有有限的敏感性和临床实用性。但在疾病暴发流行时，这些试剂盒可显示出极大作用，同时检测大量标本，其中只有少数阳性需要进一步检测是否由诺如病毒引起。

### （六）治疗

本病呈自限性，口服补液疗法是最主要治疗手段。如果出现严重脱水，需要静脉补液治疗。无特异的抗病毒治疗。

### （七）预防

预防有赖于针对具体情况的措施，如控制食物和水的污染，通过良好的个人卫生和对污染物的消毒来减少人与人之间传播。免疫接种的作用尚不清楚，自然感染后缺乏长期免疫力，目前正在努力开发诺如病毒疫苗。

## 二、轮状病毒

### (一) 病原学特征

轮状病毒是呼肠孤病毒家族的成员。病毒基因组为包含 11 个片段的双链 RNA。病毒蛋白 6 (VP6) 是主要的结构蛋白，也是商品化免疫测定试剂盒的靶点，决定了轮状病毒的组间特异性。轮状病毒共有七大组（从 A 到 G），A 组病毒株是使人类致病的主要病毒株，B 组和 C 组相对少见。病毒有两个表面蛋白，VP7 (G-蛋白) 和 VP4 (P-蛋白)，决定了其血清型特异性，诱导中和性抗体的产生，并且是轮状病毒二分类法的依据。轮状病毒基因组是分段的，它们可以在共感染时发生基因重组（例如病毒之间基因组片段的交换），此特性可能在病毒进化中起作用，并被用于研制重组人—动物轮状病毒疫苗。

### (二) 流行病学

在世界范围内，几乎所有 3 ~ 5 岁的儿童都感染过轮状病毒。新生儿感染是常见的，但常常无症状或者症状轻微，据推测是由于来自母亲的抗体或者是母乳喂养对孩子有保护作用。3 个月龄后出现的第一次感染可能是有症状的，发病高峰出现在 4 ~ 23 个月龄的婴儿。再感染是常见的，但随着每一次重复感染，疾病的严重程度减轻。因此，在年长儿童和成年人中，严重的轮状病毒感染相对不常见。然而，轮状病毒可以发生于受感染患儿的家庭成员和看护人、免疫低下者、旅行者和老年人，因此在成年人胃肠炎的鉴别诊断中应当予以考虑。

在热带地区，轮状病毒感染全年均可发生，但季节峰不如温带地区明显。在温带地区，轮状病毒感染主要发生于凉爽的秋季和冬季。在轮状病毒疫苗接种之前，美国每年的季节性感染流行于秋季和初冬 (10 ~ 12 月) 从西南部开始，蔓延过美洲大陆，于晚冬和春季 (3 ~ 5 月) 在东北部达到高峰。这种特征性流行模式的原因尚不清楚，但近期一项研究显示出生率的州间特异性差异能够影响每次发病季节后易感患儿的累积发病率。

在轮状病毒相关性腹泻的发作期，大便中可排出大量的病毒 ($10^7 ~ 10^{12}$/g)。可以用 ELISA 检测到的排出病毒数量通常在 1 周之内下降，但是在免疫低下的个体可以持续超过 30 天。使用敏感的分子测定方法，例如 PCR，可以检测出较长一段时间的病毒排出。轮状病毒主要通过粪—口途径传播。通过呼吸道分泌物、人与人接触，或者是经污染环境物表面传播，被认为可以解释 3 岁以内抗体的迅速获得，不论其卫生条件如何。

在人类中已发现 A 群轮状病毒的至少 10 种不同 G 血清型，但只有 5 型 (G1 ~ G4，G9) 是常见的。虽然人类轮状病毒株与已在动物体内鉴定出的病毒株有高度的基因同源性，动物到人的传播看起来并不常见。B 群轮状病毒与 1982 年以来中国成年人中暴发的几次严重胃肠炎流行有关，在印度也有检出。C 群轮状病毒与一些国家一小部分儿童胃肠炎病例有关。

### (三) 发病机制

轮状病毒感染后最终破坏位于近端小肠绒毛上皮成熟的肠上皮细胞，造成吸收性绒毛上皮缺失，加上分泌性隐窝细胞的增生，导致分泌性腹泻。分化细胞的刷状缘酶特性下降，导致未代谢双糖的累积和随之发生的渗透性腹泻。在小鼠中的研究提示，轮状病毒编码的一种非结构蛋白 NSP4 起到肠毒素的作用，通过改变上皮细胞功能和通透性而引起分泌性腹泻。另外，轮状病毒也可以通过活化肠壁上的肠神经系统而引起液体分泌。近期的研究数据表明，虽然血清中的病毒抗原和 RNA 水平远远低于大便中的水平，但是轮状病毒抗原血症和病毒血症在急性感染的儿童中是常见的。

### (四) 临床表现

轮状病毒感染的临床表现可以是从亚临床感染到严重胃肠炎而导致危及生命的脱水。经过 1 ~ 3 天的潜伏期后，疾病呈突然发作，频繁呕吐，之后出现腹泻。1/3 的患者体温可超过 39℃。典型的大便为松散、水样，很少有红细胞或白细胞。胃肠道症状通常在 3 ~ 7 天缓解。

已有报道轮状病毒感染的儿童可出现呼吸道和神经系统症状，但其因果关系并不肯定。而且，轮状病毒感染与其他很多临床综合征相关（例如突发婴儿死亡综合征、坏死性小肠结肠炎、肠套叠、川崎病和 1 型糖尿病），但是这些临床综合征与轮状病毒感染之间的因果关系都未确定。

轮状病毒似乎并不是 HIV 感染患儿中主要的机会性病原体。在严重免疫缺陷的儿童中，轮状病毒可以引起迁延性腹泻，伴有长期的病毒排泄。在罕见的情况下，可以引起全身多系统播散。因骨髓移植而免疫抑制者也有出现重度甚至致死性轮状病毒感染的风险。

针对轮状病毒感染的免疫与存在于肠道的病毒特异性分泌性 IgA 抗体有关，在某种程度上也与血清中存在的抗体有关。由于肠黏膜表面病毒特异性 IgA 的生成是短暂的，因此针对疾病的免疫保护只是暂时的。但是，每次感染及随后的再感染都逐渐地增强免疫力，因而严重感染最常见于首次或第二次感染的幼儿。目前认为免疫记忆对于再感染时疾病严重程度减轻非常重要。

### （五）诊断

轮状病毒感染难以从临床症状上与其他肠道病毒引起的感染相鉴别。由于大量病毒自大便排泄，通常可以使用多种商业化的免疫测定试剂盒或者是 DNA 探针技术来进行诊断，例如凝胶电泳、探针杂交或者 PCR。

### （六）治疗

轮状病毒胃肠炎可以导致严重脱水，因此，应当及早制定恰当的治疗方案。对于大多数可以口服液体的患儿，标准口服补液疗法是成功的，但是对于重度脱水或者因频繁呕吐而不能耐受口服补液的患者，应当给予静脉补液。益生菌、碱式水杨酸铋、脑啡肽酶抑制药和硝唑尼特的治疗作用已在临床研究中进行了评估，但未能明确。应避免使用抗生素和抗动力药物。在患有慢性症状性轮状病毒疾病的免疫低下儿童中，口服免疫球蛋白或者初乳可使症状缓解，但是这些药物及其剂量的最佳选择仍有待研究，目前的治疗决策常常是经验性的。

### （七）预防

人们致力于研发轮状病毒疫苗，因为无论是在欠发达国家还是发达国家，卫生保健和卫生设施的改善未能减低疾病的发病率。第一支轮状病毒疫苗于 1998 年在美国得到批准，但其因为与一种严重的肠道梗阻——肠套叠有关，而在 1 年内从市场上撤销。

2006 年北美洲、欧洲和拉丁美洲开展了大型临床试验，报道了关于两种新型轮状病毒疫苗安全性和有效性的一些有希望的结果。目前这两种疫苗均被推荐用于美国所有婴儿的常规免疫，其应用已迅速降低了轮状病毒在美国引起的住院和急诊病例数。在墨西哥也记录到接种轮状病毒疫苗后幼儿腹泻所引起的病死人数在下降。此外，尽管基于现有数据尚不能排除低风险，但是上市后监测的信息并未显示任何严重不良事件（包括肠套叠）。

### （八）需考虑的问题

轮状病毒是普遍存在的，可以感染全球范围内所有 5 岁以内的儿童。然而与发达国家相比，轮状病毒感染在发展中国家的发病年龄更小，季节性更不明显，而且更常出现少见病毒株的感染。此外，由于补液治疗开展有限，轮状病毒仍是发展中国家儿童腹泻相关死亡的首要原因，在撒哈拉沙漠以南非洲地区和亚洲南部儿童中引起的死亡率最高。

轮状病毒感染的流行病学差异、在发展中国家其与其他肠道病原体共感染的高患病率、合并症及营养不良的高发生率可能对口服疫苗的性能产生不利影响，就像口服的脊髓灰质炎疫苗、霍乱疫苗和伤寒疫苗在这些地区的情况一样。因此，特别推荐在资源匮乏的非洲和亚洲进行关于轮状病毒疫苗效能的评估，这些试验至今尚未完成。正如人们所预料，与发达国家相比，这些地区轮状病毒疫苗的效能中等（50%~70%）。尽管如此，即使是中等效能的轮状病毒疫苗接种仍有可能给这些疾病高负担地区带来可观的公共卫生收益。基于以上考虑，世界卫生组织在 2009 年 4 月推荐轮状病毒疫苗接种在全世界范围所有国家进行。

## 三、其他肠道病毒

肠道腺病毒 40 和 41 血清型属于 F 亚组，是 70~80 nm 的双链 DNA 病毒，幼儿腹泻中 2%~12% 是由此病毒引起。与导致呼吸系统疾病的腺病毒不同的是，肠道腺病毒难以在细胞系中培养，但是可以使用商业化的免疫测定试剂盒检出。

星状病毒直径为 28～32 nm，有特征性二十面体超微结构，含单股正链 RNA 基因组。已证实至少有 7 种不同的血清型，其中血清型 1 最为常见。星状病毒感染主要见于小儿，2%～10% 的幼儿轻中度胃肠炎由该病毒引起。使用直接免疫测定法检测大便标本中的病毒，以及使用分子学方法对病毒株进行鉴定，将会对其致病作用进行更为全面的评估。

环曲病毒是直径 100～140 nm、有包膜的正股 RNA 病毒，被认为是引起马（伯尔尼病毒）和牛（布雷达病毒）胃肠炎的病原体。其在人类腹泻中的作用尚不明确，但是来自加拿大的研究表明，环曲病毒排泄与新生儿的医院感染性胃肠炎和坏死性小肠结肠炎均有关系。这些相关性需要进一步的评估。

小核糖核酸病毒是小的双节、双链 RNA 病毒，在很多动物中引起腹泻。其在人类胃肠炎中的主要作用尚不明确，但有几项研究发现小核糖核酸病毒与 HIV 感染成人中发生的胃肠炎有关。

在腹泻患者的粪便中也鉴定出其他一些病毒（如肠道病毒、呼肠孤病毒、瘟病毒和细小病毒 B），但是它们在胃肠炎病因学中的作用还没有得到证实。近来发现一些主要引起严重呼吸道疾病的病毒，例如严重急性呼吸综合征相关冠状病毒（SARA-CoV）、H5N1 型禽流感病毒和当前大流行的甲型 H1N1 流感病毒株，这些病毒感染时也会出现腹泻。

# 第十节　阿米巴病和自由生活阿米巴感染

## 一、阿米巴病

阿米巴病是一种肠道原虫溶组织内阿米巴感染。大多数的感染可能是无症状的，但溶组织内阿米巴会引起从痢疾到包括肝脓肿在内的肠外感染一系列疾病。

溶组织内阿米巴的生活周期分为两个阶段：抵抗力强的多核包囊阶段和可运动的滋养体阶段。人类作为自然宿主，通过食入人包囊而获得感染。这些包囊来自被粪便污染的食物或水，更罕见的是通过口一肛性行为。包囊能够在胃酸中存活，然后在小肠内脱囊，形成 20～50 nm 大小的滋养体。滋养体能够作为无致病作用的共生体在大肠肠腔存在，或者侵犯肠道黏膜引起阿米巴结肠炎。在某些患者，滋养体侵入黏膜进入血液，引起阿米巴肝脓肿。具有运动性的滋养体可被排泄至粪便中，对诊断很重要，但可因暴露于空气或者胃酸而被迅速杀死，因此不能引起感染。大肠肠腔中的滋养体形成包囊后随粪便排出，继续其生活周期。

### （一）流行病学

既往关于溶组织内阿米巴感染及相关疾病的真实发病率和患病率是不清楚的，如今分子诊断技术正在逐渐阐明这些问题。以前的大多数教科书上写到，世界人口大约 10% 受到阿米巴感染。现在我们知道，大多数在粪便中发现的阿米巴滋养体或包囊的无症状者是感染了非侵袭性虫种，迪斯帕内阿米巴或莫斯科内阿米巴。迪斯帕内阿米巴似乎并不引起疾病，即使是在免疫抑制者中。而且，目前尚无证据表明莫斯科内阿米巴致病，尽管流行病学研究只是在初期阶段。相反，溶组织内阿米巴感染可以致病，即使不是所有患者都表现出症状。目前仍不清楚感染了溶组织内阿米巴的患者出现症状的概率有多大，在高流行地区进行的一项研究显示，感染者中只有 10% 在 1 年的观察期内出现症状。阿米巴病的一个显著特征是，虽然溶组织内阿米巴感染在男性和女性中的患病率无差异，但是阿米巴病在男性较女性更为常见。特别明显的是阿米巴肝脓肿，男性的患病率约是女性的 7 倍。这种差异的原因尚不清楚，但有报道，与女性相比，男性血清中针对阿米巴滋养体的补体介导杀伤作用效力较弱，可能是原因之一。

溶组织内阿米巴感染最常见于卫生状况不佳和人口密集的地区，这两大因素造成这些地区的食物和饮用水容易受到人类粪便的污染。高发病率地区包括非洲、中南美洲和亚洲等国家。在孟加拉国的一项大型系列研究中，腹泻患者中约 2.1% 存在溶组织内阿米巴感染，而无症状对照组中感染率为 1.4%。2007 年阿米巴病被列为墨西哥第六大常见疾病，发病率为 544/100 000 人。在美国和其他的发达国家，阿米巴病较少见，主要见于旅游者和来自流行地区的移民。收容院里的被收容者中偶有感染暴发，据记载，在男男同性恋中阿米巴病感染率增加，但是这种感染大多数是无症状的，很可能是感染了迪斯帕内阿米巴。

### （二）发病机制和病理学

阿米巴滋养体具有一大类潜在的毒力分子，包括黏附素、蛋白酶、成孔蛋白和其他效应分子，能够溶解细胞和组织，诱导细胞坏死和凋亡，抵抗固有免疫和适应性免疫防御。疾病开始时，阿米巴滋养体黏附于结肠黏膜上皮细胞。病变结肠的病理切片上可以见到结肠黏液屏障的破坏，但不清楚这种破坏到底是由寄生物引起并促进其黏附至黏膜细胞，还是由黏附事件所引起并导致随后的黏膜损伤。黏附主要是由表面凝集素分子家族介导的，这些分子能够与半乳糖和N-乙酰半乳糖残基结合。溶组织内阿米巴能够通过一个叫作阿米巴穿孔素的双亲性肽家族与宿主细胞接触而使其溶解，这种肽可在靶细胞膜上形成"木桶式"孔洞。在溶组织内阿米巴与宿主细胞接触后，细胞坏死和凋亡均可发生，哪种结局占主导地位与靶细胞和组织环境的固有特点有关。阿米巴半胱氨酸蛋白酶在疾病过程中起到了重要作用，这一点是明确的。

溶组织内阿米巴有一个半胱氨酸蛋白酶大家族，可溶解宿主细胞间的细胞外基质（从而分离细胞和促进入侵），并裂解宿主防御分子（包括补体、抗体）。在动物模型（包括人肠道移植嵌合体小鼠）中的研究表明，通过直接基因打靶或者化学抑制剂来抑制溶组织内阿米巴半胱氨酸蛋白酶的活性，能够显著减少疾病的发生。所有这些阿米巴毒力因子对人结肠的最终效应是产生小溃疡，这些溃疡边界隆起，局部上皮细胞缺失，有中度的炎症反应和黏膜出血。溃疡间的黏膜通常是正常的，但有时可见弥漫性充血。阿米巴滋养体可以接着从侧面侵入黏膜下层，形成典型的烧瓶样溃疡（病理学检查表现为窄颈病变），沿黏膜下扩展，在坏死组织的边缘含有溶组织内阿米巴滋养体。溃疡往往在肌层停止，全层病变和结肠穿孔不常见。阿米巴瘤是其肠道疾病的一种罕见的并发症，表现为肉芽肿性肿块突入肠腔，伴有肠壁增厚、水肿和出血，可引起梗阻症状。

在一些溶组织内阿米巴慢性感染的个体，滋养体侵入肝门静脉系统到达肝，引起阿米巴肝脓肿。阿米巴滋养体必须抵抗血清补体介导的溶解作用，在血流中生存。阿米巴肝脓肿在病理检查上具有典型的外观：类圆形脓肿，中心为大片坏死物呈鱼子酱样，坏死物质外包绕着薄层的少量炎症细胞和纤维，偶尔也有少量阿米巴滋养体。邻近肝实质通常是完全正常的。阿米巴肝脓肿的啮齿类动物实验模型研究结果表明，初始病变可能有更多的炎性细胞，阿米巴滋养体引起的中性粒细胞溶解可能造成组织损伤。在疾病的小鼠模型中，细胞凋亡是肝细胞死亡的一个重要部分，阻断含半胱氨酸的天冬氨酸蛋白水解酶的活性可显著降低肝脓肿形成，但这些因素是否适用于人类疾病尚不清楚。先天性和适应性免疫在预防阿米巴感染或控制疾病中的作用需要进一步阐明。在高度流行地区儿童中的研究表明，先前的阿米巴肠道感染可刺激针对阿米巴抗原的黏膜IgA抗体，从而减少后续感染的可能性，这种保护是相对短暂的。相反，在越南一个具有阿米巴肝脓肿高患病率的地区人群中，尽管血清抗体是存在的，先前的疾病发作却并没有减少第二次发病的风险。动物模型的研究表明，细胞介导的免疫可能在宿主防御中发挥作用。使用糖皮质激素与阿米巴性结肠炎患者的不良预后相关。然而，艾滋病患者并没有表现出感染阿米巴的风险增加，也没有证据表明他们比免疫功能正常的宿主有更严重的患病倾向。

### （三）临床表现

#### 1. 肠阿米巴病

大多数患者是无症状携带阿米巴，但溶组织内阿米巴感染者可以发病。食入感染性包囊后2~6周出现阿米巴结肠炎的症状。腹泻（典型的血红素阳性粪便）和下腹部疼痛是最常见的症状。随疾病进展可出现全身不适和体重减轻。严重痢疾患者每日可以排便10~12次，每次量小而含有血和黏液，但只有约40%的患者出现发热。暴发型阿米巴结肠炎罕见，有严重的腹痛（包括腹膜刺激征）、高热、大量腹泻和显著的白细胞增多，主要发生于儿童、孕妇、使用糖皮质激素治疗者，也可能发生于糖尿病或乙醇中毒的患者。可以见到麻痹性肠梗阻和结肠黏膜脱落，暴发性病例中超过75%出现肠穿孔。有时暴发型阿米巴结肠炎的病死率超过40%。阿米巴结肠炎的并发症还包括中毒性巨结肠和阿米巴瘤。中毒性巨结肠（见于0.5%的结肠炎患者）表现为重度肠管扩张和肠腔积气，阿米巴瘤表现为腹部肿块，可能与结肠癌混淆。

2. 阿米巴肝脓肿

阿米巴肝脓肿是阿米巴病最常见的肠外表现，在1个世纪以前它还常常是致命的，但是在目前快速的诊断方法和有效的治疗下，如今的病死率为1%~3%。疾病开始时阿米巴滋养体穿过结肠黏膜，通过门静脉循环到达肝。大多数阿米巴肝脓肿患者并不同时出现结肠炎的症状或体征，粪便中也没有阿米巴滋养体。唯一例外的是暴发型阿米巴结肠炎患者，他们中并发阿米巴肝脓肿是常见的。疾病可以出现在旅行或居住在流行地区数月至数年内，因此，仔细询问旅行史对诊断很关键。阿米巴肝脓肿的典型表现有右上腹疼痛、发热和肝区触痛。疾病进展通常呈急性，症状持续 <10 天。然而也可以出现较为慢性的表现，突出的伴随特征为体重下降和厌食。黄疸不常见，但右肺底部浊音和啰音（继发于胸腔积液）是常见的。实验室检查最常发现白细胞增多（无嗜酸性粒细胞增多）、碱性磷酸酶水平升高、轻度贫血和红细胞沉降率升高。

3. 阿米巴病的其他肠外病变

右侧胸腔积液和肺不张在阿米巴肝脓肿中常见，通常不需要治疗。但是，有10%的患者会出现脓肿破溃穿透膈肌引起胸膜阿米巴病。突然发作的咳嗽、胸膜炎样胸痛和气短等症状均提示脓肿破裂进入胸腔。一些阿米巴肝脓肿患者表现为胸膜阿米巴病，可能与细菌性肺炎和脓胸相混淆。肝支气管瘘是一种显著的并发症，患者可咳出肝脓肿内容物——大量褐色痰中可能含有阿米巴原虫。1%~3%的患者脓肿破裂入腹膜，出现腹膜刺激征和休克。更罕见的是脓肿破裂入心包，出现心包炎常见的症状和体征（胸痛、心包摩擦感、呼吸困难、气促或者心脏压塞），接近30%的患者最终死亡。不到0.1%的阿米巴肝脓肿患者并发脑脓肿，突然出现头痛、呕吐、癫痫发作、精神状态改变，病死率高。皮肤阿米巴病（通常包括肛门和肛周）、生殖器病变（包括直肠阴道瘘）和泌尿道病变均有报道，是阿米巴病罕见的并发症。

## （四）诊断

阿米巴结肠炎的诊断一直是基于在腹泻患者的粪便或结肠黏膜中检出溶组织内阿米巴滋养体或者包囊。但是，显微镜下不能区分溶组织内阿米巴和其他的内阿米巴属种（例如迪斯帕内阿米巴和莫斯科内阿米巴），从而限制了其作为专门诊断方法的效力。至少要检查3次粪便标本，这样可提高检测灵敏度。有学者认为，腹泻患者粪便中出现含有阿米巴滋养体的红细胞可高度提示溶组织内阿米巴感染。但是，由于大多数的溶组织阿米巴感染患者其粪便中未见到含有滋养体的红细胞，因此，该检查方法的适用性受到限制。

尽管存在这些内在局限性，显微镜结合血清学检测在世界各地很多医院和诊所里仍然是标准的诊断方法。粪便培养检测溶组织内阿米巴滋养体是一种研究手段，但一般不用于临床。PCR法测定粪便样本中的DNA是目前确定溶组织阿米巴感染的最具敏感性和特异性的方法，已成为有价值的流行病学研究工具；探针也可以用来检测迪斯帕内阿米巴和莫斯科内阿米巴。虽然在降低PCR相关诊断技术的成本方面已经取得了显著进步，该方法对于大多数流行地区的临床诊断仍不可行。采用酶联免疫吸附试验（ELISA）和免疫层析技术的商品化试剂盒来检测内阿米巴抗原，价格更为低廉，更容易开展，使用越来越多。一些领先的试剂盒自称比显微镜有更高的灵敏度，能够特异性检测溶组织阿米巴，比显微镜具有显著优势。不幸的是，不是所有的临床研究都支持这些论点，人们担心这些检测方法在非流行地区的特异性，而且ELISA法的灵敏度和特异性不如PCR相关诊断技术高。此时，基于抗原检测的ELISA方法能够特异性检测粪便中的溶组织阿米巴，很可能是流行地区的最佳选择；但是，任何这些诊断试验的结果需要根据临床表现进行解释，最好进行二次验证试验。当临床上怀疑一个急性结肠炎患者患阿米巴病而最初的粪便检查为阴性时，结肠镜下黏膜活检找阿米巴滋养体可能有助于确立诊断，或者有助于识别其他疾病（例如炎症性肠病或者假膜性肠炎）。

阿米巴肝脓肿的诊断是基于检测（一般通过超声或CT）到肝内有一个或多个占位性病变，且血清学检测抗溶组织阿米巴抗体为阳性。正如前面所提到的，阿米巴病可以在患者旅行或居住在流行区数月甚至数年后出现，所以对于任何肝脏肿患者必须详细询问旅行史。典型的阿米巴肝脓肿为单个、较大，位于肝右叶，但敏感成像技术表明，多发性脓肿要比之前所认为的多。当一个患者有肝内占位性病变时，阿米巴血清学检测阳性对于诊断阿米巴肝脓肿具有高度的敏感性（＞94％）和特异性（＞95％）。曾有报道脓肿发病极早期（起病 7～10 天）的血清标本中出现血清学检测假阴性结果，但是重复检测几乎总是阳性。

### （五）鉴别诊断

阿米巴结肠炎的鉴别诊断包括细菌性痢疾（例如志贺菌和弯曲杆菌感染）、血吸虫病、结肠纤毛虫感染、假膜性肠炎、炎症性肠病和缺血性结肠炎。粪便细菌培养、显微镜检和阿米巴血清学检查有助于阿米巴结肠炎与上述这些结肠炎的鉴别。阿米巴瘤可能与结肠癌相混淆，一些病例报道就描述了阿米巴瘤和相关肝脓肿最初被认为是结肠癌伴肝转移的例子。阿米巴肝脓肿必须与化脓性肝脓肿、肝棘球蚴病、原发或转移性肝肿瘤相区分。单从临床表现很难区别化脓性肝脓肿与阿米巴肝脓肿，但是阿米巴血清学检测通常是排除或者诊断阿米巴肝脓肿的关键。脓肿破裂入胸膜腔可伴有咳嗽、咳痰和呼吸困难，可能会先被诊断为支气管肺炎。

### （六）治疗

咪唑类复合物替硝唑和甲硝唑是治疗阿米巴结肠炎和阿米巴肝脓肿的药物。到目前为止，溶组织内阿米巴尚未表现出对任何一种常用药物的耐药性，这就大幅简化了治疗。替硝唑的耐受性更好，在治疗阿米巴结肠炎和阿米巴肝脓肿时比甲硝唑的疗效略好一些。对于不能口服的患者，甲硝唑可以静脉注射给药。对于暴发性阿米巴结肠炎，应尽可能地保守处理，即使出现肠穿孔，需加用抗生素治疗肠道细菌并根据需要行经皮置管引流腹腔内积聚液体。

值得注意的是，考虑到阿米巴肝脓肿体积较大，给予治疗阿米巴结肠炎相同剂量的替硝唑或甲硝唑几乎均治疗成功。超过 90％ 的患者在开始治疗后 72 小时内出现应答，腹痛和发热减轻。对于阿米巴肝脓肿，很少需要引流。在一个大的系列研究中，内科治疗的同时行经皮 X 线引导下脓肿引流术的患者与仅仅给予内科治疗的患者相比，在体温下降至正常的时间、住院天数方面均未表现出显著差异。肝脓肿插吸术适用于：怀疑为化脓脓肿或者双重细菌感染但诊断不明确的患者；替硝唑或甲硝唑治疗失败的患者（例如治疗 4 天后仍有持续性发热或者腹部疼痛）；肝左叶有大的脓肿（因有破裂入心包的风险）；或者是大的脓肿病情进展快即将发生破裂者。相反，对于胸膜阿米巴病和脓胸（阿米巴肝脓肿破裂进入了胸膜腔）患者，抽吸术和（或）经皮置管引流可改善其预后，并且，经皮置管或者外科引流是阿米巴心包炎的绝对指征。对于阿米巴肝脓肿破裂入腹膜腔通常采取保守处理，给予内科治疗，如果需要的话行经皮置管引流腹腔内积聚液体。

无论甲硝唑还是替硝唑均不能在肠腔内达到高水平，因此，阿米巴结肠炎或者阿米巴肝脓肿患者应该接受肠腔内药物治疗（巴龙霉素或者双碘喹啉），以确保感染的根除。巴龙霉素是首选药物。检测到溶组织内阿米巴感染但是无症状的患者应该接受治疗，因为其有将来发展为阿米巴结肠炎或者阿米巴肝脓肿或者传染他人的危险性。对于这些病例应按表中列出的巴龙霉素或者双碘喹啉的量进行治疗。

硝唑尼特是一种广谱抗寄生虫药物，在组织和肠腔中对于溶组织内阿米巴的治疗都是有效的，可能成为治疗方法的重要补充。但是，目前使用硝唑尼特治疗溶组织内阿米巴感染的临床经验仍有限。

### （七）预防

避免摄入被人类粪便污染的食物和水，是预防溶组织内阿米巴感染的唯一途径。到流行地区旅游的游客应该采取和旅行者腹泻一样的预防措施。对粪便中排出溶组织内阿米巴包囊的无症状患者进行治疗，可以帮助减少疾病传播的机会。目前没有任何有效的化学预防药，也没有疫苗。

## 二、自由生活阿米巴感染

溶组织内阿米巴寄生史只能在人类和其他一些灵长类宿主体内生存，与之相比，自由生活阿米巴的耐格里属、棘阿米巴属和巴拉目属分布遍及世界，生活在咸水或者淡水环境中（包括湖、自来水、游泳池、空调设备和供热装置），引起突发性和机会性感染。

## （一）耐格里属感染

耐格里属（"食脑阿米巴"）是引起原发性阿米巴脑膜脑炎（PAM）的病原菌。已有 15 个国家和除南极洲以外的所有大洲报道过 PAM 病例，极为罕见但几乎总是致命的。耐格里属喜欢温暖的淡水，大多数病例发生于过去 2 周内曾在湖中或游泳池中游泳的健康儿童。耐格里属通过水吸入或溅入鼻而进入中枢神经系统，其滋养体破坏嗅黏膜，侵入筛板，通过嗅觉神经上行进入大脑。最早表现为嗅觉丧失（通常认为是口味改变）、头痛、发热、畏光、恶心和呕吐。可出现脑神经麻痹，特别是第 Ⅲ、第 Ⅳ 和第 Ⅵ 脑神经麻痹。症状出现 7~10 天疾病常发生快速进展，出现癫痫发作、昏迷和死亡。病理检查显示脑组织出血性坏死（通常在嗅球最为突出）、颅内压增高的表现，可能含有少许阿米巴虫的少脓性物质，以及明显的脑脊髓膜炎。

PAM 的诊断是基于在新鲜脑脊液（CSF）湿片中检测到活动的耐格里属滋养体。脑脊液的实验室检查类似于细菌性脑脊髓膜炎所见，颅内压升高，糖降低，蛋白浓度升高，以多形核细胞为主的白细胞计数升高。任何化脓性脑脊髓膜炎患者经革兰染色、抗原检测和 PCR 检查找其他病原体、细菌培养等结果为阴性时（没有细菌感染的证据时），应该考虑到本病的诊断。不幸的是，PAM 预后不佳。有报道少数幸存者用大剂量的两性霉素 B 和利福平联合治疗。

## （二）棘阿米巴属感染

棘阿米巴属是一种自由生活的阿米巴虫，引起两个主要的临床综合征：肉芽肿性阿米巴脑炎和角膜炎。肉芽肿性阿米巴脑炎发生在衰弱、慢性病和免疫抑制患者（接受化疗、糖皮质激素，或者患淋巴细胞增生性疾病、系统性红斑狼疮或艾滋病）。感染常从鼻窦、皮肤或肺等处的原发病灶经血源传播侵犯中枢神经系统。感染扩散的速度比 PAM 慢。肉芽肿性阿米巴脑炎往往表现为脑内占位性病变。常见的症状包括精神异常、颈强直和头痛，伴有局灶性损害，包括偏瘫、共济失调和脑神经麻痹。癫痫发作和昏迷常先于死亡出现。脑组织病理学检查发现脑水肿及多发灶性坏死和出血灶。阿米巴滋养体和包囊散在分布于脑组织，通常位于血管附近。多核巨细胞形成肉芽肿，疾病由此而得名，但是较少见于免疫功能极度低下的患者。活检标本中检出棘阿米巴滋养体或者包囊，通常可以做出诊断。从疾病预防和控制中心（CDC）获得的荧光标记抗血清可以用于识别显微切片中的棘阿米巴。棘阿米巴滋养体和包囊偶尔可见于脑脊液中，但是大多数肉芽肿性阿米巴脑炎患者的脑脊液样本表现为：以淋巴细胞为主的轻度细胞增多，蛋白水平轻度升高，糖浓度正常或稍降低，无阿米巴虫。CT 表现各不相同，在一些患者中出现类似于梗死的低密度病变，另一些患者出现与弓形虫病表现相似的多发性增强病变。不幸的是，没有对这种疾病有效的治疗方法，几乎所有的病例都以死亡告终。有报道使用包括喷他脒、磺胺嘧啶、氟胞嘧啶、利福平和氟康唑在内的多药联合治疗，一些患者得以存活。棘阿米巴角膜炎与角膜损伤和接触污染的水或土壤有关，还与佩戴角膜接触镜有关。在角膜接触镜相关感染中，重要的危险因素包括延长佩戴时间、违反卫生和消毒程序、游泳时佩戴接触镜、使用受棘阿米巴污染的自制盐水。棘阿米巴角膜炎在美国的发病率为每百万角膜接触镜用户中 1.65~2.01 例，在英国的发病率为每百万接触镜用户中 17.53~19.5 例。单侧畏光、流泪过多、发红和异物感是最早的体征和症状，一些角膜接触镜使用者双眼均发病。棘阿米巴角膜炎可以进展迅速，在数周内出现脓肿、前房积脓、巩膜炎、角膜穿孔伴视力丧失。确诊的方法包括角膜刮片或者活检标本中找到多边形包囊，在大肠埃希菌接种琼脂平板上培养活检标本等。鉴别诊断包括细菌、真菌、分枝杆菌和病毒（尤其是疱疹病毒）感染。目前的治疗包括局部使用有或无二脒剂的阳离子杀菌剂如双胍类或氯己定。棘阿米巴囊肿使治疗变得复杂，需要长时间用药（6 个月至 1 年）。在严重的情况下，特别是当视力可能下降或已经减弱时，常需穿透性角膜移植术。

## （三）巴拉目属感染

巴拉目属是一种自由生活的阿米巴，在免疫抑制和免疫功能正常的宿主中均可引起脑膜脑炎，尤其是儿童和老年人。本病的表现与棘阿米巴引起的肉芽肿性阿米巴脑炎相似，后者的各个方面——关于临床表现、病理学表现以及缺少有效治疗方法——同样可见于巴拉目属感染。大多数诊断是在死后尸检确定的，少数生前确诊的病例是通过脑活检标本的组织学检查而发现。从 CDC 获得的特异性抗血清有助于在临床样本中鉴别巴拉目属。

# 第十一节　肠道原虫感染和毛滴虫病

## 一、原虫感染

### （一）贾第虫病

肠贾第虫（又称蓝氏贾第鞭毛虫或十二指肠贾第虫）是一种分布在世界各地的原虫，寄生在人和其他哺乳动物的小肠内。贾第虫病是发达国家和发展中国家最常见的寄生虫病之一，可导致地方性和流行性肠病和腹泻。

1. 生活史和流行病学

感染开始于经口摄入环境中的包囊（图 2-10），包囊在小肠中脱囊，释放出有鞭毛的滋养体，滋养体以二分裂的方式繁殖，滋养体游离在肠腔内或通过腹侧吸盘吸附肠黏膜上皮，贾第虫是停留在近端小肠的一种病原体，不会经血液播散。当环境变化后，滋养体转变成包囊，这是贾第虫发育过程中的另一种形态，大便中通常以包囊的形态存在。稀便或水样便中可以出现滋养体甚至以滋养体为主，但是只有对外界抵抗力强的包囊才能在体外存活并传播。包囊不耐受高温、干燥或持续暴露于大便中，但可以在冷淡水中存活数月。大便中所含有的包囊数量差异很大，每克大便中最多可有107个包囊。

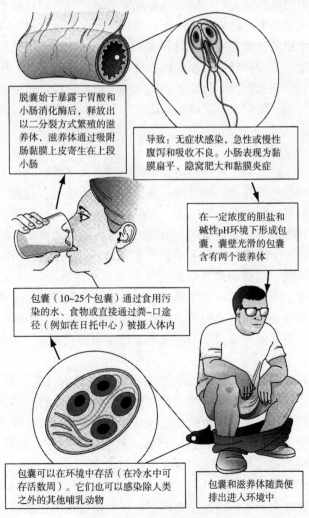

图 2-10　贾第虫生活史

　　人体只需摄入 10 个包囊就足以致病。因为随粪便排泄的包囊具有传染性，当卫生条件差时易发生人-人传播，贾第虫病（有症状或无症状）尤其易在日托中心流行；人-人传播也发生在卫生条件差、肛-口接触后。食物传播发生在烹饪过或准备好的食物被贾第虫包囊污染后。露营者或旅行者的偶发感染或都市区的大流行主要为经水传播。从山涧小溪到大型市政水库，这些地表水都可以被大便携带的贾第虫包囊污染；陈旧的供水系统可以被渗漏的污水管道交叉污染。贾第虫包囊只需少量即可传播致病，在冷水中存活时间长以及对常规足以杀灭细菌的含氯消毒法抵抗增强了经水传染的效力。可通过煮沸或者过滤水来清除水中有活力的包囊。在美国，贾第虫（类似隐孢子虫，后面将讨论到）是经水传播的胃肠炎的常见病原体。

　　贾第虫在发达国家很常见，旅行者可能被感染。

　　感染人的贾第虫基因型和感染其他哺乳动物的相似，包括疫区水库里的海狸。狗和猫作为传染源不是很明确。

　　贾第虫病类似于隐孢子虫病，会造成巨大的经济负担，这些开支源于安装用于阻断水源传播的水过滤系统、管理受累社区的疫情、评估和治疗地方性传染病。

　　2. 病理生理学

　　为何被感染的患者仅部分出现临床表现以及贾第虫通过何种机制改变小肠功能等问题仍不十分清楚。虽然滋养体可黏附于肠上皮，但它们不会引起侵入性或局部破坏性改变。乳糖不耐受患者和一少部分感染贾第虫的成年人或儿童出现严重吸收不良是小肠刷状缘酶活性消失的临床征兆。在大多数感染者中，肠形态不发生改变，但是有些患者（通常指慢性感染、有症状的患者）的组织病理和临床表现与热带口炎性腹泻和谷蛋白敏感性肠病类似。贾第虫导致腹泻的病理机制目前不明。

　　贾第虫感染的自然史变化很大。感染可能终止、短暂、复发或慢性化。寄生虫和宿主因素影响感染和疾病的病程。人感染贾第虫后，细胞免疫和体液免疫都会被激活，但它们在控制感染和（或）疾病过程中的准确角色尚不清楚。低丙种球蛋白血症患者贾第虫感染的病程长、病情重，对治疗反应差，由此可见体液免疫的重要性。年轻患者较年长患者、新近感染患者较慢性感染患者对治疗敏感性高说明免疫系统可起到一部分保护作用。贾第虫分离株的基因型、生化和生物学行为变异大，使得感染各类分离株后病程不同。

　　3. 临床表现

　　贾第虫病临床可表现为无症状到暴发性腹泻和吸收不良。大多数感染者无症状，但在流行期，有症状的感染者比例高。症状可急性发作或逐渐进展。急性贾第虫病患者，在最短为 5~6 天，通常为 1~3 周的潜伏期后出现症状。早期主要表现包括腹泻、腹痛、腹胀、嗳气、胃肠胀气、恶心、呕吐。虽然腹泻常见，但恶心、呕吐、胃肠胀气、腹痛这些上消化道症状可能更为突出。虽然腹泻常常可停止，急性贾第虫病病程通常 >1 周。慢性贾第虫病患者病初可经历或不经历急性发作，腹泻不一定为最突出症状，也可出现胃肠胀气、稀便、具有硫磺味道的嗳气和（某些情况下）体重下降等症状。症状可持续存在或间断发作，历经多年。有些长期以来症状相对轻的人只是在回顾时才意识到身体曾经的不适。发热、大便中有血或黏液和其他一些结肠炎相关的症状及体征并不多见，出现以上症状或体征可能提示其他诊断或存在伴随疾病。与许多肠道细菌感染引起的急性不适症状相比，贾第虫病症状常为间断发作、易于反复，逐渐使人变得虚弱。

　　因为贾第虫病相对不严重且趋于慢性感染，患者感染后就诊时间晚，疾病可能进展至较为严重状态，出现吸收不良、体重下降、生长迟缓、脱水等表现。贾第虫病也有一些肠外表现，如荨麻疹、前葡萄膜炎和关节炎，这些肠外表现是由贾第虫病导致还是其伴随疾病导致尚不清楚。

　　低丙种球蛋白血症的患者感染贾第虫后病情严重，且会使一些已有的肠道疾病如囊性纤维化等恶化。对于艾滋病患者，感染贾第虫使其肠道疾病变得更为难治。

　　4. 诊断

　　贾第虫病的诊断有赖于在粪便中检出寄生虫抗原、在粪便中检出包囊或者在粪便或小肠中检出滋养体。包囊是椭圆形的，大小为（8~12）μm×（7~10）μm，其典型特征是包含 4 个核。滋养体是梨形、背部稍凸、扁平的，有 2 个核、4 对鞭毛。诊断有时候很困难，应对新鲜粪便或正确保存的粪便进行直接检测和浓集法检测。由于包囊排泄率差异很大，可能无法及时检出。需要重复粪便、十二指肠液标本的检测和小肠活检以检出寄生虫。粪便中寄生虫抗原检测的敏感性和特异性与显微镜下检出寄生虫体一样，而且更易实施。以上这些检查方法偶尔会出现假阴性结果。

5. 治疗

甲硝唑（250 mg，3 次/天，持续 5 天）治愈率通常＞90%。替硝唑（2 g，1 次顿服）被报道比甲硝唑更有效。也可选择硝唑尼特（500 mg，2 次/天，持续 3 天）治疗贾第虫病。巴龙霉素，一种口服但不易被吸收的氨基糖苷类抗生素，可用于治疗感染贾第虫后有症状的孕妇，但其根治贾第虫病有效性相关的信息有限。

几乎所有患者都对治疗有反应并且能够被治愈，但有一些慢性贾第虫病患者在根除贾第虫后症状延迟消失。后者遗留的症状可能反映了刷状缘酶的延迟再生。持续感染的患者应该在重复治疗前行粪便检查以证实。重复治疗后仍感染的患者需要评估，是否为接触家庭成员、亲密的身体接触和环境中存在感染源所致，或是否患有低丙种球蛋白血症。对于多疗程难治的患者，延长甲硝唑疗程（750 mg，3 次/天，持续 21 天）可能有效。

6. 预防

虽然贾第虫病传染性极强，但是可以通过使用未被污染的食物和水、照顾被感染的小孩时做好个人卫生等方式来预防。煮沸或过滤可能污染的水可阻断传播。

## （二）隐孢子虫病

感染隐孢子虫导致的腹泻在免疫功能正常的患者体内呈自限性过程，但艾滋病患者或者其他免疫缺陷的患者感染后症状很严重。导致人类感染的主要为人型隐孢子虫和微小隐孢子虫。

1. 生活史和流行病学

隐孢子虫广布世界各地。人摄入卵囊（50% 感染剂量：没有免疫功能的个体摄入约 132 个卵囊）后发病，卵囊发生脱囊，子孢子被释放，进入并感染胃肠道上皮细胞。隐孢子虫可通过有性生殖和无性生殖繁殖，可以产生两种不同功能的卵囊：一种为可以感染其他上皮细胞的卵囊，另一种卵囊随粪便排出体外并可繁殖下一代卵囊。隐孢子虫也感染一些动物，微小隐孢子虫可经感染的动物传染人。粪便中的卵囊具有传染性，在托儿所、与家庭成员接触、医疗过程中易发生人-人传播。旅游者或同源性流行主要是经水传播（尤其是微小隐孢子虫）。隐孢子虫卵囊抵抗力强，不能经加氯消毒杀灭。饮用生水和娱乐场所（如游泳池、滑道）的水被高度认为是感染的途径。

2. 病理生理学

隐孢子虫寄生在肠上皮细胞胞内液泡中，其导致分泌性腹泻的机制不明。活检无特征性的病理改变。在主要感染部位小肠，感染灶可呈斑点状分布。隐孢子虫也被发现存在一些人的咽部、胃、大肠，甚至呼吸道。在艾滋病患者中，隐孢子虫感染可累及胆道系统，导致乳头狭窄、硬化性胆管炎或胆囊炎。

3. 临床表现

在免疫功能健全或免疫功能不全的患者中均可能无症状。免疫功能健全的患者经过约 1 周的潜伏期后开始出现症状，主要表现为无血丝的水样泻，有时伴随腹痛、恶心、厌食、发热和（或）体重下降等症状。在这些宿主中，病情通常在 1~2 周好转。但是，免疫功能缺陷的患者（尤其是艾滋病患者且 CD4$^+$T 细胞计数 <100/μL）表现为慢性、持续、严重的腹泻，可导致严重脱水及电解质紊乱。粪便体积可达 1~25 L/d。体重下降、消耗症状、腹痛可能很严重。胆道受累可表现为中腹部或右上腹痛。

4. 诊断

首先是在粪便中检查隐孢子卵囊，它（直径 4~5 μm）比其他多数随粪便排出的寄生虫卵囊小。因为常规的粪便虫卵及寄生虫检查无法检出隐孢子虫，因此需要使用特殊检查方法。使用改良的抗酸染色法、直接免疫荧光染色法和酶免疫分析法等技术对粪便（数天收集的标本）进行检查使卵囊检出水平提高。另外，在光学显微镜和电子镜显微镜下也可从小肠活检标本的肠上皮表面检出隐孢子虫，大肠标本中相对较少见。

5. 治疗

甲唑尼特已被美国 FDA 批准用于治疗隐孢子虫病，目前有适用于成年人（500 mg，2 次/天，连用 3 天）的片剂，且该药可用于儿童。但是，该药至今没有成功治愈过 HIV 感染者的隐孢子虫病，抗反转录病毒疗法使 HIV 感染者免疫状态提高，隐孢子虫感染可随之缓解。另外，治疗方面还包括补液、纠正电解质平衡紊乱、止泻等对症支持治疗。胆道梗阻需行乳头切开术或置入 T 管引流。预防方面，需尽可能避免接触人或动物粪便中具有传染性的卵囊。

## （三）等孢子球虫病

贝式等孢子球虫可致人类肠道疾病。卵囊被摄入后，寄生虫体入侵肠道上皮细胞并通过有性生殖和无性生殖繁殖下一代。卵囊不是随粪便排出后马上就具有传染性的，而是经过发育变为成熟卵囊后才具有传染性。

贝式等孢子虫感染很多动物，但是关于它在人群中的流行情况了解很少。等孢子球虫病在热带和亚热带最常见。急性感染表现为突发高热、腹痛、水样非血性便，可持续数周至数月。艾滋病患者或因为其他原因导致免疫功能不全的患者感染等孢子球虫后表现类似隐孢子虫病，为慢性严重水样泻，病程不能自限。在其他肠道寄生虫感染疾病中不多见嗜酸性粒细胞浸润，而本病中可见。诊断有赖于通过改良抗酸染色法在粪便中检出大卵囊（25 μm）。但是卵囊分泌呈间歇性且每次分泌量少，如果重复粪便检查不能检出，则有必要取十二指肠引流液或小肠活检标本（常使用电子显微镜检查）检查。

复方磺胺唑（TMP-SMX，160/800 mg，4 次/天，持续 10 天；对于 HIV 感染者 3 次/天，持续 3 周）治疗等孢子球虫病有效。对于不能耐受复方甲硝唑的患者，可选择乙胺嘧啶（50~75 mg/d）。艾滋病患者等孢子球虫病治疗后可能复发，故有必要使用复方磺胺甲硝唑（160/800 mg，每周 3 次）维持治疗。

## （四）环孢子虫病

环孢子虫病是一种世界范围分布的腹泻性疾病，在北美洲、亚洲、非洲、拉丁美洲和欧洲均有报道。这种寄生虫病的流行病学目前尚未完全清楚，但已知的是该病可以经水或罗勒、进口的山竹这些食物传播。环孢子虫所致的疾病谱目前尚未完全明确。一些患者可能携带病原菌但无症状，但是许多患者会表现为腹泻、流感样症状、胃肠胀气或嗳气。环孢子虫病病程可呈自限性，复发与缓解交替，更多则表现为长期腹泻、厌食和上消化道症状，一些患者可伴随长期乏力、体重减轻等症状。腹泻可能持续 1 个月以上。环孢子虫可导致 HIV 感染者患肠道疾病。

环孢子虫可从小肠活检标本的上皮细胞中检出，其引起分泌性腹泻的机制不明。粪便中无红白细胞提示环孢子虫引起的肠病并不引起肠黏膜破坏。诊断有赖于从粪便中检出大小 8~10 μm 的圆形卵囊，虽然常规粪便虫卵 + 寄生虫检查不够充分。有必要使用特殊粪便检查方法以检出卵囊，如改良抗酸染色法和在紫外线显微镜下观察卵囊发出的荧光。长期腹泻患者无论有无出国旅行史，鉴别诊断均需考虑环孢子虫病。

环孢子虫病的治疗可选择复方磺胺甲唑（160/800 mg，2 次/天，持续 7 天）。HIV 感染者治疗后可能会复发，故有必要长期维持治疗。

## （五）微孢子虫病

微孢子虫是专性胞内经孢子繁殖的原虫，可感染许多种动物，并使人类患病。作为一种机会感染性病原体，艾滋病患者易患微孢子虫病。微孢子目属于微孢子门，它包含数十个属、数百个种。各种各样的微孢子虫可以通过生活史、超微结构特征、基于核糖体 RNA 的分子分类学来鉴别。微孢子虫有着复杂的生活史，产生具有传染性的孢子（图 2-11）。目前，已知微孢子目中有 8 个属可使人类患病：脑炎微孢子虫属、匹里虫属、小孢子虫属、条纹微孢子虫、气道普孢虫、短粒虫、微孢子虫属和肠上皮细胞微孢子虫属。在免疫功能健全的宿主中，有些微孢子虫感染后很可能病程自限或为无症状感染。关于这些宿主是如何感染微孢子虫尚不明确。

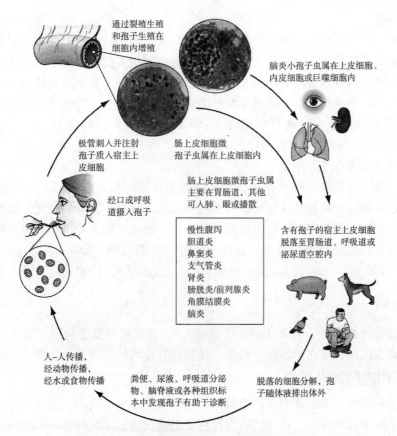

图 2-11　微孢子虫生活史

微孢子虫病最常见于艾滋病患者中，不太常见于其他免疫功能不全的患者，罕见于免疫功能健全的宿主。在艾滋病患者，肠上皮细胞微孢子虫属和脑炎微孢子虫属（旧称间隔微孢子虫属）被认为导致患者慢性腹泻和消瘦，10%~40%的慢性腹泻患者存在微孢子虫感染。胆囊炎患者的胆道系统内也曾发现这两种微孢子虫。脑炎微孢子虫属还可能导致发热、腹泻、鼻窦炎、胆管炎和支气管炎。脑炎微孢子虫属曾使艾滋病患者出现角膜结膜炎、鼻窦炎、呼吸道疾病和播散性感染。匹里虫属被记录可致肌炎。小孢子虫属、条纹微孢子虫属和微孢子虫属在免疫功能健全的人中曾引起创伤相关的基质性角膜炎。

微孢子虫革兰染色呈阳性，成熟孢子大小为（0.5~2）μm×（1~4）μm。虽然细胞内孢子通过苏木精—伊红染色、吉姆萨染色或组织革兰染色后可以在光学显微镜下被检出，但诊断组织微孢子虫感染时仍常需使用电子显微镜。肠道微小孢子虫诊断有赖于通过改良三色液染色、铬变酸 2R 染色、抗酸荧光染色或卡尔科弗卢尔荧光染色显示粪便或十二指肠引流液涂片中的孢子。针对微小孢子虫病的治疗方案尚待制订。对脑炎微孢子虫属引起的角膜结膜炎，局部治疗可选择烟曲霉素。HIV 患者肠道中肠上皮细胞微孢子虫属和脑炎微孢子虫属感染时使用阿苯达唑可能有效。

### （六）其他肠道原虫

#### 1. 小袋虫病

结肠小袋虫是一种虫体较大、有纤毛的原虫，可导致类似阿米巴病的大肠疾病。这种寄生虫广布世界各地。因为它可以感染猪，所以在饲养家猪的区域该病更为常见。具有传染性的包囊可以在人与人之间传播或经水传播，但是很多病例包囊的摄入与屠宰、使用猪粪施肥或饮用被猪粪污染的水有关。

被吞咽的包囊释放出滋养体，后者在大肠定植并繁殖。许多患者无症状，但一些患者表现为长期间歇性腹泻，个别患者甚至出现暴发性痢疾。对于有症状的患者，大体或镜下大肠病理表现均与阿米巴病类似：不同程度的黏膜受侵，局灶性坏死和溃疡形成。小袋虫病不同于阿米巴病的是前者不会经血液播散至其他器官。诊断有赖于在粪便或结肠组织标本中找到滋养体。四环素（500 mg，4 次/天，持续 10 天）是一种对其有效的药物。

2. 人牙囊原虫感染

人牙囊原虫，被一些人认为是一种可致肠病的原虫，其致病性目前尚不确定。有些人粪便中排出人牙囊原虫但无感染相关的症状，还有一些人则出现腹泻等肠病相关症状。进一步的评估发现部分有症状的患者体内存在其他潜在的可致腹泻的细菌、病毒或原虫。由于人牙囊原虫的致病性不明确，其治疗方案不特异且疗效不一致，患者有突出的肠道症状时应全面评估是否存在其他导致腹泻的原因。如果人牙囊虫感染所致的腹泻症状严重，可选择甲硝唑（750 mg，3 次/天，持续 10 天）或复方磺胺甲硝唑（160 mg/800 mg，2 次/天，持续 7 天）治疗。

3. 脆弱双核阿米巴感染

脆弱双核阿米巴是一种特殊的肠道原虫，它只有滋养体期，没有包囊期，其传播途径目前尚不清楚。脆弱双核阿米巴感染后症状通常比较轻，可表现为间歇性腹泻、腹痛和厌食。诊断有赖于在粪便中检出滋养体。由于滋养体的不稳定性，收集粪便后迅速保存起来可提高检出率。由于粪便滋养体排泄率有差异，隔日多次送检粪便可提高检出率。治疗上可选择双碘喹啉（650 mg，3 次/天，持续 20 天）、巴龙霉素、甲硝唑（500～750 mg，3 次/天，持续 10 天）或四环素（500 mg，4 次/天，持续 10 天）。

## 二、毛滴虫病

口腔中可以发现各种各样的毛滴虫（与牙周炎相关），偶尔在胃肠道发现毛滴虫。阴道毛滴虫——美国最常见的原虫寄生虫——存在于泌尿生殖道，是引起有症状的阴道炎的主要病原菌。

### （一）生活史和流行病学

阴道毛滴虫是一种梨形、活动能力强的有机体，大小约 10 μm×7 μm，通过二分裂繁殖，寄生在女性下生殖道和男性泌尿道及前列腺。在美国，女性阴道毛滴虫感染率约每年 300 万次。毛滴虫在潮湿环境中可以生存数小时，人可以通过直接接触被感染，几乎所有毛滴虫病都是由人-人之间性交传播的。在有多个性伴侣和有其他性传播疾病的人群中，它的患病率最高。

### （二）临床表现

很多男性感染阴道毛滴虫后无症状，但有些人会出现尿道炎，少数人出现附睾炎或前列腺炎。相反，女性感染阴道毛滴虫后通常有症状。其潜伏期为 5～28 天，表现为伴有臭味的阴道分泌物（通常为黄色）、外阴水肿和瘙痒、排尿困难或尿频（30%～50%患者）和性交困难。但是这些表现不足以清晰的将阴道毛滴虫病和其他感染性阴道炎相鉴别。

### （三）诊断

常规的诊断方法是阴道或前列腺分泌物湿片在显微镜下镜检发现能活动的毛滴虫。虽然这种方法可立即帮助确诊，但它检出阴道分泌物中阴道毛滴虫的敏感性只有 50%～60%。直接免疫荧光抗体染色法敏感性（70%～90%）比湿片检查法高。阴道毛滴虫可从男性或女性的尿道重新获得，男性经过前列腺按摩后可检出阴道毛滴虫。寄生虫培养是最敏感的检查方法，但培养时间需 3～7 天且培养设备非常规配备。

### （四）治疗

甲硝唑（给药方式：2 g，1 g/d 或 500 mg，2 次/天，持续 7 天）通常是有效的。替硝唑（2 g，1 次/天）也有效。所有性伴侣都必须同时接受治疗以防止再感染，尤其是通过无症状的男性再感染。在接受了非淋菌性尿道炎治疗方案后，仍持续有症状的男性尿道炎患者，应该考虑使用甲硝唑治疗可能存在的毛滴虫病。对于孕妇，除了甲硝唑，目前没有其他可供选择的药物，但是连续 2 周每晚使用100 mg克霉唑阴道栓剂可治愈部分孕妇阴道毛滴虫病。再感染是目前治疗失败的主要原因，也可能是遇到甲硝唑高耐药的阴道毛滴虫菌株。可通过提高甲硝唑口服剂量，非肠道给药或口服、经阴道同时给药，或使用替硝唑来治疗这种耐药感染。

# 第十二节 肠道线虫感染

全球范围内有超过 10 亿人感染一种或多种肠道线虫。这些寄生虫常见于粪便处理卫生条件较差的地区，尤其是在资源贫乏的热带和亚热带国家。肠道线虫感染在资源富裕国家的移民和难民中发病率也在上升。虽然线虫感染通常不致命，但是会导致营养不良和劳动力下降。有趣的是，这些寄生虫感染或许能够保护宿主免于过敏性疾病。通常仅感染动物的线虫在偶然情况下也可以感染人类，诸如毛圆线虫、异尖线虫、毛细线虫和腹部血管圆线虫等经动物传播可导致人类患病。

肠道寄生虫是圆形虫，成熟后长度为 1 mm 到数厘米。它们的生活史非常复杂且差异性很大。一些种类，包括粪类圆线虫和蠕形住肠线虫，可以直接在人和人之间传播。而另一些，如似蚓蛔线虫、美州板口线虫和十二指肠钩口线虫需要土壤期进行发育。因为大多数寄生虫无法自我复制，多次重复暴露于感染期寄生虫（即幼虫或虫卵）才会导致大量成虫感染。因此，不同于无症状感染，临床疾病通常仅发生于在流行区长期居住时，并且通常与感染强度有关。对处于营养不良边缘的人，肠道寄生虫感染可能危害生长和发育。嗜酸性粒细胞增多症和血清 IgE 水平升高是许多寄生虫感染的特征，在无法解释这一结果时应立即寻找是否存在肠道寄生虫。人类似乎不会对肠道寄生虫出现强烈的保护性免疫，尽管寄生虫的免疫逃避和宿主对感染的免疫应答机制尚未阐明。

## 一、蛔虫病

似蚓蛔线虫是人体最大的肠道寄生虫，长度可达 40 cm。大多数被感染个体寄生虫载量较低，临床无任何症状。当幼虫移行到肺部或成虫影响肠道时出现临床疾病。

### （一）生活史

成虫生活在小肠肠腔中。成熟雌虫生殖力旺盛，每天产卵量可达 240 000 个，并经粪便排出。蛔虫卵对环境压力的抵抗力很强，在土壤中经数周发育成熟后获得感染力，并可维持数年。吞咽下具有感染力的虫卵后，在小肠内孵化成为幼虫，幼虫侵入小肠黏膜并经血循环移行至肺部，进入肺泡，沿支气管树上升，最后经吞咽重新回到小肠并在小肠发育成为成虫。从初始感染到虫卵排出需要 2~3 个月。成虫可生存 1~2 年。

### （二）流行病学

蛔虫在热带、亚热带和其他潮湿地区分布广泛，包括美国东南部乡村地区。传播主要通过粪便污染土壤，由于卫生设施缺乏或使用人工肥。幼童由于粪便更容易通过手—口途径转移，是最容易受到感染的人群。非流行地区也可以出现感染，虽然并不常见，通常是由于食用被虫卵污染的蔬菜导致的。

### （三）临床特征

摄入虫卵后的 9~12 天，在幼虫移行至肺部时，患者可能出现刺激性干咳和胸骨后灼烧感，在咳嗽或深吸气时上述症状加重。呼吸困难和血丝痰并不常见。发热是常见症状。在症状期嗜酸性粒细胞会增多，并于数周后缓慢下降。胸部 X 线可能发现嗜酸性粒细胞性肺炎的证据（Loffler 综合征），表现为直径几毫米至数厘米的圆形浸润影。这些浸润影可能是暂时和间断的，在数周后消退。在该寄生虫季节性传播的地区，既往感染者和敏感宿主可能会出现季节性肺炎伴有嗜酸性粒细胞增多症。

感染后，小肠内的成虫通常不引起症状。严重感染时，尤其是儿童，大量缠绕的蛔虫可能引起腹痛和小肠梗阻，有时并发穿孔、肠套叠或肠扭转。单一蛔虫迁移至特殊位置时可能引发疾病。大的蛔虫能够进入和堵塞胆管树，导致胆绞痛、胆囊炎、胆管炎、胰腺炎，或者罕见的肝内脓肿。成虫移行至食管可能引发咳嗽和经口排出虫体。在高流行区，肠道和胆道蛔虫和急性阑尾炎、胆道结石并列为外科急腹症的主要原因。

### （四）实验室检查

大多数蛔虫病能够通过显微镜下发现粪便样本中存在特征性蛔虫卵（大小为 65 μm × 25 μm）而诊

断。偶然情况下患者在经口鼻或粪便排出成虫后就诊。成虫体积大而且有呈奶油色的光滑表面，容易识别。在跨肺移行早期，出现嗜酸性粒细胞性肺炎时，可以先于粪便中找到诊断虫卵前，在痰或胃抽吸物中发现幼虫。早期突出的嗜酸性粒细胞增多在感染建立后通常会下降至接近正常水平。在消化道造影试验中可能偶尔能看到成虫。小肠梗阻患者的腹部平片可在充满气体的肠袢中见到大量蛔虫。胰胆道蛔虫可以通过超声或内镜逆行胰胆管造影发现，后一种方法还可用于取出胆道蛔虫。

### （五）治疗

应积极治疗蛔虫病以预防严重并发症。阿苯达唑（400 mg，1 次）、甲苯咪唑（100 mg，2 次/天，持续 3 天或 500 mg，1 次）或伊维菌素（150~200 μg/kg，1 次）均有效。然而妊娠时禁止使用这些药物。妊娠期使用双羟萘酸噻嘧啶（11 mg/kg，1 次，最大剂量 1 g）是安全的。硝唑尼特（7.5 mg/kg，1 次，最大剂量 500 mg）也能够用于治疗蛔虫病。轻度腹泻和腹痛是这些药物的不常见不良反应。不完全肠梗阻应用鼻胃管抽吸、静脉输液、经鼻胃管灌注哌嗪处理，而完全性肠梗阻及其严重并发症需要立即手术干预。

## 二、钩虫病

人类感染的钩虫包括两种，十二指肠钩口线虫和美州板口线虫。大多数感染是无症状的。钩虫病由多种因素共同导致——高虫载量、长感染期、铁摄入不足，最终导致缺铁性贫血，以及偶尔出现低蛋白血症。

### （一）生活史

钩虫成虫长约 1 cm，使用颊齿（十二指肠钩口线虫）或吸盘（美州板口线虫）吸附于小肠黏膜表面，吸食血液（每只十二指肠钩口线虫 0.2 mL/d）和间质液体。钩虫成虫每天产生数千个虫卵。虫卵随粪便排入土壤，杆状幼虫在土壤中孵化，经过 1 周后进入感染性丝状幼虫期。感染性幼虫穿透皮肤经血液进入肺部，侵犯肺泡，随气道上升最后被吞咽抵达小肠。从穿透皮肤到粪便中出现虫卵为潜伏期，时间 6~8 周，但十二指肠钩口线虫的潜伏期更长。十二指肠钩口线虫幼虫如果被吞咽后能够直接在小肠黏膜中生存发育。钩虫成虫可以存活超过 10 年，但通常十二指肠钩口线虫能够存活 6~8 年而美州板口线虫能够存活 2~5 年。

### （二）流行病学

十二指肠钩口线虫在欧洲南部、北非、亚洲北部流行，而美州板口线虫主要在西半球和近赤道的非洲流行。两种钩虫在很多热带区域出现重叠，尤其是在东南亚。在大部分地区，年长儿童发病率最高，钩虫感染程度最重。在使用人工肥的乡村地区，年长的劳动者也可能出现严重感染。

### （三）临床特征

大多数钩虫感染是无症状的。在致敏宿主中，感染期幼虫在穿透皮肤的位置和皮下匍行通道（和皮肤幼虫移形症类似）可能刺激引发斑丘疹皮炎（"土痒"）。幼虫在肺内移行时偶尔可引起轻度的一过性肺炎，但是与蛔虫相比这一现象并不常见。在肠道早期，感染患者可能会出现上腹部疼痛（经常在餐后加重）、感染性腹泻或其他腹部症状，伴有嗜酸性粒细胞增多。慢性钩虫感染的主要后果是铁缺乏。如果铁摄入足量的话症状很轻微，但是营养状态不良的患者可能出现进展性缺铁性贫血和低蛋白血症，以及乏力和呼吸短促。

### （四）实验室检查

在粪便中发现大小约 40 μm × 60 μm 特征性卵圆形钩虫虫卵可明确诊断。可能需要通过粪便浓缩操作来识别轻度感染。在不新鲜的粪便样本中，虫卵可能已孵化成为杆状幼虫，需要与粪类圆线虫相鉴别。小细胞低色素性贫血，偶尔伴有嗜酸性粒细胞增多或低蛋白血症是钩虫病的特征性表现。

### （五）治疗

可以使用多种安全高效的驱虫药根除钩虫感染，包括阿苯达唑（400 mg，1 次），甲苯咪唑

（500 mg，1 次）和双羟萘酸噻嘧啶（11 mg/kg，1 次/天，3 天），轻度缺铁性贫血可以口服铁剂治疗。伴有蛋白丢失和营养不良的严重钩虫病需要同时给予营养支持，口服铁剂和驱虫药。人们担心苯并咪唑类药物（甲苯咪唑和阿苯达唑）抗钩虫感染效果与过去相比逐渐下降。

## 三、粪类圆线虫病

粪类圆线虫能够通过它在人类宿主中奇特的复制能力与其他寄生虫相鉴别。由于可以自体产生感染性幼虫，它可以自发进入自体感染循环。因此，在无持续暴露于外源性感染性幼虫的情况下，类圆线虫病也可以持续存在数十年。在免疫功能不全的宿主中，大量侵袭性类圆线虫幼虫可以广泛播散甚至致命。

### （一）生活史

类圆线虫也可以在土壤中自由生存（图 2-12），这种适应能力使得它可以在无哺乳动物宿主存在的情况下存活。排入粪便的杆状幼虫可以直接转化为感染性丝状幼虫或在自由发育期后转化。被粪便污染土壤中的丝状幼虫可以穿透皮肤或黏膜感染人体。幼虫经血流移行至肺部，进入肺泡，沿支气管树上升，最终被吞咽进入小肠。幼虫穿透近端小肠黏膜，并在其中发育成熟变为成虫。

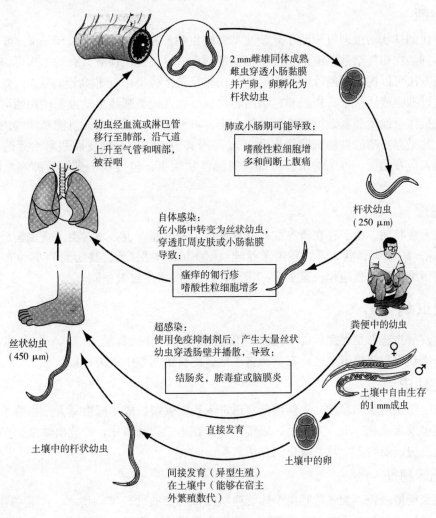

图 2-12 粪类圆线虫的生活史

### （二）流行病学

粪类圆线虫病在热带地区和其他炎热潮湿的地区散发，在东南亚、撒哈拉以南的非洲和巴西最为常见。这种寄生虫在美国东南部区域流行，且在移民、难民、旅行者和曾在流行区生活的士兵中被发现。

### （三）临床特征

在非复杂性类圆线虫病中，许多患者无症状或仅有轻微的皮肤和（或）腹部症状。复发性荨麻疹，常累及臀部和腕部，是最常见的皮肤表现。移行幼虫能够引起一种特征性的匍行疹，称为肛周匍行疹（"奔跑的幼虫"）。这种瘙痒的、突出皮面的红斑在幼虫移行过程中能够以 10 cm/h 的速度进展。成虫钻入十二指肠和空肠黏膜，能够引起腹痛（通常在中上腹），类似消化性溃疡。除了进食后症状加重，也可以出现恶心、腹泻、消化道出血、轻度慢性结肠炎和体重减轻。在严重感染早期可能出现小肠梗阻。在非复杂性类圆线虫病中肺部症状罕见。嗜酸性粒细胞增多较为常见，升高程度随时间波动。

正常情况下类圆线虫病的自体感染循环受宿主免疫系统的某些未知的因素制约。使用糖皮质激素，或者少数情况下使用其他免疫抑制药废除宿主免疫会导致高度传染，产生大量的丝状幼虫。可能导致结肠炎、小肠炎或吸收不良。在播散型类圆线虫病中，幼虫不仅仅侵入消化道和肺部，甚至可能侵犯中枢神经系统、腹膜、肝和肾。此外，肠道菌群通过破损的黏膜屏障可能引发菌血症。临床病程中可能伴有革兰阴性败血症、肺炎或脑脊髓膜炎，或以这些疾病的症状为主。重度感染患者无嗜酸性粒细胞增多。播散型类圆线虫病，尤其是在给予糖皮质激素的未知感染患者中，可能致命。类圆线虫病是人类 T 淋巴细胞病毒 I 型感染的常见并发症，但是感染 HIV-1 的患者中很少出现播散型类圆线虫病。

### （四）诊断

在粪便中找到杆状幼虫即可诊断非复杂性类圆线虫病。杆状幼虫长约 250 μm，可以通过短的颊腔与钩虫幼虫鉴别。在非复杂性感染中，仅排出少量幼虫，单次粪便检测只有约 1/3 可以检出。连续检测或使用琼脂板方法可以提高粪便诊断的敏感性。在非复杂性感染中（非高度传染），粪便检测可以多次重复阴性。通过抽吸或活检十二指肠和空肠内容物也可能发现类圆线虫幼虫。使用酶联免疫吸附法检测血清类圆线虫抗体是诊断非复杂性感染的敏感方法。对于居住史提示存在可能暴露的患者应进行这些血清学检查，尤其是存在嗜酸性粒细胞增多和（或）因其他疾病拟行糖皮质激素治疗的患者。对于播散型类圆线虫病，应在粪便、可疑幼虫移行部位找到丝状幼虫，包括痰、支气管肺泡灌洗液或手术引流液中。

### （五）治疗

即使是在无症状期，由于存在潜在致死性高度传染的可能，也必须对类圆线虫病进行治疗。伊维菌素（200 mg/kg，1 次/天，共 2 天）较阿苯达唑（400 mg，1 次/天，共 3 天）更为有效。对于播撒型类圆线虫病，伊维菌素疗程应延长至少 5~7 天，或者直到寄生虫被根除。

## 四、鞭虫病

大多数毛首鞭虫感染是无症状的，但是严重感染可能会导致胃肠道症状。与其他土源性寄生虫类似，鞭虫分布于热带和亚热带地区，在资源贫乏地区的贫困儿童中最为常见。

### （一）生活史

鞭虫成虫生活在结肠和盲肠，虫体前部穿透进入表面黏膜。成年雌虫每天产生数千个虫卵，随粪便排出并在土壤中发育成熟。摄入人体后，感染性虫卵在十二指肠孵化，释放出幼虫，在进入大肠前发育成熟。整个生活史需要约 3 个月，成虫能存活数年。

### （二）临床特征

组织对鞭虫反应较轻。大多数感染个体无症状或仅有嗜酸性粒细胞增多。严重感染可能导致腹痛、厌食，与炎性肠病类似的血性或黏液性腹泻。儿童大量感染可能引起直肠脱垂，常患有营养不良和其他腹泻性疾病。中重度鞭虫载量可能引起发育迟缓。

### （三）诊断和治疗

粪便检查容易发现特征性大小约 50 μm × 20 μm 柠檬样鞭虫卵。直肠镜下偶尔可见长 3~5 cm 的成虫。甲苯咪唑（500 mg，1 次）或阿苯达唑（400 mg，1 次/天，共 3 次）是安全且有效的治疗方法，治愈率为 70%~90%。伊维菌素（200 mg/kg，1 次/天，共 3 次）同样安全，但有效性不如苯并咪唑。

## 五、蛲虫病（蛲虫）

蛲虫在温带较热带更常见。在美国，约 4 000 万人感染蛲虫，儿童中病例数居多。

### （一）生活史和流行病学

蛲虫成虫长约 1 cm，生活在盲肠中。产卵期雌虫在夜间迁移到肛周皮肤，每次可释放出近 10 000 个未成熟虫卵。虫卵在数小时内发育至感染期并经手—口途径传播。摄入虫卵后，孵化变成幼虫最终成熟变为成虫。生活周期约 1 个月，成虫可存活约 2 个月。挠抓肛周皮肤并将感染卵经手或指甲下转运至口中导致自体感染。由于人与人之间的传播很容易，家族成员中出现蛲虫感染很常见。

### （二）临床特征

大多数蛲虫感染是无症状的。肛周瘙痒是主要症状。由于雌虫在夜间迁移，瘙痒在夜间加重，并可能导致表皮脱落和细菌双重感染。严重感染能够导致腹痛和体重减轻。偶然情况下，蛲虫侵入女性生殖腔道，导致外阴阴道炎、盆腔或腹膜肉芽肿。嗜酸性粒细胞增多并不常见。

### （三）诊断

由于蛲虫虫卵并不排入粪便，传统的粪便找虫卵和寄生虫检测无法得出诊断。通过清晨使用干净的醋酸纤维素胶带在肛周部位发现虫卵，将胶带转移到玻片上，通过显微镜检查可发现卵圆形、大小约 55 μm×25 μm，贴附在玻片上的蛲虫虫卵。

### （四）治疗

应给予儿童和成年人感染者甲苯咪唑（100 mg，1 次）、阿苯达唑（400 mg，1 次）或双羟萘酸噻嘧啶（11 mg/kg，1 次，最大剂量 1 g）的治疗，2 周后重复此治疗方法。建议家庭成员同样接受治疗，根除潜在重复感染的无症状源头。

## 六、毛圆线虫病

毛圆线虫是食草动物的常见寄生虫，偶然情况下可感染人类，尤其是在亚洲和非洲。人类偶然食用被毛圆线虫幼虫污染的叶类蔬菜可以获得感染。幼虫在人体内不移行，直接在小肠内发育为成虫。成虫的吸血量远小于钩虫，大多数感染者无症状，但是严重感染可能导致轻度贫血和嗜酸性粒细胞增多。粪便检测到的毛圆线虫卵与钩虫卵相似，但是直径更大（85 μm×115 μm）。治疗药物包括甲苯咪唑或阿苯达唑。

## 七、异尖线虫病

异尖线虫病是由于偶然食用了未烹饪的含有异尖线虫科幼虫的海鱼而引起的消化道感染。由于生鱼烹饪越来越受到欢迎，异尖线虫病在美国的发病率正在上升。大多数病例发生在日本、挪威和智利，生鱼片、腌制青鱼、酸橘汁腌鱼分别是这些国家的烹饪主食。异尖线虫寄生于大型海洋哺乳动物如鲸鱼、海豚和海豹体内。作为涉及海洋食物链的复杂寄生生活史的一部分，感染性幼虫迁移到很多鱼类的肌肉组织中。单一异尖线虫和拟地新线虫都是人异尖线虫病的感染源，但是同样的胃部症状可能由寄生在食鱼鸟类体内的真圆线虫红色幼虫引起。

人类食用生鱼后，可能在 48 小时内咳出活的幼虫。然而幼虫也可以立即钻入胃黏膜。数小时内，出现剧烈上腹痛，伴有恶心，偶尔伴有呕吐，类似急腹症。在胃镜下直视找到幼虫、造影检查勾勒出幼虫轮廓，或取出的组织进行病理学检查皆可明确诊断。内镜下取出正在钻入的幼虫是一种治愈方法。此外，幼虫可以进入小肠，穿透黏膜引起强烈的嗜酸性粒细胞性肉芽肿反应。进食感染源 1~2 周或以后出现症状，主要表现为类似克罗恩病的间断腹痛、腹泻、恶心和发热。钡剂检查可以疑诊，并由治愈性手术切除内含线虫的肉芽肿确诊。由于幼虫不在人体内发育成熟，粪便中无法找到异尖线虫虫卵。已开发血清学检查，但尚未广泛使用。

海鱼体内的异尖线虫幼虫可被烹饪至60℃，冷冻在-20℃ 3 天或商用吹风式冷冻杀死，但是盐腌、卤汁浸泡或者冷熏并不能杀死幼虫。目前没有可行的药物治疗方法，应行手术或内镜下切除。

## 八、毛细线虫病

小肠毛细线虫病是由于食用被菲律宾毛细线虫感染的生鱼而引起的。后续的自体感染能够引起严重的消耗综合征。该疾病主要出现在菲律宾、泰国，偶然出现在亚洲其他地区。菲律宾毛细线虫的自然生活史涉及淡水和海水鱼类。人类食用被感染的生鱼后，幼虫在小肠内发育成熟为成虫，产生侵袭性幼虫引起肠道炎症和绒毛丢失。毛细线虫病起病隐匿，起初表现为不特异的腹痛和水样泻。如果未经治疗，逐渐进展的自体感染能够导致蛋白丢失性肠病、严重吸收不良，患者最终死于恶病质、心衰或双重感染。粪便检查发现特征性的花生样（约20 μm×40 μm）虫卵可明确诊断。重度患者在延长的阿苯达唑（200 mg，2 次/天，共 10 天）驱虫治疗的基础上需要住院和支持治疗。

## 九、腹部血管圆线虫病

腹部血管圆线虫病发现于拉丁美洲和亚洲。食用被污染的蔬菜后，这种动物源性寄生虫哥斯达黎加血管圆线虫可引起嗜酸性粒细胞性回结肠炎。哥斯达黎加血管圆线虫通常寄生在棉鼠和其他啮齿类动物体内，蛞蝓和蜗牛是中间宿主。人类在偶然摄入蔬菜和水果上含有感染性幼虫的软体动物黏液而被感染。儿童的感染风险最高。幼虫穿透肠壁移行至肠系膜血管，在肠系膜血管内发育为成虫。位于肠壁的虫卵能够引起严重的嗜酸性粒细胞性肉芽肿反应，成虫可能引起肠系膜血管炎、栓塞或肠梗死。症状与阑尾炎相似，包括腹痛、压痛、发热、呕吐，右侧髂窝可以摸到包块。白细胞增多和嗜酸性粒细胞增多较为明显。增强 CT 显示肠道炎症，常伴有梗阻，但是明确诊断需要手术切除部分肠管。病理检查可显示围绕血管圆线虫虫卵的嗜酸性粒细胞性肉芽肿，伴有肠壁增厚。在非手术病例中，诊断单纯依赖临床背景，因为粪便中无法发现幼虫和虫卵。药物治疗腹部血管圆线虫病的疗效并不确切。对于症状严重者密切观察和手术切除是主要的治疗方法。

# 第三章

# 胃食管反流病

## 第一节　胃食管反流病概述

胃食管反流病（GERD）是一种内源性化学性炎症。最近在加拿大蒙特利尔就 GERD 的定义和分类提出了全球性的循证共识，将 GERD 定义为：当胃内容物反流造成令人不快的症状和（或）并发症时所发生的状况。GERD 临床可见声音嘶哑、咽喉疼痛、呛咳等食管外症状，且可能发生食管狭窄、Barrett 食管和食管腺癌等并发症。

### 一、流行病学

GERD 是一种临床上十分常见的胃肠道疾病。世界不同地区的患病率不一，在西方国家中该病发病率颇高，国内亦呈升高趋势。据估计，有过 GERD 症状经历者约占总体人群的 1/3 ~ 1/2。在美国，45% 成人群体中每月至少有一次胃灼热症状，而另 20% 具有间断性的酸反流；50% 有胃灼热症状的患者罹患反流性食管炎（RE）；Barrett 食管发生率约为 0.4%，其癌变率为 0.4%，每年有 2 ~ 4 人转变成食管腺癌。

### 二、常见病因

GERD 的发生是多因性的。总的来说是局部保护机制不足以抵御增强甚至正常的含有胃酸胃蛋白酶或加上胆汁等因素的胃内容物对于食管黏膜或食管之上器官黏膜的化学性侵袭作用，以及防止胃内容物反流的机制障碍的综合结果。

#### （一）攻击因素的增强

1. 胃内容物的致病性

胃食管反流物中的胃酸胃蛋白酶、胆汁和胰酶都是侵害、损伤食管等器官黏膜的致病因素，且受损的程度与反流物中上述化学物的质和量、与黏膜接触时间的长短，以及体位等有相关性。反流入胃囊的胆盐、胰酶可形成溶血性卵磷脂等"去垢物质"，影响上皮细胞的完整性，其随胃内容物一起反流到食管内时，对食管黏膜产生损害作用。

2. 幽门螺杆菌（Hp）感染

对于 Hp 感染与 GERD 的相关性一直有争议，有人认为相关，但也有持相反结论者，称两者无相关性。但因其可能与胃酸分泌有关联而间接影响 GERD 的发病和治疗。

3. 药物的影响

非甾体抗炎药（NSAIDs）等若干药物可因削弱黏膜屏障功能或增加胃酸分泌而致病。钙拮抗剂如地尔硫䓬、硝苯地平等可使下食管括约肌（LES）压力下降而利于反流。

#### （二）防御因素的削弱

1. LES 功能减退

虽说 LES 处的肌层较邻近的食管肌层为厚，且不甚对称，但严格来说，LES 是一生理学概念，是指位于食管下端、近贲门处的高压带（HPZ），长度为 $3 \sim 5$ cm，在绝大多数时间，LES 压力（$10 \sim 30$ mmHg）超过胃内静息压，起括约肌的作用。该处肌层的厚度与压力呈正相关。其压力受某些胃肠激素和神经介质的调控，而使在正常情况下 LES 压力稳定在一定范围内。在胃窦的移行性运动复合波（MMC）Ⅲ相时，LES 压力明显升高，甚至达 80 mmHg，这是抗反流的机制之一。餐后 LES 压力明显下降，当接近于 0 mmHg 时，胃与食管腔之间已无压力差，甚易发生反流。此外，在横膈水平的食管外面还有膈脚、膈食管韧带等包裹，吸气时膈肌收缩，膈脚靠拢，使压力增高数倍，在食管外加固 LES，犹如在 LES 外再有一层括约肌，此即"双括约肌"学说。如若膈脚功能良好，则即便 LES 压力明显低下，也不一定会发生反流。

2. 暂时性下食管括约肌松弛（tLESR）

研究发现，除在进食、吞咽、胃扩张时食管内压力大于 LES 压力而使之松弛外，在非吞咽期间也可发生 LES 的自发性松弛，只是发生频率低，每分钟 $2 \sim 6$ 次，持续时间短，每次 $8 \sim 10$ 秒，故称为 tLESR。膈脚也参与 tLESR 的发生。可伴食管基础压的轻度上升，但食管体部并无蠕动收缩。因为由此而造成的食管黏膜与胃内容物的接触时间甚短，故无致病作用，属生理性。研究表明，tLESR 发生频率高、持续时间长者易发生 GERD。内镜阴性的 GERD 患者半数以上缘于频繁发生的 tLESR。

3. 食管胃底角（His 角）异常

His 角是食管和胃底之间所形成的夹角，成年人呈锐角。该处结构在进食胃膨胀时被推向对侧。His 角异常变大时将失去活瓣作用而易发生胃食管反流。

4. 存在食管裂孔疝

多数 GERD 患者伴滑动性食管裂孔疝，胃食管连接处结构和部分胃底疝入胸段食管内。大多学者认为疝囊的存在和 LES 屏障功能的降低与 GERD 发生密切相关。不少疝囊较大的患者常伴有中重度 RE，但两者间的因果关系尚未阐明。多数人认为 His 角的破坏、膈脚张力的降低，加之 tLESR 出现频繁是其原因。食管裂孔疝不仅是反流性食管炎的病因，还可以是 GERD 的结果。

5. 食管廓清能力降低

食管下端具有对反流物的廓清作用。一般而言，这是一种耗能过程，使反流物滞留时间尽可能缩短而不致病。一旦该廓清功能低下，则易发病。

（1）研究发现，GERD 患者的清除功能下降，提示这种功能的减弱利于 GERD 的发生。膈疝的存在也妨碍食管排空。

（2）涎腺和食管腺分泌能力下降：涎腺和食管腺所分泌的黏液 pH 接近 7，能有效地中和反流物中的化学成分。各种原因导致这两者的分泌减少，如吸烟、干燥综合征等，都可导致食管与反流物暴露时间延长，罹患食管炎的概率增高。

6. 鳞状上皮细胞

可以通过 $Na^+$-$H^+$ 和 $Cl^-$-$HCl$ 交换机制将进入细胞的 $H^+$ 排出细胞，进入血液循环；而血液又提供缓冲 $H^+$ 作用的 $HCO_3^-$。此外，黏膜下的丰富血液循环有利于上皮免受损害和及时修复，是维持上述屏障功能所必需的保障。上述能力的削弱，黏膜细胞间隙的扩大可导致反流物中化学成分的损害而产生炎症，并因此接触到感觉神经末梢而出现胃灼热。

## （三）其他因素

（1）近端胃扩张及胃的排空功能延缓。餐后近端胃扩张和胃排空延缓见于约半数的 GERD 患者。这易诱发 LES 松弛，减弱 LES 的屏障作用，胃排空延迟引起胃扩张，可进一步刺激胃酸分泌和增加 tLESR。摄入量大者更易造成餐后 tLESR 频发，从而参与 GERD 的发病。

（2）自主神经功能异常。GERD 患者常出现自主神经功能紊乱，以副交感神经为明显，可导致食管清除功能下降和胃排空功能延缓。其受损程度与反流症状之间呈正相关。

（3）本病患者所出现的非心源性胸痛可能与食管黏膜下的感觉神经末梢的敏感性增高有关。这种敏感性不同的机制，迄今尚不清楚。

（4）心理因素。临床上种种现象表明，上述发病机制不足以完全解释所有 GERD 患者的症状，因此推测在 GERD 发病中有心理因素起一定的作用。与健康者相比，GERD 患者中发生负性生活事件较多，出现焦虑、抑郁、强迫症等表现亦明显为多。

## 三、病理

GERD 有溃疡形成，但可因程度不同而异。轻者，鳞状上皮的基底细胞增生，基底层占上皮层总厚度的 15% 以上；黏膜固有层乳头向表面延伸，达上皮层厚度的 2/3。此外，尚有有丝分裂相增加、上皮血管化伴血管扩张，或在乳头顶部见"血管湖"，以及气球样细胞等。后者可能是由于反流损伤致使细胞渗透性增加的结果。重者，上皮严重损伤或破坏，主要限于食管黏膜、固有膜以及黏膜肌层。在上皮的细胞间隙可见淋巴细胞。溃疡修复可导致消化性狭窄、假憩室，以及瘢痕形成等。有时出现假膜、炎性息肉伴肉芽组织形成和（或）纤维化，以及酷似增殖不良的反应性改变。极重者，食管腔内形成隔而出现双桶样征或食管瘘（包括主动脉食管瘘）。

食管下段鳞状上皮黏膜中有呈现为圆片状、柱状上皮的黏膜岛，或在齿状缘处向上呈指样凸出。Barrett 食管有多种细胞类型和组织病理学特征，包括胃、小肠、胰腺和结肠的上皮组分。同一患者可显示一种或多种组织病理学表现，呈镶嵌状或带状分布。绝大多数成人患者有特异的柱状上皮，其特征为有杯状细胞和绒毛状结构。

# 第二节　胃食管反流病临床特征与诊断

## 一、临床特征

随着对本病认识的深入，在加拿大共识会议上将本病的症状分为食管综合征和食管外综合征。而食管外综合征又被分为肯定的和可能相关的两类。

### （一）食管综合征

为各食管症状的不同组合，基本的食管症状主要是下列几项。不过，加拿大会议认为，在临床实践中，患者应断定其症状是否为令其无法忍受，因为有症状但并不令人无法忍受时不应诊断为 GERD。此外，一些患者体育锻炼后可能产生无法忍受的症状而平时并无或只有轻微的不适，是因为锻炼诱发胃食管反流。

1. 胃灼热

为 GERD 的最主要症状。胃灼热可能有许多非反流相关的原因，其患病率不详。

2. 反胃

是一种反流的胃内容物流到口腔或下咽部的感觉。部分患者有频发、反复和长期的反胃症状，通常发生于夜间。

3. 胸痛

是另一项相对特异的症状。本病可能引起酷似缺血性心脏病的胸痛发作，而无胃灼热或反胃；再者，不能与缺血性心脏病相鉴别的胸痛很可能由 GERD 所致；此外，食管动力性疾病也可引起酷似缺血性心脏病的胸痛，但发生机制有别于胃食管反流病，而后者比前者更常引起胸痛。故对于胸痛患者，应明确排除心源性和其他胸部脏器、结构的病变。诚然，出现心绞痛发作及（或）心电图改变，对此，诊断 GERD 必须证实其食管内存在较明显的胃酸（或胃酸胆汁）暴露（24 小时 pH 监测或双倍剂量 PPI 治疗试验等）。

4. 其他症状

此外，还有反酸、吞咽不适、吞咽不畅甚至吞咽梗阻等症状。

### （二）食管外综合征

为各食管外症状的不同组合。食管外症状是由含有盐酸或盐酸胆汁的胃内容物对食管外器官、组织如咽喉部、声带、呼吸道以及口腔等处黏膜的侵蚀，造成局部炎症所致。基本的食管外症状主要是下列几项。

1. 鼻部症状

研究发现，罹患长期或复发性鼻炎的 GERD 患者鼻咽部 pH 监测有明显异常，提示酸反流在发病中的作用。部分鼻窦炎的发生也与 GERD 相关。

2. 耳部症状

有研究表明，分泌性中耳炎患者可能检测到鼻咽部 pH 的异常，可能经耳咽管而致中耳炎。

3. 口腔部症状

本病患者可出现口腔的烧灼感、舌感觉过敏等感觉异常，但口腔软组织甚少有明显损害。有些患者唾液增多，这可能是胃酸反流到食管下端，通过反射而造成。还有报道称酸反流造成牙侵蚀，其发生率远高于总体人群。

4. 声带炎症

声带炎日久甚至可形成肉芽肿，表现为长期或间歇性声音异常或嘶哑、咽喉部黏液过多、慢性咳嗽等。在儿童所见的反复发作的喉气管炎可能与 GERD 有关。

5. 呼吸道症状

本病常出现慢性咳嗽和哮喘等呼吸道症状，多系吸入反流物或经迷走反射所致。有报道称，约半数慢性咳嗽患者出现酸反流，常在夜间平卧时出现呛咳，之后亦可在其他时间出现慢性咳嗽。长期的 GERD 则可造成慢性支气管炎、支气管扩张、反复发作性肺炎及特发性肺纤维化等。GERD 促发的哮喘多在中年发病，往往无过敏病史；反之，哮喘患者也易患 GERD。

6. 其他症状

部分患者可出现癔球症，发生机制不详。有学者将呃逆与 GERD 联系起来，但对两者的因果关系则持不同看法。GERD 常伴睡眠障碍，也可出现睡眠性呼吸暂停。在婴儿，GERD 可致婴儿猝死综合征，多于出生后 4 ~ 5 个月内发病。婴儿期食管的酸化可造成反射性喉痉挛而致阻塞性窒息；或是反流物刺激对酸敏感的食管受体导致窒息，终致猝死。加拿大会议还提出，上腹痛可能是 GERD 的主要症状。

## 二、临床分型

早先认为胃食管反流只造成食管下端炎症称为反流性食管炎。但现已认识到胃食管的反流还可累及食管之外的脏器和组织，产生食管之外的症状，且临床表现和检查结果的组合各异，临床谱甚广。现在临床上，多数学者认同 GERD 是一个总称，包含了 3 个可能独立的疾病。

（1）内镜检查时可窥见食管下段的黏膜有不同程度的糜烂或破损。活检标本的病理组织学检查可显示典型的局部炎症性改变。

（2）非糜烂性反流病（NERD）。虽在临床上存在令人不适的与反流相关的症状，而内镜检查时未能发现食管黏膜明显破损者称 NERD。然而，随着内镜技术的发展，而另一部分则依然无此病变，故近有学者特将后部分患者称为内镜阴性反流病（ENRD）。

（3）Barrett 食管。对 Barrett 食管的解释当前并不完全一致，指有反酸、烧心等症状，并出现肠上皮化生而言。在此基础上，容易恶变成腺癌。

## 三、并发症

当前共识认为，除 Barrett 食管已属 GERD 的一部分外，GERD 的并发症主要是消化道出血、食管下段的溃疡和纤维狭窄，以及癌变。

（1）食管溃疡在食管下端，取代鳞状上皮的单层柱状上皮中含有壁细胞和主细胞，也能在局部分泌胃酸和胃蛋白酶原，故在适合的情况下可以发生消化性溃疡，有学者将之称为 Barrett 溃疡。临床上出现疼痛、反酸等症状。

（2）消化道出血。食管炎症本身及 Barrett 食管溃疡的病变可蚀及血管而出血，出血量各人不一，视血管受累的程度而异。量稍大者可出现呕血，色泽鲜红，多不伴胃内容物。

（3）长期炎症及反复修复多在食管下端造成环形的纤维组织增生，终致局部的纤维性狭窄，临床上出现渐进性吞咽困难，乃至继发性营养不良的表现。

（4）目前认为，GERD 患者罹患 Barrett 食管的危险因素主要包括白人、男性、酒精、烟草和肥胖等。蒙特利尔共识认为，长段 Barrett 食管伴肠上皮化生（病变长度 ≥3 cm）是最重要的致危因子。

## 四、辅助检查

（1）质子泵抑制剂（PPIs）试验，用奥美拉唑 20 mg，每日 2 次，或相应剂量的其他 PPIs，共 7 天。

（2）食管酸滴注试验。本试验用于证实由胃酸造成的食管炎症状。空腹 8 小时后，先以食管内测压定位 LES，将滴注管前端口置于 LES 上缘之上 5 cm 处，经管滴注 0.1 mol/L 盐酸，如在无症状状态下因滴注盐酸而症状再现则为阳性，表明患者原有的症状系由胃酸反流造成。此试验方便、易行，有一定的价值。如若结合体位变化再做此试验，可能会得到更多信息。

（3）X 线钡餐检查。通常可借此检查食管黏膜的影像，观察是否并发膈疝，动态了解食管的运动情形、钡剂通过及被清除的情形导致的反流情况。

（4）消化道内镜检查及组织学检查。临床上常用内镜技术来诊断 GERD。内镜检查可直接观察黏膜病损情况，并取黏膜做组织病理检查以确定病变性质。一般可见到齿状缘不同程度的上移，食管下段黏膜充血、水肿，血管纹模糊等。发现黏膜有糜烂、破损者即称为 RE。Barrett 食管的镜下表现为下段鳞状上皮黏膜中间有色泽不同的圆片状或柱状，或自齿状缘处向上蔓延的指样凸出黏膜岛，但要确诊还必须有病理证实存在肠化。而部分 GERD 患者在常规内镜下未能发现有糜烂和破损的称非糜烂性反流病。

（5）食管腔内动态 pH 监测。上述测定的 LES 压力只是在特定空腹时的数据，代表测定的这一时间点的压力值，难以反映受试者整天随生理活动及病理情况而发生的变化。随着技术的进步，通过置于食管下端的 pH 电极以测定局部的酸度，可以动态、生理性地明确胃酸反流的形式、频率和持续时间，以及症状、生理活动与食管内酸度的关系。本方法可以明确酸性非糜烂性反流病的诊断，为确诊 GERD 的重要措施之一。

（6）食管内胆汁反流检测研究结果表明，约 2/3 GERD 患者为酸碱混合反流，如以 pH 监测不足以发现，而前一时期开始应用的 24 小时胆汁监测仪则可测定食管腔内的胆红素而明确碱反流。

（7）阻抗技术。应用阻抗技术可以检出 pH 监测所不能测得的非酸性反流。使用多道腔内阻抗监测仪检测，非酸性液胃食管反流时食管阻抗降低，因为液体（水）对电的传导甚于固体食物或黏膜；反之，气体反流（嗳气）时食管阻抗增高，因为气体对电的传导劣于固体食物或黏膜。如在食管内多部位同时测定阻抗，则能判断食团在食管内运动的方向。吞咽液体时产生阻抗减弱的顺行波，而液体反流时则产生阻抗减弱的逆行波。

## 五、诊断

典型的症状和病史有利于建立诊断。不同的诊断方法对于 GERD 有不同的诊断价值。典型的胃食管反流症状，加下列数项中之一项或一项以上者可确立 GERD 的临床诊断：①影像学和（或）内镜发现食管下段黏膜破损，经病理证实存在黏膜损害；②食管下段动态 pH 检测或胆红素检测阳性；③诊断性治疗有效。根据学者的共识，典型的反流综合征可根据特征性症状诊断，而无须诊断检查。对症状不典型或者要进一步了解其严重程度和有关病因，以利于治疗方案选择的患者，需做进一步检查，需有明确的病理学改变和客观胃食管反流的证据。而食管腔内测压连同食管下端腔内 24 小时非卧床 pH/胆红素监测依然是诊断本病的金标准。

# 第三节 胃食管反流病的治疗

## 一、行为治疗

改善生活方式或生活习惯，以期避免 LES 的松弛或增强 LES 张力，减少反流，降低胃酸的分泌，保持胃肠道的正常运动等，在多数患者能起到一定的疗效，有时还可减少药物的使用。宜少食多餐，以减少胃腔的过度充盈。戒烟忌酒和摄入低脂、高蛋白饮食可增加 LES 压力、减少反流；不宜摄入辛辣和过甜、过咸饮食，以及巧克力、薄荷、浓茶、碳酸饮料、某些水果汁（橘子汁、番茄汁）等，以避免过多刺激胃酸分泌。

## 二、药物治疗

### （一）制酸剂

（1）PPIs。鉴于目前以 PPIs 的制酸作用最强，相继上市的兰索拉唑、泮托拉唑、雷贝拉唑和近期应用的埃索美拉唑，都有良效。因为这些药物的结构不全一致，临床使用各有优点和欠缺之处，且各人的病情不同，敏感性、耐受性等也不一致，故宜因人施治。临床医生对于 PPIs 用药的时间也有不同看法，一般主张初治患者用药 2~3 个月，8~12 周的常规剂量治疗对于轻度和中度的 RE 患者而言，症状多明显改善或消失，而后再以半剂量维持使用 3~6 个月。鉴于 PPIs 并不能制止反流，临床上的长期应用已肯定了 PPIs 维持治疗 GERD 的安全性。

（2）对轻度 GERD 患者，除采用改进生活方式等措施外，宜应用一种常规剂量的 H2RA，12 周内可使1/3~1/2 的患者症状改善。虽增大 H2RA 剂量可一定程度提高制酸效果，但在常规剂量 2 倍以上时收益不再增大。H2RA 也可在 PPIs 控制病情后使用，并逐渐减量作为维持治疗用。

（3）碱性药物。理论上碱性药物可以通过中和作用而减少胃酸的致病作用，对 GERD 有一定治疗作用，但鉴于若干不良反应，加之有其他性价比更高的药物，故目前甚少使用本类药物。

（4）新型制酸剂。最近又有不少新的制酸剂问世，但尚未正式用于临床。

1）$H_3$ 受体（$H_3R$）激动药：在胃肠道肠肌间丛、胃黏膜内分泌细胞和壁细胞胆碱能神经中存在 $H_3$ 受体，调节胃酸分泌。在实验狗中，H3R 激动剂可呈剂量依赖性抑制五肽胃泌素刺激的酸分泌，这种药物的膜穿透性甚差。

2）钾竞争性酸阻断剂（PCAB）：为可逆性的 $H^+-K^+-ATP$ 酶抑制剂，其与质子泵细胞外部离子结合，竞争性抑制 $K^+$ 进入壁细胞与 $H^+$ 交换，抑制质子泵活化。这类药的主要优点在于起效快，但可能有肝毒性存在。

3）胃泌素受体拮抗药：若干高亲和力的 CCK2 受体拮抗药能有效阻断胃泌素的作用，抑制胃酸分泌。此外，还有学者在进行抗胃泌素疫苗的研究。

### （二）胆汁吸附剂

对于碱性反流，应该使用吸附胆汁的药物，以减少其对黏膜的损害作用。铝碳酸镁是目前用得比较多的药物，在胃内有轻度的制酸作用，更是能较理想地与胆汁结合，而在碱性环境下又释出胆汁，不影响胆汁的生理作用。硫糖铝在胃内分解后形成的成分也具有一定的中和胃酸和吸附胆汁作用，只是逊于铝碳酸镁，且由于药物制剂的崩解度欠佳而需要溶于水或充分咀嚼后服下。考来烯胺吸附胆汁的能力更强，但其在碱性的肠腔内并不释出胆汁，临床应用不多。

### （三）藻酸盐

藻酸盐与酸性胃内容物接触即可形成一层泡沫状，悬浮于胃液上，在坐位或立位时起阻隔作用，减少食管黏膜与胃内容物的接触。需快速吞服药物，否则其在口腔内即可形成泡沫，且影响疗效。

## （四）促动力药

多潘立酮是一种多巴胺受体阻滞剂，可增加 LES 张力、协调胃幽门十二指肠的运动而促进胃排空，对 GERD 有治疗作用，但需维持治疗；少数女性患者使用后可产生高泌乳素血症，发生乳腺增生、泌乳和闭经等不良反应，但停药后数周内即可恢复。西沙必利是选择性 $5HT_4$ 受体激动剂，促进肠神经元释放乙酰胆碱，也能增加 LES 张力，刺激食管蠕动和胃排空，但因有 QT 间期延长和室性心律异常而致死的报道，现几乎在全球范围内遭弃用。莫沙必利也是选择性 $5HT_4$ 受体激动剂，但只是部分选择性，对全消化道有促动力作用，新型 $5HT_4$ 受体兴奋剂替加色罗兼有改善胃肠道运动和协调内脏敏感性的作用，现已开始用于 GERD 的治疗，同样处于疗效和安全性资料的积累中。

## （五）减少 tLESR 的药物

### 1. 抗胆碱能制剂

间断应用抗胆碱能制剂阿托品可减少近 60% 健康志愿者的 tLESR。不通过血-脑脊液屏障的抗胆碱制剂不能减少 tLESR。但其不良反应限制了临床应用。

### 2. 吗啡

人类的 LES 存在阿片神经递质，吗啡可抑制吞咽和气囊扩张引起的 LES 松弛。静注吗啡可减少 tLESR，减少反流事件的发生。吗啡作用部位是中枢神经，通过 μ 受体而调节 LES 压力。作用于外周的吗啡类药物无此作用。

### 3. CCK 拮抗剂

CCK 可引发 tLESR，源自胃扩张。CCK1 受体拮抗剂地伐西匹可阻断之，由此证明 CCK 是通过近处胃组织或近端传入神经发挥调控 tLESR 作用的。CCK1 受体拮抗剂氯谷胺可减少餐后胃扩张引起 tLESR 的频率。

### 4. 一氧化氮合酶抑制剂

一氧化氮是一种重要的节后神经抑制性递质，一氧化氮能神经存在于迷走神经背核。已证实一氧化氮合酶抑制剂 LMNME 可抑制 tLESR 的频率，而 L 精氨酸可抑制这种作用。抑制一氧化氮合酶会引发胃肠运动的复杂变化和心血管、泌尿系统、呼吸系统的重要改变。

### 5. GABAB 兴奋剂

GABAB 是重要的抑制性中枢神经递质，其受体存在于许多中枢和外周神经中。巴氯芬抑制神经肌肉接头处神经递质的释放，也是 tLESR 的强烈抑制剂。研究显示巴氯芬（40 mg，每日 2 次）可减少健康人和 GERD 患者的酸反流和非酸反流。

## （六）黏膜保护剂

用于胃部疾病的黏膜保护剂均可用于 GERD，如铝制剂、铋剂等。除发挥局部直接的保护黏膜作用外，间接有利于黏膜保护和修复。可以通过稳定上皮细胞 DNA 转录水平、中和氧化黏膜表面有害物质和（或）增强黏膜修复能力等，起到防治 GERD 患者食管下段黏膜破损、化生、异型增生和癌变的作用。

# 三、内镜下治疗

（1）氩离子凝固术（APC）。近期有学者称内镜下局部应用 APC 技术处理 Barrett 食管有一定疗效。

（2）内镜下食管扩张术。对于 RE 后期发生的食管纤维性狭窄，多采用内镜下局部的扩张术，以改善吞咽困难。操作较易，也颇为安全，但常在若干时日后需重复进行。迄今所使用的有气囊、金属、塑料及水囊扩张设备等。

# 四、手术治疗

据国外资料，10%～15% GERD 患者需要接受手术治疗。

手术指征包括：①出现严重的症状，镜下可见溃疡等，或有严重食管动力紊乱而积极药物治疗无效者。②药物控制下还经常发生反流性吸入性肺炎等严重并发症者。③不愿接受终身药物治疗或对大量制酸剂长期应用有顾虑而选择手术者。④需要长期大剂量药物维持治疗才能控制症状者，是手术治疗的相对指征。⑤对局部黏膜有重度异型增生或可疑癌变，或是食管严重狭窄而扩张无效者。

Barrett 食管的治疗迄今无特异措施，只是从防治食管腺癌角度而言，需要严密观察，定期内镜随访，及早发现癌前病变而予以相应措施。

## 五、预后

药物治疗可以使大多数患者的症状缓解，预后良好，但据多数学者的观察，完全停药后若干时日易复发，故提出宜长期维持治疗，只是所用的药品及其用量有个体差异。有报道手术治疗失败的患者，或纵然有效，但还有一定的复发率，一般为10%。

# 第四章

# 胃息肉

## 第一节 胃息肉临床特征与诊断

### 一、临床特征

任何年龄均可发生胃息肉，表现为上腹饱胀，疼痛，恶心，呕吐，胃灼热等上消化道非特异性症状。疼痛多见于上腹部，为钝痛，没有规律性。较大的息肉表面常伴有糜烂或溃疡，可引起呕血、黑便及慢性失血性贫血。贲门附近的息肉体积较大时偶尔可产生吞咽困难。若胃幽门区长蒂息肉脱入十二指肠后发生充血水肿而不能自行复位时，则可能产生胃壁绞窄甚至穿孔，这种情况少见。体格检查通常无阳性发现。

### 二、诊断

胃息肉较难通过常规问诊及体格检查所诊断。大便隐血试验在 1/5 ~ 1/4 的患者可呈阳性结果。上消化道钡剂造影对直径 1 cm 以上的息肉诊断阳性率较高，由于该项检查对操作水平要求较高，可因钡剂涂布不佳、体位及时机不当、未服祛泡剂导致气泡过多等原因导致漏诊误诊。胃镜直视下可清晰观察息肉的部位、数量、形态、大小、是否带蒂、表面形态及分叶情况、背景黏膜改变等特征。胃镜检查中使用活检钳试探病灶，可感知病变的质地。观察中需注意冲洗掉附着的黏液、泡沫等，适当注气，充分暴露病变。判断息肉是否带蒂时，宜更换观察角度、内镜注气舒展胃壁，反复确认。

内镜观察后应常规对病灶行组织病理学检查。活检取材部位应选择息肉头端高低不平、色泽改变、糜烂处。若存在溃疡，宜取溃疡边缘。需取得足够组织量以便病理制片，并充分考虑到取材偏倚及病灶内异型腺体不均匀分布。约半数息肉中，活检标本与整体切除标本的组织病理学不一致，故内镜完整切除有助于最终明确诊断。鉴于未经活检而直接切除的息肉可存在癌变风险，切除后可用钛夹标记创面，并密切随访病理结果及切端情况。

胃息肉的其他诊断方法包括变焦扩大内镜、超声内镜及胃增强 CT。变焦扩大内镜可将常规内镜图像放大 200 倍，可清晰观察腺管开口及黏膜细微血管形态。胃病变的变焦扩大内镜分型有多种，其与病理学的相关性不如结肠黏膜凹窝分型。超声内镜在鉴别病变的组织学起源方面具有重要作用。从超声图像判断，胃上皮性息肉病变通常局限于上皮层与黏膜层，固有肌层总是完整连续。增强 CT 检查可发现较大的胃息肉，一定程度上可与胃壁内肿块、腔外压迫及恶性肿瘤相鉴别。

### 三、鉴别诊断

1. 黏膜下肿瘤

内镜下观察到广基、境界不甚清晰的隆起灶时，需注意与黏膜下肿瘤相鉴别。桥形皱襞，意指胃黏膜皱襞在胃壁肿瘤顶部与周围正常组织之间的牵引改变，呈放射状，走向肿瘤时变细，是黏膜下肿瘤的典型特征。当鉴别存在困难时，宜行超声内镜检查。此外，可试行活组织检查，黏膜下肿瘤几乎不可能被常规活检取得，而仅表现为一些非特异性改变，如黏膜炎症等。少数情况下，需要与胃腔外压迫相鉴别。

2. 恶性肿瘤

0-Ⅰ型、0-Ⅱa型早期胃癌可表现为息肉样、扁平隆起型改变，但肠型隆起型早期胃癌通常 >1 cm，表面多见凹凸不平、不规则小结节样，糜烂、出血或不规则微血管走行常见，活检钳触碰或内镜注气过程中易出血。弥漫型胃癌极少呈现为 0-Ⅰ型和 0-Ⅱa型。若内镜下观察到病灶周围的蚕食像及皱襞杵状膨大等改变，应高度疑及早期胃癌。全面、准确的病理活检是最佳鉴别方法。胃类癌多为 1 cm 左右的扁平隆起，一般不超过 2 cm，可多发，周围缓坡样隆起，中央可见凹陷伴有发红的薄白苔，深取活检可获阳性结果。

3. 疣状胃炎

又称隆起糜烂型胃炎，是临床常见病，多发于胃窦及窦体交界处，呈中央脐样凹陷的扁平隆起灶，胃窦黏膜背景可见有增生肥厚呈凹凸结节、萎缩、血管透见、壁内出血等炎症改变。较大的疣状灶需要通过活检鉴别。

# 第二节　胃息肉的治疗

采取良好的生活方式，积极治疗原发疾病如慢性萎缩、化生性炎症有助于预防胃息肉的发生。散发、直径 <5 mm 的胃底腺息肉通常认为是无害的。

胃息肉大多可通过内镜切除而痊愈。圈套切除是较大息肉的最常用方法，并可与黏膜下注射、尼龙圈套扎等其他方法合用，切除后创面可用 APC 或热探头修整。EMR 术适用于 <2 cm 扁平隆起病灶的完整切除，更大的病变完整切除则需要行 ESD 术。术前需于病变底部行黏膜下注射以便抬举病灶，注射液用 50% 葡萄糖注射液、透明质酸钠、Glyceol（10% 甘油果糖与 5% 果糖的氯化钠溶液）等，上述溶液中常加入色素以便于观察注射效果。有多种操作器械可进行 EMR 和 ESD，具体使用因不同操作者喜好而定。需要强调的是若病变疑及胃癌，则需一次性完整切除，较大的病变应展平后固定于软木板上，浸于 10% 甲醛溶液中送病理行规范取材、连续切片，尤其是应注意所有切片的切缘情况。若病理学提示病变伴有癌变，则按胃癌根治标准处理。

内镜治疗后应规范服用胃酸抑制药及胃黏膜保护药，并定期随诊。内镜治疗主要并发症为出血、术后病变残余及穿孔。通常切除术后的黏膜缺损能很快愈合，出血通常为暂时性。创面过深、不慎切除肌层、电凝电流过大、时间过长可导致急慢性穿透性损伤而致穿孔。预防性应用尼龙圈及钛夹可减少穿孔风险。切除后当即发生的急性穿孔可试行钛夹夹闭、非手术治疗及密切观察，延迟发生的穿孔几乎均需外科手术治疗。

以下情况可行外科手术：内镜下高度怀疑恶性肿瘤；内镜下无法安全、彻底地切除病变；息肉数量过多，恶变风险较高且无法逆转者；创面出血不止，内科治疗无效者；创面穿孔者。外科手术选腹腔镜下胃切除术等。

# 第五章

# 非酒精性脂肪性肝病

## 第一节　非酒精性脂肪性肝病临床特征与诊断

### 一、临床特征

1. 肝病相关表现

在临床中，非酒精性脂肪性肝病（NAFLD）在儿童患者更常见。其他患者无明显表现。

体检多见腰围增粗的内脏性肥胖，50％以上肥胖患者可以有肝肿大，而有脾肿大者小于25％。少数患者可出现蜘蛛痣、肝掌。

NAFLD患者常见的生化异常是血清ALT、AST和GGT水平轻度增高持续半年以上。但肝酶水平与肝组织学改变的相关性很差，因而不能仅根据转氨酶增高与否诊断NAFLD。

2. 原发疾病的表现

代谢性临床表现：男性腰围>90 cm，女性>80 cm，BMI>25，血压升高，血糖或糖耐量异常，血脂异常及尿酸增高等。在排除其他已知肝病后，NAFLD是代谢紊乱患者脂肪肝和肝酶异常最常见的原因。

### 二、辅助检查

1. 人体学指标

身高和体重可用来计算BMI，以明确有无体重超重和肥胖。

2. 实验室检查

除了检查肝功能以及HBV和HCV现症感染指标外，疑似NAFLD患者应检测空腹血糖、血脂、尿酸及血红蛋白。必要时做胰岛素、C肽和24小时尿白蛋白定量等指标。

3. 影像学检查

首选B超，必要时做肝脏CT检查。

Fibroscan是诊断慢性肝病肝纤维化比较可靠的方法，但肝脏脂肪变的干扰使其对于NAFLD患者肝纤维化的判断价值受到不利影响。

4. 肝活检

目前肝活检仅被推荐用于：

（1）常规检查难以明确诊断的患者。

（2）进展性肝纤维化的高危人群但缺乏临床或影像学肝硬化证据者。

（3）因其他目的而行腹腔镜检查（如胆囊切除术、胃捆扎术）的患者，此举旨在减少肝活检风险和增加依从性。

此外，弥漫性脂肪肝伴有正常肝岛，或局灶性脂肪肝难以与肝癌相鉴别者，也可以行肝活检组织病理学检查。

NAFLD 或非酒精性脂肪性肝炎（NASH）可导致肝硬化，但不要轻易将没有脂肪性肝炎组织学特征的隐源性肝硬化归因于 NAFLD 或 NASH，必须寻找有无其原因所致肝硬化的可能。

## 三、诊断

NAFLD 的临床分型包括单纯性脂肪肝（SFL）、NASH 和 NASH 相关性肝硬化。其诊断依据如下：

（1）每周饮酒中含乙醇量 <140 g（女性 <70 克/周）。

（2）除外药物、毒物、感染或其他可识别的外源性因素导致的脂肪肝。

（3）肝脏影像学表现符合弥漫性脂肪肝的诊断标准。

（4）没有其他原因可解释的肝酶持续异常。

（5）肝活检提示脂肪性肝病。

（6）存在体重增长迅速、内脏性肥胖、空腹血糖增高、血脂紊乱、高血压等危险因素。

## 四、鉴别诊断

排除过量饮酒对于 NAFLD 诊断的影响，因为过量饮酒者的脂肪肝属于酒精性肝病（ALD）的范畴。还应除外可导致脂肪肝的全身性疾病以及正在服用或近期曾经服用可致 ALT 和 GGT 升高的药物（包括中药）的患者。

# 第二节　非酒精性脂肪性肝病的治疗

NAFLD 的主要死因为动脉硬化性血管事件，而肝病相关死亡几乎仅见于 NASH 并发肝硬化者。为此，NAFLD 治疗的首要目标是控制代谢紊乱，防治糖尿病和心脑血管事件；次要目标为逆转肝细胞脂肪变，减少胆囊炎和胆结石的发生；附加要求为防治 NASH，阻止肝病进展，减少肝硬化和肝癌的发生。

治疗措施包括：①健康宣教提高认识，改变不良生活方式；②纠正潜在的危险因素，控制体重，减小腰围，降低血糖和血压，调整血脂；③减少或避免"二次打击"，必要时应用保肝药物防治脂肪性肝炎；④肝移植治疗 NASH 相关终末期肝病，但仍需加强代谢紊乱的控制。

## 一、改变生活方式

目前最有效的方法是改善生活方式。通过节制饮食和增加运动等措施降低体重，纠正血脂紊乱和糖尿病，是治疗 NAFLD 的一线措施和最为重要的治疗方法。

1. 饮食治疗

现有的饮食干预措施包括控制总热量摄入，膳食脂肪以不饱和脂肪酸为主，碳水化合物以慢吸收的复合糖类和纤维素为主。最近一项荟萃分析表明，饮食指导确实可使肥胖患者体重有所下降，然而在停止饮食干预后患者体重往往逐渐反弹。

2. 运动治疗

中等量的有氧运动对改善胰岛素抵抗和代谢综合征均有益处。体育锻炼可以避免肌肉萎缩，并通过选择性减少内脏脂肪而降低体重。众多研究显示，多数 NAFLD 患者只要有一定程度的体重下降，往往就伴有肝脏生化指标和超声影像学改善，然而体重下降对肝组织学改变的影响尚需进一步证实。

## 二、药物治疗

药物治疗主要针对肥胖症、糖脂代谢紊乱和高血压。理想的药物治疗应明确疗程，停药后疗效持续，以及很好的安全性和费用效益比。初步临床试验发现一些药物很有希望，但需通过随机双盲安慰剂对照的多中心临床试验，以足够长的疗程和明确的组织学终点来确认其疗效。

1. 胰岛素增敏剂

多项非对照临床试验显示，二甲双胍可显著降低 NAFLD 患者血清 ALT 水平，但有报道发现在肝组织学改善方面与维生素 E 组、安慰剂组均无显著差异。另有研究报道，所有肝组织学改善者均伴有体重下降，提示二甲双胍对 NASH 的疗效部分来自其胃肠道不良反应和辅助减肥作用。

皮格列酮和罗格列酮是过氧化酶增殖物激活受体（PPAR）γ 的激动剂，主要通过作用于前脂细胞而改善胰岛素抵抗，可能有助于 NASH 患者血清转氨酶和肝组织学的改善。但其疗效尚需通过大样本随机对照临床试验来证实，该类药物的缺点为体重增加、心血管疾病危险性增加以及治疗费用较高。

2. 抗氧化及抗感染治疗

这类治疗包括抗氧化剂、针对 TNF-α 的药物（如己酮可可碱）以及益生元和益生菌（预防肠道细菌过度生长，从而减少肠道内毒素的产生及其相关肝脏氧化应激和炎症损伤）。此外，也有研究探讨非特异性保肝药物（熊去氧胆酸）等对 NASH 的治疗效果。尽管许多小型开放试验显示这些药物可使血清 ALT 水平下降，甚至使肝组织学损伤减轻，然而至今尚无大样本长疗程的有安慰剂对照的随机试验证实某药对 NASH 有肯定的疗效。

3. 他汀类降脂药物

对于有心血管疾病危险因素患者，他汀类药物为降低血液低密度脂蛋白胆固醇的标准治疗药物，没有肝病的患者应用他汀类药物相对安全。当前虽然缺乏肝病患者他汀类药物安全性治疗的足够数据，但不明原因性血清转氨酶持续增高和 NAFLD 患者可安全使用他汀类药物，且他汀类药物对 NAFLD 本身可能还有治疗作用。目前认为，他汀类药物所致孤立性无症状性转氨酶轻度升高（<120 U/L）通常无须停药，而合并慢性活动性肝炎以及不明原因转氨酶升高和 NAFLD 的高脂血症患者亦可在保肝药物基础上应用常规剂量的他汀类药物。

## 三、减肥手术

病态肥胖患者通过严格的膳食、运动和药物治疗后，如仍未达到有效减重和减轻并发症的目的，可考虑腹腔镜下行可调节胃部绷扎术和 RouxY 胃部旁路术等减肥。减肥手术具有迅速见效和效果持久的特点，是重度肥胖的 NASH 患者当前最佳的治疗选择。减肥手术的优点为在改善胰岛素敏感性和减少代谢综合征和糖尿病相关风险的同时，减轻甚至逆转 NASH 和肝纤维化，并显著改善患者社会心理功能和生活质量。因不同减肥手术的疗效及并发症有一定差异，医患对此应有充分认识，严格选择适应证及手术方法，并关注体重快速下降和营养不良对肝脏的不良影响。

## 四、疗效评估

NAFLD 的治疗效果及安全性应综合评估，除了关注肝酶和肝脏脂肪沉积是否好转外，更应看重糖脂代谢紊乱和心脑血管事件的防治。除需在药物治疗期间进行评估外，对于仅需改变生活方式等非药物治疗者亦需坚持长期随访。

## 五、预后

单纯性脂肪肝常呈静止状态，随访 10~20 年肝硬化发生率仅 0.6%~3.0%，而 NASH 10 年内肝硬化发生率高达 15%~25%。NASH 患者肝纤维化进展速度慢，发展至肝硬化需时较长。NASH 相关肝硬化预后与其他原因肝硬化相似，30%~40% 患者终将死于肝病，年老及代谢综合征可能使其更易发生肝衰竭和 HCC。来自中国大陆、香港、台湾的资料显示，与西方国家和日本相比，中国成人 NAFLD 患者中 NASH 比例低，NASH 患者的肝脏炎症和纤维化程度轻且很少合并肝硬化，至今尚无 NAFLD 相关肝衰竭和肝癌的报道。

# 第六章

# 急性胆囊炎

## 第一节 急性胆囊炎概述

### 一、流行病学

急性胆囊炎在 50 岁左右时男女发病比例约为 1∶3，而 50 岁以后的发病比例约为 1∶1.5。每年有 6%~8% 的急性胆囊炎患者因症状恶化而行胆囊切除术。

### 二、常见病因

急性胆囊炎的危险因素包括艾滋病、药物、蛔虫、妊娠、肥胖等。

1. 艾滋病

艾滋病全称为"获得性免疫缺陷综合征"（AIDS），其导致胆道疾病可能通过两种机制：一种是 AIDS 相关性胆管病变；另一种是急性非结石性胆囊炎。而在 AIDS 患者中也有硬化性胆管炎的患者。

（1）AIDS 相关性胆管病变。在患有 AIDS 1 年以上的中年患者经常可以观察到其患有急性胆囊炎。90% 的患者以右上腹痛为主诉，行腹部超声时可以观察到肝内及肝外胆管扩张。约有 81% 的患者腹部彩超及 78% 的患者 CT 可以观察到异常。肝脏生化检查可以观察到碱性磷酸酶水平增高。

（2）非结石性胆囊炎。AIDS 导致的非结石性胆囊炎患者的特征是：①发病年龄小于无 AIDS 患者。②存在口服给药。③右上腹痛。④碱性磷酸酶及血清胆红素异常增高。⑤与巨细胞病毒和隐孢子虫感染相关。有研究指出，急性胆囊炎是 AIDS 患者进行开腹手术的最常见原因。

2. 药物

Michielsen 等研究表明，部分药物可以导致胆囊结石形成，从而间接引起急性胆囊炎的发生。

3. 蛔虫

蛔虫病的并发症包括肝、胆道及胰腺疾病。发生于胆道的并发症包括非结石性胆囊炎和由蛔虫导致的胆囊结石形成。当蛔虫由十二指肠乳头进入胆道后，会导致肝脏及胆道损伤，从而引起胆道疾病。通常进入胆道的蛔虫在 1 周内便会返回十二指肠，如果它们逗留超过 10 天，就会死亡并且为结石的形成提供病灶。蛔虫病相关的胆道疾病在女性多发（男女发病比例约为 1∶3），婴幼儿少见。怀孕的女性较未怀孕的女性发生胆道并发症的危险性要高。在蛔虫病的流行地区，蛔虫是胆囊结石的常见原因。

4. 妊娠

有研究指出，胆囊结石发生的危险性从进入青春期开始增高，进入更年期后开始下降。同样也有研究得出应用口服避孕药会致胆囊疾病的危险性增加的结论。因此，有人认为雌激素和黄体酮的水平与胆囊结石的形成有关。事实上，在妊娠期间常规行腹部超声检查可发现 3.5% 的孕妇存在胆囊结石，而胆囊结石也是妊娠女性发生胆囊炎最常见的原因，约占所有胆囊炎的 90% 或更大比例。胆囊炎也成为继阑尾炎之后，妊娠女性发生腹痛的第二大原因，发生率为 1/1 600~1/10 000。因为在怀孕期间行胆囊切除术的女性很少，因此腹腔镜手术是否增加孕妇及婴儿的危险尚没有定论。

5. 急性胆囊炎与"5F"

通常，患有胆囊结石的患者有 5 个特征，可以用 5 个英文单词来总结，即 5F：Fair（白皙），Fat（肥胖），Female（女性），Fertile（育龄期），Forty（40 岁）。而拥有这 5 项特质的人体内的雌激素与黄体酮的水平较高。Framingham 等对年龄在 30～59 岁的人群进行了长达 10 年的随访，用以评估胆囊结石的危险因素。他们得出结论，年龄在 55～62 岁的患者患有胆囊结石的危险性最高，并且绝大多数患者是在其 50～60 岁被诊断为胆囊结石。同时，胆囊结石在女性人群的发病率是男性的 2 倍，此差距会随着年龄的增长而逐渐缩小。

胆囊结石是与肥胖有关的主要疾病之一。同时，Framingham 等也证实了患有胆囊结石的患者比没有胆囊结石的患者更易发生肥胖，而这种趋势在女性患者更明显。不仅肥胖，节食也与胆囊结石相关。有研究表明，胆囊结石与胆囊炎在 BMI≥34 的女性和 BMI≥38 的男性中的发生率显著高于非肥胖人群。

## 三、病理生理学

对很多患者来说，结石是其发生胆囊炎的常见原因。结石梗阻导致胆囊压力的增加并随之引起浆膜下水肿、静脉和淋巴管梗阻、细胞浸润和区域局限性缺血。有两个因素会影响病程的发展，即梗阻的程度以及梗阻持续的时间。如果梗阻发生在局部且持续时间较短，则患者表现为胆绞痛；如果梗阻为完全性且持续时间较长，则会发展为急性胆囊炎。这类患者如果未能接受早期治疗，病情会日趋严重，并有发生并发症的危险。急性胆囊炎病理分型如下。

1. 水肿性胆囊炎

胆囊毛细血管及淋巴管扩张，胆囊壁水肿，胆囊组织结构完整，浆膜下水肿。

2. 坏死性胆囊炎

胆囊部分区域出现出血和坏死，胆囊壁内压力逐渐增高，血流阻塞，组织学显示血管血栓形成及阻塞，散在区域性坏死，但这种改变仅局限于表面，不累及胆囊全层。

3. 化脓性胆囊炎

胆囊壁有白细胞浸润，并且存在坏死、化脓。在这个阶段，存在明显的炎症修复过程。增大的胆囊开始收缩，胆囊壁因为纤维增生开始增厚。胆囊壁内形成脓肿并且逐渐累及全层，胆囊周围脓肿形成。

4. 急性胆囊炎的特殊类型

急性胆囊炎存在 3 种特殊类型。

（1）非结石性胆囊炎：其继发坏疽和穿孔的危险性较高。

（2）急性气肿性胆囊炎：该病是由于产气荚膜梭菌等产气的厌氧菌感染导致胆囊产生气体所致，以胆囊壁和腔内存在气体为特征，仅占胆囊炎总数的 1%。常突然发病，除右上腹痛、恶心、呕吐外，患者多迅速呈中毒表现，并有可能发展为败血症及坏疽性胆囊炎，经常见于糖尿病患者。

（3）胆囊扭转：可以是先天的，也可以是后天获得的或其他原因。解剖学上的两个异常与之相关：一是胆囊仅靠胆囊管和胆囊动脉二者间很短的系膜悬吊在腹膜腔内；二是胆囊虽借系膜位于肝内的正常位置，但该系膜较长，足以发生任何方向上的扭转。急性胆囊扭转不但引起右侧腹痛，而且触诊时可在下腹触及一扭转梗塞的胆囊。该病的治疗为胆囊切除术。

## 四、病理学

显微镜检查时可发现黏膜脱落物。发病 24 小时内，可发现嗜中性粒细胞，并且随着时间进展而变得明显。

约 65% 急性胆囊炎患者，病理也存在慢性胆囊炎的表现，如胆囊壁纤维化、慢性炎细胞浸润和 Rokitansky Aschoff 窦以及黏膜扁平等。

# 第二节　急性胆囊炎临床特征与诊断

## 一、临床特征

急性胆囊炎的临床表现为腹痛（大部分为右上腹痛）、恶心、呕吐、发热。

1. 腹痛

几乎每位患者均存在胆囊区持续性疼痛，常发生于进餐之后、夜间或清晨，可能与结石梗阻引起胆囊强力收缩有关。随着急性胆囊炎的发生、进展，依次出现胆囊扩张、水肿和静脉和淋巴管梗阻以及缺血等过程。因为不同患者的体型及胆囊的确切部位不同，若炎症刺激了膈肌可出现右肩痛。前者极少存在数小时以上，经常为一过性的痉挛性疼痛，后者则持续 30~60 分钟无缓解。

2. 恶心和呕吐

恶心和呕吐约出现于 60%~70% 的患者中，是除腹痛外唯一有价值的症状。由于患者呕吐后感到舒适，故常有诱发呕吐的想法。

3. 发热

约 80% 的患者表现为体温增高，但当患者年纪较大或免疫功能受损，以及服用类固醇或非类固醇抗炎药物时可能无发热。

一般有肌紧张，1/4 的患者存在反跳痛。Murphy 征阳性率在 76%~96%。当发生弥漫性腹膜炎时，会导致十二指肠远端发生麻痹性肠梗阻，从而引起肠鸣音消失。约 40% 患者可触及胆囊区肿块，该肿块可能是扩张的胆囊或因炎症反应而黏附在胆囊上的大网膜。而疾病晚期出现的包块则是发生了胆囊周围脓肿的标志。

## 二、并发症

急性胆囊炎的并发症主要有胆囊穿孔、胆汁性腹膜炎、胆囊周围脓肿、胆瘘等，这些都是胆囊壁缺血和坏死的后果。

1. 胆囊穿孔

胆囊穿孔占并发症的 1/3，经常发生于急性胆囊炎、创伤或肿瘤等情况，当胆囊胆汁漏至腹腔时，便发生胆囊穿孔。

2. 胆汁性腹膜炎

发生于各种情况导致胆汁进入腹腔，包括胆囊炎导致的胆囊穿孔、胆道手术后缝合不完全等情况。

3. 胆囊周围脓肿

因胆囊穿孔而引起的胆囊周围脓肿是由大网膜或相邻器官如结肠、胃、十二指肠所包裹形成，占所有并发症的 50%。脓肿既可在胆囊与其周围组织结构之间形成，也可在胆囊与胆囊后面肝的裸区之间形成。

4. 胆瘘

当胆囊与一部分胃肠道发生附着并且向其腔内穿透时便成为瘘，约占急性胆囊炎并发症的 15%。通常发生在十二指肠，其次是结肠，胆囊空肠瘘和胆囊胃瘘少见。当较大结石从胆囊排至小肠并且其大小足以堵塞狭细的末端回肠肠腔时，患者会发展为胆石性肠梗阻。

## 三、辅助检查

1. 实验室检查

血清学检测没有明显的特异性。85% 的患者白细胞计数增高，但在服用抗生素或老年患者中可能无增高。约 50% 患者胆红素增高，可能与胆色素经受损的胆囊黏膜进入血循环或由于胆囊周围炎症过程继发胆总管括约肌痉挛引起胆道系统生理性梗阻有关。当评估疾病的严重程度时，应检测胆红素、肌酐、尿素氮及凝血酶原时间的值。

2. 影像学检查

（1）胆道核素造影。急性胆囊炎的特异性检验是用锝（$^{99m}$Tc）氨基二乙酸衍生物进行胆道核素造影（$^{99m}$TcIDA 扫描）。其对于急性结石性胆囊炎的诊断敏感性几乎为100%，特异性为95%。在急性胆囊炎，可能是因胆囊出口或胆囊管梗阻导致胆囊不显影。该检查还可发现胆总管或肝总管的完全梗阻，但是其分辨能力却不足以对结石或其他病变进行鉴别。

（2）腹部超声。虽然超声检查能准确地发现胆囊内的结石，但此项检查对急性结石性胆囊炎并不特异。

## 四、诊断

1. 急性胆囊炎诊断标准

（1）急性胆囊炎的早期诊断会为早期治疗提供帮助，并且可以降低死亡率。

（2）当怀疑有急性非结石性胆囊炎时，应行胆道核素造影，但其准确性仅为88%。同时，假阳性率也较高。

2. 急性胆囊炎严重程度评估

急性胆囊炎严重程度可以从轻度自限性到暴发性甚至危及生命。一般分为轻度、中度及重度3个等级。

## 五、鉴别诊断

（1）多数急性阑尾炎较容易与胆囊炎进行鉴别，但如果患者存在较长的腹膜后位阑尾时，因其尖端紧靠胆囊，故鉴别尚有困难。此时，应行胆道核素造影进行鉴别。

（2）急性胆囊炎还必须与包括由于肝脏迅速增大或肝脏急性炎症而引起腹痛的疾病相鉴别，例如病毒性肝炎、急性酒精性肝炎、右心衰和淋球菌性肝脏周围炎等。通常这些疾病与急性胆囊炎不难鉴别。

# 第三节 急性胆囊炎的治疗

急性胆囊炎需要及时的治疗，尤其是当患者存在胆囊扭转、化脓性胆囊炎时。

## 一、抗感染治疗

1. 适应证

抗感染治疗的目的可以分为三种：假定或经验性治疗，明确或特异性治疗以及预防治疗。经验性治疗是指当怀疑患者存在感染并且致病菌未明确、微生物检查结果尚未得出时，应用抗生素进行治疗。当微生物检查结果回报后，抗生素就应做相应的调整，此时为明确或特异性治疗。预防治疗指对于可能发生的感染进行初级和次级预防。

除了轻度急性胆囊炎外，其余的急性胆囊炎患者都需应用抗生素治疗。轻度急性胆囊炎若腹部疼痛不明显，实验室和影像学检查提示轻度的炎症反应（与胆绞痛相类似），可以口服抗菌药物甚至无须抗菌药物治疗。同时，这类患者可适当使用非甾体抗炎药物。如果已经进行胆囊切除术的患者，可以应用抗生素作为预防用药。

2. 在选择抗生素时应该考虑的因素

（1）急性胆囊炎的严重程度。抗生素的选择应首先评估疾病的严重程度。使用抗生素时剂量应充足。已经经验用药的患者在通过微生物学培养确定致病菌并进行药敏测试之后，应根据结果及时更换抗生素种类。

（2）患者有无肝肾功能障碍。因为大部分头孢菌素类、青霉素类、氨基糖苷类抗生素、碳青霉烯类抗生素都是通过肾脏代谢，因此当患者肾功能不全时，应下调抗生素的剂量（而使用头孢曲松时，需要评估肝脏功能，相对来讲，其对肾脏功能的要求不是很高）。一般推荐肾功能的评估使用以下公式。

血清肌酐清除率 = （140 年龄）×最佳体重/（72×血清肌酐 mg/dL），女性按计算结果×0.85

男性最佳体重（身高在 150 cm 及以上）= 50 kg + 0.9 kg/cm×（身高 150 cm）

女性最佳体重（身高在 150 cm 及以上）= 45.5 kg + 0.91 kg/cm×（身高 150 cm）

（3）患者抗菌药物接触史。

（4）抗生素的抗菌谱。需要注意的是，由于广谱抗生素的应用可能抑制肠内微生物（如第三代、第四代头孢菌素），并影响维生素 K 的吸收，导致出血性疾病，因此如果患者的胆道损伤已经影响到肠肝循环时，应该给予静脉注射维生素 K。

3. 渗入胆囊壁药物的选用

通常认为，在治疗胆道疾病时，应该选择能够渗入胆囊壁的抗生素。现在还没有临床或实验数据支持这个观点。

4. 胆汁及血培养

急性胆囊炎患者微生物学检查的临床意义取决于疾病的严重程度。尽管多数轻度和中度急性胆囊炎患者可以不依赖于微生物学的检测结果而痊愈，但是胆道感染的患者较容易合并术后并发症，并且重症患者有更高的死亡率。在胆囊炎发病 24 小时内，胆汁培养的阳性率为 30%，在发病 72 小时，胆汁培养的阳性率为 80%。胆汁培养阳性的患者可能发展为重度胆囊炎。因此，急性胆囊炎患者需及时行微生物学检查及药敏测试，并且分开送一份胆囊壁的样本，如果有必要的话，行组织病理学检查。急性胆囊炎胆汁培养的阳性率为 40%~50%。相对来说，血培养的重要程度具有限制性。

5. 非甾体抗炎药的应用

已经有胆绞痛症状的患者应用非甾体抗炎药物（NSAIDs），如双氯芬酸钠或吲哚美辛之类，可以起到止痛的效果，并且可以抑制胆囊壁前列腺素的释放。一项 NSAIDs 治疗胆绞痛患者的随机对照试验（双氯芬酸钠，75 mg，肌内注射）显示，NSAIDs 可以缓解患者的疼痛，并且预防疾病发展为急性胆囊炎。应用 NSAIDs 可以缓解疾病，是否常规应用有待进一步研究。

6. 抗生素的给药方案

当选定合适的抗生素后，为了达到更好的临床效果，避免细菌耐药性的出现，获得更好的临床疗效，应严格控制抗生素的给药间隔。因此，当为患者选择合适的抗生素后，应根据其类型制定合适的剂量及给药时间。

# 二、胆囊穿刺引流

对于中度和重度胆囊炎的患者来说，胆囊穿刺引流有可能是更适宜的，目前有两种胆囊穿刺引流术，即经皮经肝胆囊穿刺置管引流术（PTGBD）、经皮经肝胆囊穿刺抽吸术（PTGBA）。

1. PTGBD

是急性胆囊炎非手术操作的一种基本治疗方法。它适用于中度胆囊炎保守治疗无效以及重度胆囊炎患者。这项技术的优势在于其操作的简便性。但其缺点在于拔管的时间限制性，即只能在引流管周围形成窦道之后才能拔除引流管，患者带管时间长，而在此期间引流管随时有脱落的危险。同时，尚无随机对照试验证明此项技术与保守治疗的优劣性。

2. PTGBA

是在超声引导下进行的经皮经肝胆道穿刺抽吸。它与 PTGBD 相比优点很多，例如并发症相对比较少、置管时间短等，也因此对患者日常生活的影响较小。但需要注意的是，在进行 PTGBA 时有发生胆汁漏到腹腔的可能，所以应选择经肝穿刺，并且在抽吸时胆囊内容物要全部被抽吸干净。应用较大型号的穿刺针在抽吸时较为容易，尤其是包含炎症物质的胆汁或胆汁淤滞，但是在拔出穿刺针时胆瘘发生的可能性较大。而应用小型号穿刺针时发生胆瘘的危险相对降低，但吸取胆汁的难度也相应增加。

## 三、胆石消融疗法

对于腹腔镜胆囊切除术存在相对或绝对禁忌的急性结石性胆囊炎患者，如果同时存在晚期心肺疾病或肝病，可试用鹅胆酸与熊胆酸（UDCA）联合疗法或 UDCA 单药治疗。如胆囊尚有功能，约 60% 患者的多发性小胆石（<5 mm）有可能被消融。但如果 CT 已发现胆石钙化，则疗效较差，只有约 10% 患者的结石可被消融。在进行治疗后，胆囊结石一般以每月 1 mm 速度消融。此后 5 年内，复发率约为每年 10%，但 5 年后复发很少见。

利用聚焦超声束进行的体外震波碎石疗法，可使较大结石破碎，而能通过胆囊管，进入胆总管。仍滞留在胆囊后方的碎片，以 UDCA 进行消融。经此处理后，50% 以上病例的胆石可望消失，但他们中间约 50% 仍将复发，特别是多发性胆石和胆囊收缩功能不良的患者。

## 四、预后

急性胆囊炎的死亡率为 0~10%。老年人（年龄在 75 岁及以上）的死亡率要高于年轻人。有伴随疾病如糖尿病等会增加死亡的风险。虽然存在很多关于急性胆囊炎的病死率和发病率的研究，但因为疾病的诊断、就诊时间、手术类型及伴随疾病、住院期间医院的护理都是因人而异的，因此不同的研究结果之间很难进行比较。

据报道，胆囊切除术后患者死亡的原因绝大多数与术后感染有关，例如肝脓肿、败血症等。自 1980 年以后，术后感染率逐渐下降，死亡的原因逐渐变为心肌梗死、心力衰竭以及肺栓塞。在 20 世纪 60 年代以前，胆囊造口术最常见的死亡原因为肺炎和败血症，而目前主要死亡原因包括恶性肿瘤、呼吸衰竭以及心力衰竭等。

# 第七章

## 胆石症的治疗

### 一、胆囊结石

1. 无症状的胆囊结石

不建议行胆囊切除术，但对于直径 > 3 cm 的胆囊结石，由于发生胆囊癌的风险增高，可以考虑行胆囊切除术。

2. 胆绞痛

可以应用解痉药对症处置。

3. 胆囊切除术

可以彻底治疗胆囊结石，并且能够预防以后结石复发以及并发症的出现。有两种方法：腹腔镜胆囊切除术和开腹胆囊切除术。

（1）开腹胆囊切除术在 65 岁以下患者的死亡率是 0.03%，65 岁以上患者死亡率是 0.5%，是安全的治疗方法。但是对于超过 75 岁并发胆囊穿孔和胆源性腹膜炎需要行急诊手术的患者以及需要行胆总管探查术的患者尤其是高龄者，建议早期手术治疗。术中应用胆道镜探查胆总管，减少结石的遗漏率。

（2）向腹腔内吹入 $CO_2$，置入腹腔镜，仔细辨认夹闭胆囊管和血管，应用电凝或激光止血，将胆囊从胆囊窝内分离出来。

腹腔镜胆囊切除术有如下优点：可以减少术后疼痛以及并发症的发生率，如胸痛和感染；手术住院时间短，康复期短；手术切口小。因此腹腔镜手术目前应用广泛，有取代开腹手术的趋势，但仍需要行开腹手术，如急性胆囊炎并发脓肿。腹腔镜胆囊切除术手术并发症发生率为 1.6% ~ 8%，有切口感染、胆道损伤和胆管结石遗漏；死亡率 < 0.1%，低于开腹手术。腹腔镜手术时，胆道损伤的发生率并没有增加。胆囊切除术中胆道损伤包括：①小胆管瘘，可以自发愈合。②胆管狭窄，可于内镜下置入支架。③胆道完全梗阻，需要再次手术治疗。④严重的胆瘘，需要手术治疗。胆囊结石进入腹腔内可引起脓肿，应尽量取出。

4. 内镜逆行胰胆管造影（ERCP）

如果出现黄疸、胆管炎、胰腺炎、肝功能异常、胆道扩张等高度疑似胆总管结石的佐证时，建议术前行 ERCP 检查，乳头肌切开后可以取石。如果疑似胆总管结石的证据不是特别充分，可行磁共振胰胆管成像（MRCP）检查。

5. 药物溶石治疗

胆囊结石时机体胆盐池含量减少，因此溶石治疗的机制是减少胆汁中胆固醇的含量。适应证是：症状轻度至中度者，胆固醇结石直径不超过 15 mm，尤其是 < 5 mm，且不适合或不愿意手术治疗的胆石症患者。无症状结石不适宜用药物治疗。用药前建议行 CT 检查评估结石钙化程度，CT 值 < 100 Hu 的结石容易溶解。患者需要做好长期用药的准备，至少 2 年。药物治疗的有效率为 40%。直径 < 5 mm，含钙量少的结石用药治疗 12 个月后完全溶解率可达 80% ~ 90%。结石复发率为 25% ~ 50%，每年有 10% 患者复发。复发常见于用药的前两年。胆囊多发结石者容易复发。

（1）鹅去氧胆酸：西方国家常用的剂量是①非肥胖者 12 ~ 15 mg/（kg · d）；②肥胖者 18 ~ 20 mg/（kg · d）。从 500 mg/d 开始，逐渐加量，睡前给药。不良反应有腹泻和肝功能转氨酶升高，后者呈剂量依赖性，会逐渐好转。因此，用药期间需要监测肝功能，最初 3 个月每个月查一次肝功能，然后在第 6 个月、第 12 个月、第 18 个月和第 24 个月的时候监测肝功能。

（2）熊去氧胆酸（UDCA）：是鹅去氧胆酸的 7β 差向异构体。生理条件下，胆盐池中 UDCA 的含量少，不到 10%，UDCA 可以减少肠道中胆固醇的吸收，应用 UDCA 治疗的不良反应少于鹅去氧胆酸，约 10% 的患者可能会出现腹泻，并未发现严重不良反应。

6. 体外冲击波碎石治疗（ESWL）

主要是针对体积较大的结石，将其碎裂为小结石，从而可以自行排出或者应用 UDSA 溶石治疗。只有 20% ~ 25% 的患者适合 ESWL 治疗，即胆囊结石≤3 个，透光，总直径 < 30 mm，胆囊造影检查显示胆囊功能正常，有症状，无其他伴随疾病。治疗时，用超声将胆囊结石定位于最大能量发射处，冲击波经过软组织时基本不被吸收，绝大部分能量被结石吸收，从而达到碎石目的。冲击波应该避免经过肺部和骨骼。现在 ESWL 无须应用麻醉药物和止痛药物。ESWL 治疗 9 ~ 12 个月后，碎石率可达到 76% ~ 85%。胆囊收缩功能良好，直径 < 2 cm 且 CT 值 < 84 Hu 的结石最适合应用 ESWL。不足之处：①约 36% 的患者出现胆绞痛。②5 年后复发率高达 31% ~ 60%，10 年后高达 80%。③可能会出现并发症，如胆绞痛、皮肤瘀点、血尿、急性胰腺炎和一过性胆汁淤积。由于腹腔镜胆囊切除术损伤小、效果好，因此 ESWL 不是最佳的治疗方法。

## 二、胆总管结石

胆总管结石容易出现严重的并发症，因此发现胆总管结石，建议尽快进行治疗。根据结石出现的部位、产生的并发症、是否有胆囊切除术病史决定治疗方案。

1. 胆总管结石不并发胆管炎

通常行择期内镜下胆管造影、乳头肌切开取石术。术中应用抗生素，也可用球囊扩张乳头肌代替乳头肌切除术。

胆总管结石并发胆囊结石时，治疗方案的选择取决于患者的年龄和基础状况。随访 1 ~ 9 年发现，对于高龄患者，仅有 5% ~ 10% 的患者在行乳头肌切开取石术之后需要行胆囊切除术。另一项研究发现，乳头肌切开取石术随访 17 个月之后有 15% 的患者需要行胆囊切除术；但是胆囊切除术后仅有 4% 的患者需要行乳头肌切开术治疗胆总管结石。因此对于不适合胆囊切除术的患者，可行内镜下乳头肌切开取石术。但是对于年轻患者来说，首选胆囊切除术。

胆囊结石进入胆总管时可能引起急性胰腺炎发作。如果结石特别小，被排入肠道，则病情会好转；如果结石嵌顿于壶腹部，则可能会引起急性重症胰腺炎。对于后者，建议早期行 ERCP 和乳头肌切开取石术，以减少并发症和胆管炎发生的概率。

对于直径 > 15 mm 的胆总管结石，乳头肌切开后很难用标准网篮取出。可以考虑行以下几种方法：①机械碎石，可将大结石碎裂，但是受限于网篮设计和石头的形状大小。②体外冲击波碎石，成功率达 70% ~ 90%，30 天内死亡率不超过 1%。

2. 并发急性梗阻性化脓性胆管炎

当出现发热、腹痛、黄疸、意识障碍和低血压时，高度疑似胆总管结石并发急性梗阻性化脓性胆管炎。本病属于急重症，需要立即处理。治疗的主要目的是胆管减压以减轻毒血症，首选内镜下乳头肌切开取石术，其次是经皮经肝胆管引流，手术死亡率高，不建议作为首选。

治疗上注意：①应用强效广谱抗生素，选择能够覆盖革兰阴性菌的抗生素，可联合应用哌拉西林/他唑巴坦和氨基糖苷类抗生素，疗程不少于 1 周，但要注意氨基糖苷类抗生素有肾毒性，不能长期应用。②ERCP + 乳头肌切开取石术，如果病情允许，行 ERCP 和乳头肌切开取石术。③鼻胆管引流，如果不能行乳头肌切开取石术，立即行经内镜鼻胆管引流术。④补液。

如果不能行内镜下乳头肌切开取石术，可选择经内镜鼻胆管引流，然后行胆囊切除术。抗生素经常选择头孢菌素，也可应用喹诺酮类抗生素。

## 三、肝内胆管结石

多在原发性硬化性胆管炎和 Caroli 病导致胆道慢性狭窄的基础上形成，常为棕色胆色素结石。如果出现继发感染会引起肝内多发脓肿。肝内胆管结石治疗有一定的难度。治疗的目的是取出结石、缓解胆道梗阻。可采用经皮经肝胆管引流联合手术治疗，或者采用经皮经肝胆管镜治疗。如果病灶局限，可以考虑行肝叶切除术。内镜下取石十分困难。口服溶石药物效果不佳。

## 四、胆瘘的治疗

建议手术治疗，分离并缝合受累的邻近器官，行胆囊切除术和胆总管引流术。手术死亡率约为10%。

# 第八章

# 慢性胰腺炎

## 第一节　慢性胰腺炎概述

慢性胰腺炎（CP），是以胰腺慢性炎症、纤维化、萎缩、钙化为特征。腹痛、腹泻、营养不良等为常见临床表现。

### 一、常见病因

慢性胰腺炎是很多因素相互作用引起的。

1. 酗酒

约70%成年CP患者有酗酒史，然而根据慢性胰腺炎的病理学及影像学标准，临床仅表现为餐后腹胀、消化不良等症状。进一步的动物实验表明，单纯长期摄入酒精并非导致慢性胰腺炎而是导致脂肪沉积等退行性变，伴有明显胰腺外分泌功能不足，胰腺组织萎缩而进展为CP。当患者胆、胰管异常持续存在，饮酒可诱发复发性急性胰腺炎，推动炎症慢性化。

2. 基因突变

目前认为，慢性胰腺炎与以下三种基因突变有关。

（1）与散发的特发性胰腺炎有关的两种基因突变。囊性纤维化跨膜转导调节因子基因的突变，可能与胰管阻塞或腺泡细胞内膜的再循环或转运异常有关；胰蛋白酶促分泌抑制剂的基因突变，突变位点为N34S，其突变的后果是削弱了对抗正常腺泡内自身激活的少量胰蛋白酶的第一道防线。其发病年龄较遗传性胰腺炎晚，并发症和需外科手术的机会较少，但最主要的区别是无家族病史。

（2）阳离子蛋白酶原基因的突变使胰蛋白酶原容易被激活而常发生复发性胰腺炎，逐渐进展为CP。主要集中在欧美地区，其PRSSI的两种突变（R122H和N291）系常染色体显性遗传，外显率80%。其临床特征为幼年发病的复发性急性胰腺炎，常进展为慢性胰腺炎并伴有高胰腺癌发病率。患者家族中发病可以相隔两代甚至几代。

一般认为，所有的慢性胰腺炎可能都有基因异常基础，其作用大小不等，取决于胰腺炎的类型。是否对所有CP患者常规筛查基因突变，尚未达成共识，但对于有家族史的早发CP患者（<35岁）进行筛查是合理的。

3. 自身免疫

1961年，Sarles等描述了自身免疫性胰腺炎（AIP），淋巴细胞浸润是其主要的组织学特征之一。临床上，循环中免疫球蛋白G（尤其是免疫球蛋白G4）可上升至较高水平，尤其是在有胰腺肿块的情况下，且大多数患者对类固醇治疗有效。

值得一提的是，如果通过大鼠尾静脉注射能识别胰淀粉酶的CD4$^+$T细胞，大鼠胰腺会形成类似人类AIP的组织学特征。此试验结果支持CD4$^+$T细胞在AIP发病中起重要作用的观点。

4. 吸烟

不少严重酗酒者也吸烟，所以很难将酗酒和吸烟的影响完全分开。吸烟不仅通过烟碱影响胰液分泌模式，而且诱导炎症反应，并通过其他成分发挥致癌作用。

**5. B 组柯萨奇病毒**

此病毒可引起急性胰腺炎，且病毒滴度越高，引起急性胰腺炎的可能性越大，若此时缺乏组织修复，则可能进展为慢性胰腺炎。这种缺陷与巨噬细胞（$M_1$）和 1 型辅助性 T 细胞的优先活化有关。在 B 组柯萨奇病毒感染期间，饮酒可加重病毒诱导的胰腺炎，阻碍胰腺受损后的再生，饮酒剂量越大，持续时间越长，胰腺的再生就越困难。因此，酒精可能会通过增强组织内病毒感染或复制，影响组织愈合，使胰腺炎症慢性化。

**6. 营养因素**

人体内及动物实验认为，食物中饱和脂肪酸及低蛋白饮食可促进慢性胰腺炎或胰腺退行性病变的发生。

## 二、病理

胰腺实质散在的钙化灶，纤维化，胰管狭窄、阻塞及扩张，胰管结石，为主要病理特征；还可见胰腺萎缩，炎性包块，囊肿形成等。

# 第二节　慢性胰腺炎临床特征与诊断

## 一、临床特征

慢性胰腺炎的组织及功能变化大多不可逆转，但临床表现也不总是进行性恶化。症状常呈慢性过程，间歇性加重。

**1. 腹痛**

约 80% 的慢性胰腺炎患者自诉腹痛，其发生的频率、性质、方式和严重程度均无固定特征。腹痛常在上腹部，持续性钝痛，可放射到背部，持续时间从数天至数周不等，前倾坐位可一定程度上缓解疼痛。如果患者的慢性炎症或假性囊肿主要局限在胰头，疼痛则多在腹中线右侧；若炎症病变主要在胰尾，疼痛则多在左上腹。如果慢性胰腺炎并发假性囊肿、胰管梗阻、明显胰头炎性包块及胰腺癌，疼痛将更剧烈，持续时间更长。

腹痛是慢性胰腺炎最严重的临床问题，可使食欲缺乏，摄食减少，导致消瘦、营养不良，是慢性胰腺炎手术治疗最常见的适应证。也有部分患者虽然有导管内钙化、导管扩张和假性囊肿等，但却没有腹痛。因此，不能通过 CT 扫描或 ERCP 发现的异常来判断患者是否有疼痛。

**2. 糖尿病**

一般认为，80% 以上的胰腺受损时，糖尿病可出现。慢性胰腺炎进入晚期后，对糖的不耐受更为明显，使临床治疗难度增加。

**3. 脂肪泻**

理论上认为，当胰腺外分泌功能减退至正常的 10% 以下时，可能发生脂肪泻。严重慢性胰腺炎或胰管完全梗阻时，可有脂肪泻症状，患者可能会排出油腻的粪便甚至油滴（苏丹Ⅲ染色阳性），大便每天 3~4 次。多数患者因腹痛而畏食，脂肪泻不明显，常表现为大便不成形，每天次数略多，腹胀。

**4. 营养不良**

患者经常消瘦明显、贫血、肌肉萎缩、皮肤弹性差、毛发枯萎，易患呼吸道、消化道、泌尿道等感染。

## 二、并发症

**1. 复发性胰腺炎**

通常是间质性炎症，偶尔也可能是坏死性胰腺炎。假性囊肿见于约 25% 的 CP 患者。假性囊肿压迫胃时，可引起一系列症状，如腹痛或呕吐。约10%病例的假性囊肿与假性动脉瘤有关，可导致危及生命的大出血。脾静脉栓塞可导致胃底和食管下段静脉曲张，是CP患者并发消化道出血的原因之一。

2. 十二指肠梗阻

约5%的CP患者并发有十二指肠狭窄，其经常由胰头纤维化引起，也可能由胰腺脓肿或假性囊肿造成。十二指肠梗阻最重要的症状是呕吐。另外，还可能有腹痛、黄疸等表现。

3. 胰腺癌

CP是胰腺癌发生的危险因素之一。其并发胰腺癌的风险约为4%。因此，对CP患者腹痛加重或明显消瘦时，应警惕胰腺癌的存在。

## 三、诊断

当临床表现提示CP时，可通过影像学技术获得胰腺有无钙化、纤维化、结石、胰管扩张及胰腺萎缩等形态学资料，收集CP的证据，并进一步了解胰腺内外分泌功能，排除胰腺肿瘤。

1. 腹部X线平片

腹部X线检查简单、无创、价格便宜。弥漫性胰腺内钙化是慢性胰腺炎的特异性X线表现，但仅见于晚期慢性胰腺炎。而胰腺的局灶性钙化并非慢性胰腺炎所特有，还见于创伤、胰岛细胞瘤或高钙血症，故该检查对早期慢性胰腺炎不够敏感。

2. 腹部B超检查

可显示钙化、胰腺萎缩以及明显的胰管扩张，但肠道内气体可能妨碍对胰腺的观察，其灵敏度因而受到影响。

3. CT检查

可以显示胰腺内钙化、实质萎缩、轮廓异常，CT诊断典型的慢性胰腺炎灵敏度为74%~90%。

4. 磁共振胰胆管成像（MRCP）

可显示主胰管和胆总管，并重建胆管及胰管系统。可了解胰腺实质状况，其缺点是不能直接显示结石。与ERCP相比，MRCP具有无创的优点，因此在临床使用广泛。

5. 超声内镜检查

灵敏性、特异性至少与CT、ERCP相当，甚至可能更高。

6. 内镜逆行胰胆管造影（ERCP）

慢性胰腺炎的主要表现是主胰管及其分支的变化，最常见的变化包括导管扩张、狭窄、变形、充盈缺损和假性囊肿，晚期呈"湖泊链"的典型表现。由于ERCP的有创性，该方法多用于上述影像学结果不甚明确时。

7. 胰腺外分泌功能评价

消化不良、消瘦、脂肪泻都从临床角度反映了胰腺外分泌功能不足，粪便的苏丹Ⅲ染色有助于了解是否存在脂肪泻。

下列试验有助于评价患者胰腺外分泌功能状态，但因检测方法较烦琐，灵敏度欠佳，尚未在临床成为常规检测手段。①胰腺功能间接试验：包括胰腺异淀粉酶检测，血清胰蛋白酶放免测定，粪便中糜蛋白酶、弹性蛋白酶及脂肪的含量分析等。这些检测常在胰腺外分泌功能损失达到90%后才能呈阳性结果，因此无助于慢性胰腺炎的早期诊断。②胰腺功能直接试验：给患者注射促胰液素或胆囊收缩素/雨蛙肽后，通过十二指肠降段置管，收集胰液，分析这些胰腺外分泌刺激物对胰液、胰酶产量的影响能力。研究表明，在诊断轻中型胰腺炎时，这些胃肠多肽激发试验比其他试验更准确、灵敏。

## 四、鉴别诊断

（1）胆管疾病。常与CP同时存在并互为因果，因此在作出胆管疾病诊断时应想到CP存在的可能。临床常依靠超声、CT、MRCP、ERCP等进行鉴别。

（2）胰腺癌。胰腺癌常并发CP，又难以取到组织活检，而在短期内鉴别诊断常较困难。

（3）消化性溃疡及慢性胃炎。二者的临床表现与 CP 有相似之处，依靠病史，胃镜及超声、CT 等检查，鉴别一般不困难。

（4）肝病。当患者出现黄疸、脾肿大时，需与肝炎、肝硬化与肝癌鉴别。

（5）小肠性吸收功能不良。临床一般表现为脂肪泻、贫血与营养不良，D-木糖试验有助于了解有无吸收不良，CP 患者主要呈消化不良，故 D-木糖试验结果正常。

# 第三节　慢性胰腺炎的治疗

## 一、疼痛

目前，对慢性胰腺炎疼痛治疗推荐阶梯式止痛疗法。首先需要评估疼痛频率、严重度，对生活和其他活动的影响程度。可忍受的疼痛或即使有剧痛但不频繁者，应劝患者戒烟、忌酒，给予低脂饮食，补充胰酶，同时抑酸。疼痛严重或发作频繁，以及有服用麻醉药止痛倾向的患者，可在上述治疗的基础上根据影像学异常进行内镜治疗，如括约肌切开术、胰管取石术和胰管内支架置入术。内镜治疗无法解决的胰管结石、胰管狭窄及胰腺囊肿则建议外科治疗，胰管的形态学变化决定了不同的手术方式。值得注意的是，目前尚无足够证据表明随着治疗方式有创性的增加，慢性胰腺炎疼痛的缓解率因此而提高。腹腔神经丛阻断术似乎对慢性胰腺炎的效果有限。

## 二、脂肪泻

每餐至少补充 30 000 U 的脂肪酶，能有效缓解脂肪泻。脂肪泻严重的患者可用中链三酰甘油代替饮食中的部分脂肪，因为中链三酰甘油不需要分解而直接被小肠吸收。此外，应寻找是否伴有细菌过生长、贾第鞭毛虫病和小肠功能紊乱。

## 三、糖尿病

目标通常是控制从尿液中丢失糖，而不是严格控制血糖。因而，慢性胰腺炎相关性糖尿病患者需要的胰岛素剂量常常低于胰高血糖素分泌不足或胰岛素抗体缺失所致的糖尿病患者。只有高脂性胰腺炎患者才需要严格控制血糖，因为对于这些患者而言，糖尿病是原发病，控制这些患者的血糖有助于控制其血清三酰甘油水平。

# 第九章

# 常见消化内科疾病内镜治疗

## 第一节　上消化道异物取出术

消化道异物是指误吞或故意吞食进入消化道的各种物体。小而光滑的异物多可通过消化道自行排出，较大或锐利的异物因通过幽门困难，往往潴留在胃内，引发出血、穿孔。

### 一、上消化道异物处理原则

#### （一）急诊内镜取异物

在确定没有穿孔的情况下，均应行紧急内镜检查，并积极配合试取。

#### （二）择期内镜取异物

对小而光滑又无毒性的异物，待不能自行排出时，可择期内镜取出。

对于胃内结石，可先口服药物溶解，若药物治疗无效时，再择期行内镜下取出或碎石。

### 二、适应证

上消化道内的任何异物，凡是自然排出有困难均可在内镜下试取。

### 三、禁忌证

（1）有内镜检查禁忌证。

（2）并发有消化道穿孔，异物可能已全部或部分穿出消化道外，不宜在内镜下试取。

### 四、术前准备

（1）内镜检查前患者需空腹4～6小时。

（2）术前X线摄影或造影检查，尽量避免吞钡检查，影响内镜观察。

（3）小儿、成人不能配合者可适量使用镇静剂，必要时可作静脉麻醉。

（4）根据异物的大小选用不同的取异物器材。

### 五、操作步骤

根据X线检查结果提示，进行常规胃镜检查，寻找异物，并观察消化道有无损伤及损伤程度。食管异物一般较易发现，胃内的异物往往位于胃底体大弯侧的黏液湖中，如在食管和胃内反复寻找未发现异物，应进一步在十二指肠寻找。找到异物后，根据异物的大小和形态选择取异物器材，将异物取出。

（1）圆形或光滑的异物取出：如玻璃球、小型胃柿石、果核等，可选用网篮式取物器将其套住取出。

（2）长条形异物的取出：如打火机、牙刷、筷子、笔等，可用改良尼龙绳圈套取出。

（3）扁平状异物的取出：如硬币、纽扣、刀片、骨片、电池等，以钳物器或圈套器钳住异物并取出。

（4）锐利异物的取出：较细小的异物如牙签、鱼刺、枣核、尖锐的骨头等，如异物一端刺入消化道壁内，另一端游离，可钳夹游离尖锐端；缓慢退镜取出。若异物两侧尖锐端都刺入消化道壁，则先游离一侧端，再钳夹取出，尤其在食管，操作时尽量轻柔，以防穿孔，例如刀叉、刀片、张开的别针、带金属钩的义齿等不规则较锐利异物的取出。

（5）软物的取出：常见异物为食管肉团块堵塞在第二和第三生理性狭窄处，可用异物钳将其撕扯开，用圈套器分次取出。

（6）胃内结石的取出：直径较大的胃石不易直接取出，可将结石碎成小块后取出。也可服用可乐等碳酸饮料溶解结石，待结石体积变小，再试取石。

## 六、并发症预防与处理

### （一）消化道损伤

尤其是在贲门、食管、咽喉部的异物，严重者可发生消化道穿孔，因此，操作要轻柔，切忌粗暴，以防损伤。对发生黏膜损伤出血者，需暂禁食，采用抑制胃酸分泌、补液及口服黏膜保护剂等治疗。如出血明显，可在内镜下止血，行黏膜下注射或钛夹止血，一般均可成功。如发生穿孔，可行内镜下钛夹夹闭，并行抗感染治疗。内镜无法治疗者，应尽早外科手术修补。

### （二）继发感染

异物取出后，有脓肿形成，必要时要进行手术治疗。

## 第二节　消化道狭窄扩张及支架置入术

消化道狭窄属于临床常见病、多发病，常因进食困难而出现营养不良，甚至恶病质而危及生命。大多数病例为食管、贲门狭窄，其次为幽门及结直肠狭窄。消化道狭窄扩张及支架置入术是目前治疗狭窄的有效而可靠的方法。本节按照解剖部位即上消化道和下消化道，分别对其狭窄的扩张及支架治疗进行阐述。

## 一、上消化道狭窄扩张术

### （一）适应证

（1）良性病变：如术后吻合口狭窄，消化性溃疡瘢痕狭窄，腐蚀性食管炎、胃炎所致食管、幽门狭窄，内镜下黏膜切除或剥离后形成的瘢痕狭窄，食管静脉曲张硬化治疗后狭窄，贲门失弛缓症，食管蹼、膜或环等先天性异常。

（2）恶性病变：如食管癌、贲门癌、胃窦癌及十二指肠癌。

### （二）禁忌证

（1）严重心肺疾病，如急性心肌缺血、严重心律失常、心肺功能不全。

（2）消化道急性穿孔。

（3）狭窄部位有活动性溃疡。

（4）严重凝血功能障碍及出血倾向。

（5）患者不能配合。

### （三）术前准备

（1）常规检查：血常规、胸部 X 线片及心电图。

（2）术前停用阿司匹林、波立维等至少 3 天。

（3）术前行上消化道造影、胃镜检查并作活组织检查，明确狭窄部位、长度及病因。

（4）术前要禁食禁水至少 12 小时，必要时需持续胃肠减压或胃镜清除食管或胃、十二指肠内潴留物。

（5）术前给予镇静并解除胃肠道痉挛，肌内注射地西泮 10 mg、山莨菪碱 10 mg。

（6）术前向患者及其家属交代并签署知情同意书。

（7）器械准备，根据病变的部位、性质及狭窄程度选择所需内镜、扩张器械及导丝等，以及术中出血、穿孔等并发症发生所需治疗器械，如钛夹等。

### （四）操作步骤

**1. 探条扩张法**

主要用于非动力性狭窄，如炎症、术后瘢痕及肿瘤等形成的狭窄。应在 X 线下进行，也可盲目扩张，具体步骤如下。

（1）直视下内镜靠近狭窄处，测量狭窄处至门齿的距离，根据狭窄口径选择所需扩张器。

（2）经胃镜活检孔道送入导丝，使导丝越过狭窄段并头端至胃远端。

（3）操作者一边缓慢退出胃镜，一边同步向胃内送入导丝。

（4）拔出胃镜后，沿导丝插入探条扩张器，当探条通过遇到阻力时，可在 X 线监视下慢慢将探条锥形端直径最粗段送过狭窄段远端，并保留探条 1~2 分钟。

（5）缓慢退出扩张器，一次扩张治疗最好使用不超过 3 根不同直径的探条。

（6）扩张结束后将探条和导丝一同拔出。

（7）进入胃腔观察。

**2. 气囊（水囊）扩张法**

主要用于动力性狭窄，如贲门失弛缓症。内镜监视下扩张步骤如下。

（1）清除食管内潴留物，测量距门齿的距离，根据狭窄口径选择所需扩张器。

（2）经胃镜活检孔道送入导丝，使导丝越过狭窄段并头端至胃远端。

（3）操作者一边缓慢退出胃镜，一边同步向胃内送入导丝。

（4）根据狭窄口径选择合适的扩张气囊，并循导丝插入气囊扩张导管。

（5）在胃镜监视下调整气囊位置，使气囊中央位于狭窄中段。

（6）缓慢向气囊内充气，气囊充气压力一般为 20~40 kPa，维持 1 分钟。

（7）扩张完成后缓慢拔出气囊及导丝。

### （五）术后注意事项

扩张后不宜马上进食。术后禁食 3 小时后，如无并发症发生，可进少量冷质流食，以后逐渐增加进食量。如需再次扩张，间隔时间应在 1 周以上。

### （六）并发症预防与处理

术后常见并发症包括出血、穿孔、感染、胃食管反流和吸入性肺炎等。

出血需在扩张后即刻观察，可行内镜下电凝止血，必要时也可用钛夹止血。

穿孔发生率为 0.4%~0.6%。如发生胸部及颈部皮下气肿、肝浊音界消失，应立即胸腹透视或泛影葡胺或钡剂造影检查，如发生较小穿孔，禁食。胃食管反流给予抑酸剂或抗酸剂，以及动力剂后可明显改善。继发感染及吸入性肺炎等给予抗感染治疗后一般均可控制。

## 二、上消化道狭窄支架置入术

消化道晚期肿瘤并发消化道梗阻，因失去手术机会，可选择消化道支架置入使管腔再通，达到外科姑息治疗的目的。临床应用支架主要有塑料支架及金属支架，塑料支架因内径固定，插入困难，容易造成损伤，目前较少使用。金属支架目前使用较多的是自膨胀金属支架，本节主要介绍自膨胀金属支架置入方法。

## （一）食管、贲门狭窄支架置入术

**1. 适应证**

食管、贲门恶性肿瘤无法进行手术者；食管、贲门良性狭窄反复扩张疗效差者。

**2. 禁忌证**

并发严重心肺疾患及其他严重疾病不能耐受内镜检查治疗；食管上段较高部位狭窄；狭窄较重，导丝无法通过者；患者不能合作。

**3. 术前准备**

同狭窄扩张术。

**4. 操作方法**

（1）首先进行常规内镜检查，观察狭窄部位及狭窄程度。

（2）狭窄严重的患者需先行狭窄扩张术，再行支架置入术。

（3）插入胃镜，从活检孔插入导丝，退出胃镜。

（4）在导丝引导下，放支架于食管或贲门狭窄处，退出推送器及导丝。

（5）再次进镜，观察支架的位置及膨胀情况。

## （二）胃、十二指肠狭窄支架置入术

由胃、十二指肠以及周围脏器恶性肿瘤浸润或压迫所致，尤其在肿瘤晚期，常规外科手术只能选择姑息性手术，且创伤较大。是外科姑息性手术的替代疗法之一。

**1. 适应证**

胃、十二指肠以及周围脏器恶性肿瘤（外科手术不能切除）浸润或压迫所致管腔狭窄；部分良性狭窄，如术后胃、十二指肠吻合口狭窄等。

**2. 禁忌证**

同狭窄扩张术。

**3. 术前准备**

（1）术前检查：如狭窄段镜身无法通过，可行碘油造影定位，了解梗阻段部位及狭窄程度；腹部影像学检查了解周围脏器肿瘤与肠管的关系。

（2）知情同意：向患者家属交代支架置入的可行性及必要性，签知情同意书。

（3）胃肠道准备：术前禁食、禁水 4 小时，胃肠减压引流胃内潴留液。

**4. 操作步骤**

（1）送入导丝：经胃镜活检孔道将导丝连同导管送入胃内，然后撤出导丝。

（2）通过导管注射泛影葡胺造影，进一步确定狭窄长度。

（3）再次通过导管送入软头硬导丝深入空肠，保留导丝并缓慢退出导管。

**5. 并发症预防与处理**

（1）出血：多与术中操作不当有关，导致胃壁或肠壁损伤出血。熟练掌握操作技术，轻柔操作可以避免或减少损伤发生。

（2）穿孔：因操作不当，在送入推送器时导致肠壁穿孔，或支架置入后，头端与肠壁成角压迫肠壁导致穿孔。避免粗暴操作，支架长度选择恰当、置放位置合理可避免。

（3）支架移位脱落：如支架完全从狭窄段移位脱落，必要时需外科手术介入。

（4）梗阻性黄疸及胰腺炎：当狭窄位于十二指肠乳头及附近时，放置支架可能会发生支架堵塞胰胆管开口导致胆管梗阻及胰腺炎，多见于置入覆膜支架时，如选择非覆膜支架其发生率可明显下降。必要时可选择放置胰胆管支架。

（5）支架置入术后再狭窄：多为肿瘤在支架内生长或压迫支架，以及食物堵塞支架所致，也可因支架移位引起。可以通过在原支架内再次置入支架，清理堵塞支架食物等办法解决。

### 三、下消化道狭窄扩张及支架置入术

下消化道狭窄分良性狭窄和恶性狭窄。良性狭窄指术后吻合口狭窄、炎性狭窄，而恶性狭窄多为结直肠恶性肿瘤或周围脏器肿瘤压迫所致。关于良性狭窄的治疗可选择经内镜球囊扩张，必要时可行支架置入。对于恶性狭窄，当晚期肿瘤导致肠腔狭窄梗阻并广泛浸润无法手术切除，或因脏器功能不全等原因不能耐受手术时，可选择内镜下支架置入治疗。

#### （一）结直肠狭窄扩张术

1. 适应证

结直肠术后吻合口狭窄，结直肠炎性狭窄，如炎症性肠病、肠结核等。

2. 禁忌证

无绝对禁忌证，下列情况应慎重。

（1）重度内痔或肛周静脉曲张出血期。

（2）急性炎症、溃疡性结肠炎出血期。

（3）有严重的出血倾向或凝血功能障碍。

（4）严重心肺功能衰竭。

（5）疑有肠道广泛粘连梗阻。

3. 术前准备

（1）术前检查：结肠镜检查明确狭窄部位及程度，如狭窄段镜身无法通过，可行碘油造影定位，了解梗阻段部位及狭窄程度。检测凝血功能。

（2）知情同意：向患者家属交代狭窄扩张的可行性和必要性，以及可能发生的并发症，并签署知情同意书。

（3）肠道准备：肠道狭窄如无明显梗阻，可口服肠道清洁剂清洗肠道，如存在肠道梗阻，需术前清洁灌肠。

（4）术前给予镇静剂并解除肠道痉挛：肌内注射地西泮 10 mg，山莨菪碱 10 mg。

（5）仪器准备：结肠镜、X 线机、扩张球囊、导丝、压力泵。

4. 操作步骤

（1）经内镜活检孔道，然后撤出导丝。

（2）通过导管注射泛影葡胺造影，进一步确定狭窄长度。

（3）再次通过导管送入软头硬导丝深入空肠，保留导丝并缓慢退出导管。

（4）沿导丝送入球囊扩张导管对狭窄段进行逐级扩张，最大直径可扩张至 20 mm，每次扩张持续90 分钟，先后扩张 2～4 次。1 周后结肠镜检查，如仍有狭窄，可再次扩张治疗。

5. 并发症预防与处理

主要并发症为出血和穿孔。扩张术中及术后都要在内镜下观察出血情况，一般出血均可在内镜下喷洒去甲肾上腺素盐水或黏膜下注射 1∶10 000 肾上腺素盐水止血成功。较小穿孔可经胃肠减压及抗感染保守治疗闭合，如穿孔明显需外科手术进一步修补治疗。

#### （二）结直肠狭窄支架置入术

1. 适应证

（1）恶性肿瘤浸润压迫引起肠腔狭窄或阻塞（晚期肿瘤导致肠腔狭窄梗阻并广泛浸润，无法手术切除）。

（2）结肠或者直肠瘘。

（3）外科术后结直肠吻合口狭窄。

2. 禁忌证

无绝对禁忌证，相对禁忌证同狭窄扩张部分。

3. 术前准备

（1）结肠镜检查或结肠造影检查：结肠镜或使用水溶性含碘造影剂结肠造影了解肠道梗阻程度和梗阻部位。

（2）肠道准备：肠道狭窄如无明显梗阻，可口服肠道清洁剂清洁肠道，如存在肠道梗阻，需术前清洁灌肠。

（3）知情同意：向患者家属交代支架置入的可行性和必要性，签署知情同意书。

（4）术前镇静并解除肠道痉挛：肌内注射地西泮 10 mg、山莨菪碱 10 mg。

（5）仪器准备：结肠镜、X 线机、支架及推送器、导丝。

4. 并发症预防与处理

（1）出血：出血常见原因为操作过程中损伤肠黏膜或肿瘤组织，一般出血量较少，无须特殊处理。

（2）肠壁穿孔：发生率低，一般 <1%。在 X 线监视下操作结肠镜及支架输送器，注意手法应轻柔，避免强行推送是防止发生结肠穿孔的关键。

（3）支架移位脱落：肠管收缩和蠕动，使结肠支架较易移位和脱落，其移位率高达 40%，通常在置入后 1 周内发生。与支架置入偏位、支架长度过短等有关。因此，在操作中准确判断结肠狭窄程度及选择合适内径及长度的支架对于预防支架移位脱落至关重要。同样释放支架时，在 X 线密切监视下判断好支架释放部位能够避免支架偏位发生。

（4）支架再狭窄：多由支架移位、粪块嵌顿以及肿瘤向支架内浸润生长所致。因此，在结肠支架置入时要规范，置入后，给予低渣饮食，服用矿物油或乳果糖等软化粪便，以减少梗阻发生。

# 第三节　食管浅表癌的内镜治疗

## 一、适应证

### （一）绝对适应证

黏膜上皮层（EP）或黏膜固有层（LPM）的病变，淋巴结转移极为少见，因此内镜治疗可以获得根治效果。

食管癌中，浸润深度局限于黏膜层（$T_{1a}$）的 EP、LPM 病变，外科切除后发生淋巴结转移的概率极低。EMR 术后 5 年生存率在 90% 以上，且死亡患者中大部分是其他疾病所致，治疗效果不逊色于外科手术。另一方面，食管癌外科手术的侵袭度很大，手术并发症常见，术后生活质量（QOL）下降，这是困扰患者的问题。因此在目前内镜下切除应作为 EP/LPM 癌首选治疗手段。

内镜黏膜下剥离术（ESD）可以详细设计切除范围，因此只要是 EP/LPM 癌，即便病变面积大，都可采用 ESD。既往面积超过 2/3 周的病变也曾列为 ESD 适应证。但是大面积的切除，如黏膜缺损达 3/4 周以上时，术后狭窄发生率高。一旦出现狭窄便需要频繁的扩张治疗；且治疗后饮食同样受限制，显著影响患者的生活质量。因此，面积太大者不主张采用 ESD，主要是考虑到术后狭窄，而并不是淋巴结转移风险因子等肿瘤学问题。

### （二）相对适应证

食管壁浸润深度达到黏膜肌板（MM），或者稍微浸润到黏膜下层的病变，可以内镜切除。但是因为有淋巴结转移的可能性，只能作为相对适应证。

癌浸润深度达到黏膜肌板（MM），或者黏膜下层轻度浸润（200 μm 以内：SM1）的病变，其淋巴结转移率为 10%~15%，通常外科切除为第一选择。但是，反过来也可以说，80% 以上的病例没有淋巴结转移，如果对这类早期癌也施行与进展期癌同等的治疗，则会降低早期发现癌变的利益优势。因此，鉴于外科手术后并发症以及术后 QOL 显著受损等问题，对于高龄或者全身状况不佳患者，以及患者本人意愿希望回避手术等，可作为内镜治疗的相对适应证。应注意如果术前内镜诊断或者 ESD 后病理组织评价结果表明淋巴结转移的风险很大，还是应推荐追加手术在内的其他治疗。

淋巴结转移的高危因素有：肉眼观察为 0～Ⅰ型、0～Ⅲ型、长径在 50 mm 以上病变等。文献报道此类病变应首先考虑手术或者放射、化学治疗。另外，病理组织学诊断表明有下述任何一种表现：①低分化型扁平上皮癌。②脉管侵袭阳性。③IFN-β、IFN-γ 阳性、淋巴结转移率高者，应考虑追加手术或者放射、化学治疗。相反地，如果不存在上述高危因素，MM 癌的淋巴结转移率则可能降低到 4.2%（敏感度为 95.8%）。因此，MM 癌也可作为内镜治疗的相对适应证，但是目前尚未得到公认。

综上所述，除了病变本身的因素以外，尚需要根据患者年龄、全身状况等综合判断，以选择最佳治疗方案。

### （三）适应证之外的病变

黏膜下层浸润深度达 200 μm 以外的病变有 30%～50% 的淋巴结转移率，外科手术切除为第一选择。但是也有将该类病变作为内镜治疗的研究性适应证，即以局部控制病变为目的而施行的姑息性内镜治疗。

根据文献报道，SM 癌的淋巴结转移率，SM1 癌为 8%～27%，SM2 癌为 22%～36%，该类病变的标准治疗是外科手术切除。但同时可见，这类患者中 2/3 无淋巴结转移，可望回避脏器侵袭极大的外科切除。浸润深度到 SM2 以内的癌，单纯从技术上讲也是可以内镜切除的。因此在内镜切除原发病灶后，对有淋巴结转移风险的病例追加化学、放射疗法的治疗方案，有望成为低侵袭度治疗的手段之一。日本临床肿瘤协会（JCOG）实施的一项Ⅱ期临床试验，将目前有黏膜下层浸润、临床病期为第Ⅰ期鳞状上皮癌患者作为研究对象，评价内镜切除与化学、放射疗法联合治疗的有效性和安全性。如果试验证明该联合方案可以获得与外科切除匹敌的成绩，即可成为新的治疗方案之一。

## 二、内镜切除手法的选择

EMR 一次切除的病变大小受限，完整切除率为 23%～57%，而 ESD 的完整切除率在 90% 以上。EMR 术后复发率较高（1.9%～26%），并且分割切除次数越多，局部复发率越高。另外分割切除，也会给浸润深度或脉管侵袭的病理学判定带来困难。尤其 MM/SM1 食管癌的淋巴结转移风险增高，该类病变需要详细的病理学探讨，所以更应完整切除。

EP/LPM 的小病变可以作为 EMR 适应证病变，而较大的病变或者怀疑为 M3、SM1 的病变应选择 ESD。但是，如果病变位于食管内腔狭窄弯曲部位，且受心脏搏动或者呼吸性移动的影响大时，则食管 ESD 的难度增大。因此需要根据病变实际状况，慎重选择治疗方法。

内镜治疗后的切除边缘残留病变，可以考虑再次内镜切除。但是化学、放射治疗后的残遗或者复发等黏膜抬举困难的病变，或有出血倾向的病例而无法内镜切除时，可以考虑光动力学治疗（PDT）或者氩离子血浆凝固术（APC）烧灼。

## 三、内镜治疗方法

### （一）内镜黏膜切除术

常规观察后施行碘染色以确认病变范围（可根据需要在病变边缘做标记）后，在病灶的口侧 2～3 mm 处施行黏膜下注射使病变膨隆抬高。如果注射的液体外漏，得不到足够膨隆高度时不应勉强继续操作。

1. EMRC 法

将透明塑料帽安装在内镜的前端，并调整使从活检孔道出口位于透明塑料帽斜面后端。

病变部施行黏膜下注射后，从活检孔道插入圈套器。在正常黏膜处略微吸引封闭住透明帽开口后再将圈套器展开，使圈套器在透明帽前端形成圆圈以完成 prelooping 的准备。然后再强力吸引使目标病变被整个吸入帽内并套扎，接通高频电流切除。该法适用于直径 15 mm 以内的病变。

**2. Double channel（双腔道）法**

此法需要使用双腔道内镜。病变部施行黏膜下注射后，其中一个活检孔道插入高频圈套器，另一个活检孔道插入挟持钳。在食管腔内展开圈套器，将挟持钳伸入圈套器的圈内。收回圈套器并稍闭合。用挟持钳抓住病变边缘的正常黏膜后，再次展开圈套器，并适当上提挟持钳以抓起病变将其充分套入圈套器圈内，同时收紧圈套器后接通高频电流切除。该法适用于直径在 10 mm 以内的病变。

**3. EEMR tube 法**

该法使用全长 60 mm、外径 18 mm、内径 14 mm 软透明的硅胶管（EEMR tube）。管子的前端可与食管密切接触，并有插入套圈器的专用腔道和封闭管腔的气囊。其形状略有弯曲利于大面积吸引黏膜。具体手法如下：

将 EEMR tube 套在镜身后插镜到食管。EEMR tube 表面涂抹润滑剂后慢慢推入病变附近（将前端斜面的短径端置于黏膜下注射部位），插入圈套器并展开在病变上方（套圈器放在 7~8 点方向位置时则插入以及展开的阻力较小）。EEMR tube 的气囊内注射约 5 mL 的空气使气囊膨胀以封闭管腔。将病变吸入管腔内后套扎。套扎住后前后略微抖动圈套，如确认有一定的可动性则表明没有卷入肌层，则可通电（高频电流）一起切除。该法同样适用于直径 15 mm 以内的病变。

上述各种方法的优点和缺点如表 9-1 所示。

**表 9-1　各种食管 MR 手法的比较**

| 比较项目 | | EMRC 法 | 双腔道法 | EEMR tube 法 |
|---|---|---|---|---|
| 效果 | | 一般能够一次性切除的病变大小为 15 mm 左右 | 一般能够一次性切除的病变大小为 10 mm 左右 | 一般能够一次性切除的病变大小为 15 mm 左右 |
| 长处 | | 手法简便，能够切除较大的病变。通过使用不同大小的透明帽，可以调整切除病变的大小<br>极少导致穿孔，但是如果黏膜下层注射液量少时可造成穿孔 | 凡是把持钳子能够抓住的小病变均可确实地切除掉，可以调整切除病变的大小，极少穿孔 | 能够切除较大的病变。利用 EEMR tube 的侧孔和活检孔道的双腔道法，小范围的病变也以切除。穿孔率在 1% 以下 |
| 短处 | | 如有食管狭窄，透明帽无法通过时，需要施行气囊扩张术 | 手技手法繁杂需要熟练能够切除的范围较小 | 手技手法繁杂需要熟练<br>如有食管狭窄，透明帽无法通过时，需要施行气囊扩张术 |

## （二）内镜黏膜下剥离术

食管 ESD 的特征：食管壁薄且缺乏浆膜层，管腔狭窄，呼吸性移动和心脏搏动的影响，椎体、气管等的压迫，不能反转操作，误吸的风险高。

上述特征表明食管 ESD 的难度高，仅是肌层的暴露也有导致纵隔气肿的可能，而穿孔更是严重并发症。因此应当熟练掌握食管 ESD 的技巧，准确而安全地施行。

ESD 前准备：安全、准确地施行食管 ESD，最好使用能够直观下进行剥离操作的尖端性刀具。为便于左右均等地处理病变，尽可能使用活检孔道位于 6 点方向，最好使用附有 waterjet 功能的内镜。内镜前端安装透明帽。使用二氧化碳气体可预防或减轻纵隔气肿和皮下气肿。局部注射液应选择组织损害少的高张性甘油果糖或透明质酸钠，易于形成理想高度的黏膜下膨隆。

**1. 基本手法**

（1）标记：碘染色以确认病变范围后，在其 2~5 mm 外侧做标记。标记点要小而锐。如果刀具过于按压黏膜，食管壁因为薄而会出现穿孔。在 Barrett 食管的情况下，时有遇到病变范围诊断困难的情况，因此至少要在病变的 5 mm 以外做标记。如果病变口侧邻接鳞状上皮时其范围诊断更为困难，最低要在口侧 10 mm 处做标记。

（2）局部注射：食管壁厚度大概 3~4 mm，针头垂直于黏膜面刺入容易穿透黏膜下层达肌层或外膜。应尽量以锐角刺入或边注射边刺入黏膜下层。注射点之间如出现低谷时要适当追加注射使之消除。如果局部注射膨隆形状不良，而透明质酸钠又不会被马上吸收，则会给以后的切除带来困难，因此局部注射要慎重施行。助手慢慢注射，如感到注射有抵抗时要及时告知术者。

（3）预切、黏膜切开、修整：为预防剥离过头，一般首先在病变肛侧做好预切并修整，深切达到黏膜下层以明确黏膜下层剥离的终点。然后再在病变口侧进行黏膜切开和修整、深切。预切要确实地将黏膜肌板切开，然后通过旋拧镜杆或使用角度钮进行横向切除。

（4）黏膜下剥离：黏膜下层的剥离从病变口侧开始是食管 ESD 的铁原则。用前端透明帽顶推以充分确认黏膜下层和肌层。黏膜下层的中层稍深的部分组织稀疏适合剥离。另外，如果剥离过程中遇到食管固有腺时，应在该腺体的下方切除。为避免穿孔或肌层暴露，电刀要尽量与肌层平行，从而可以避免刀具与肌层接触的状态下通电。

为保障剥离操作的顺利进行，需要预防出血以保持良好视野。对黏膜下层的细小血管，电刀的凝固便可止血。但是直径 1 mm 以上的血管需要止血钳施行预防止血处置。止血钳止血时要在抓住出血点后稍微提牵以离开固有肌层后通电。

2. 食管 ESD 的顺序

食管 ESD，几乎所有病变都可以从同样的方向、采用相似的方式进行处置。在此介绍 ESD 的代表性 C 字法和隧道法。

（1）C 字法：首先将病变的一侧黏膜（通常是水或者血液易于潴留而造成处置困难的食管左侧）进行 C 字切开，然后进行该侧的黏膜下层剥离。剥离到一定程度后，再切开对侧的黏膜并剥离黏膜下层。最后处理病变中央的竖长形的残留部分。此法可以减少因剥离病变口侧倒向肛侧而造成的肛侧剥离困难。

（2）隧道法：切开黏膜并加以深部修整，剥离出病变中央附近的黏膜下层后，顺着黏膜下层由口侧向肛侧打通 1~2 条隧道，最后剥离残余的黏膜下层。此法在打通隧道时的黏膜下层剥离非常容易且迅速，但是如果边缘黏膜切开的深度不够，则会造成最后剩余黏膜下层的剥离困难。

关于 ESD 中使用的各种工具如下：前端透明帽、针刀、IT 刀、Flush 刀、Flex 刀、Hook 刀、APC 等。各自的特征请参考有关专业书籍。

## 四、并发症预防与处理

食管癌内镜切除的主要并发症有出血、穿孔、纵隔气肿、吸入性肺炎、术后食管狭窄，其中最严重的是穿孔。如果导致纵隔炎会造成严重的全身炎症反应。以下阐述并发症的原因及对策。

1. 出血

ESD 时，辨清血管逐一加以处理以预防出血。食管黏膜下层血管大多在中、深层纵向走行，因此横向黏膜切除易于导致出血。最好横向黏膜切开稍浅一些，将血管露出后再追加修整。黏膜下层的剥离在血管和肌层之间（黏膜下层的略深部位）施行可减少血管损伤。血管处理或者血管损伤后的止血，大都可用 ESD 凝固。但是 1 mm 以上较粗的血管，需要使用止血钳。过度的热凝固是导致迟发性穿孔的原因之一，因此止血处理时，应针对出血点施行所需最小的凝固处理。

2. 穿孔

食管 ESD 中的穿孔，在标记、黏膜切开、黏膜下层剥离等任一阶段都有可能发生。但大多发生在刀具与肌层接触的状态下进行黏膜下层剥离时。最基本的是，充分施行黏膜下局部注射以在黏膜下层造成安全空间，不急慢血管处理和对出血的控制。保持良好视野，在可以直接看到的情况下施行剥离操作很重要。另外，使用 IT 刀可以迅速进行黏膜的切开，但是如将刀具平倒下去押切容易造成穿孔，需要予以注意。

ESD 的术中穿孔，相比 EIR，其穿孔的口径通常较小。穿孔发生后在注意继发性穿孔有无扩大的同时，尽可能使用 clip 将穿孔部位闭合。穿孔后的术后管理，通常是禁饮食，使用抗生素，或者根据情况施行肠外营养等保守治疗大多可以愈合。并发气胸时尚需要胸腔引流，出现纵隔脓肿时需要开胸引流等处置，因此与外科医师的配合非常重要。

吸引法 EMR 造成的穿孔，多为可以直观胸腔内脏器的大穿孔，钳夹闭合困难时应考虑外科治疗。

迟发性穿孔的预测比较困难。在肌层表面止血多的情况，或者明显损伤了内环行肌的情况下，饮食应推迟数日，观察确认病情稳定后再开始。

3. 纵隔气肿

即便没有穿孔，ESD 后 CT 检查可以确认到有相当的概率出现纵隔气胸。固有肌层暴露，或者 ESD 操作时间长时易发生。但是如果不伴有发热、明显的胸痛等显示纵隔炎的临床症状时，大多不需特殊处理。

4. 吸入性肺炎

治疗时间过长时，尤其在高龄患者容易出现吸入性肺炎。除了适当的口腔内吸引以外，如果术中呕吐反射较强的情况下，应考虑气管插管。颈部食管病变的 ESD，最好在全身麻醉下施行。

5. 术后食管狭窄

病变占食管周长的 2/3 以上，纵向长径达 3 cm 以上的情况下，容易出现食管 EMR 后狭窄。因此日本食管学会食管癌治疗指南中指出内镜治疗的绝对适应证要求病变占周长范围在 2/3 以下，超出此范围的病变则为相对适应性病变。

对于术后食管出现狭窄的病例，内镜下气囊扩张术是有效手段之一。但是，狭窄成形后的情况下由于纤维化变得硬且实，气囊扩张术常常难以收到预期效果。因此在狭窄形成之前施行扩张术很重要。一般在瘢痕化刚刚开始、狭窄尚未完成之前的软溃疡阶段便开始内镜气囊扩张术，即"预防性扩张术"。井上等报道对 6 例食管全周性 ESD 后施行预防性扩张术。术后第 1～第 3 天开始扩张，扩张期间平均 103 天，扩张次数平均 31 次左右可得到充分的扩张。另外术后口服肾上腺皮质激素，或者内镜气囊扩张术的同时黏膜下层局部注射激素等方法可以治疗或缓解术后狭窄。因此目前对全周性病变等大面积病变，也被考虑纳入内镜治疗的适应证。

但是鉴于上述 ESD 后严重的食管狭窄对患者术后生活质量（QOL）的严重影响，并且外科手术也采用胸腔镜或腹腔镜下的食管切除再建术以减轻手术侵袭性，加之 ESD 适应性病变的放射、化学治疗的根治率也较高等情况，ESD 治疗并非占有绝对的优势。因此在决定治疗方针时，需衡量各疗法在治疗期间以及治疗后对 QOL 的影响，通过反复斟酌以选择最佳方案。

关于术后食管瘢痕狭窄的治疗目前尚无明确的有效工具。临时支架有脱落，或者拔去困难以及拔去后再狭窄等问题。其他还有通过自身细胞培养得到的口腔黏膜上皮细胞膜贴到 ESD 后的食管溃疡底以预防狭窄的动物实验阶段的研究。虽然目前尚需要克服存活性、费用、癌变等多重困难障碍，但是如果能够实用化，将会增大食管 ESD 作为较低侵袭性治疗手段的优势。

# 第四节　食管胃底静脉曲张出血的内镜下治疗

消化内镜不仅在食管胃底静脉曲张出血的诊断中有重要价值，也是止血和预防再出血的主要方法。内镜技术和内镜器械的不断进步，经内镜套扎、硬化、栓塞治疗已取得了满意的疗效。

## 一、内镜下食管静脉曲张结扎术（EVL）

EVL 始于 20 世纪 80 年代，可以达到止血和减少再出血的目的。该技术由最初单环套扎器每次只能结扎一点，需反复多次进镜治疗到现在采用多环套扎器，一次最多可完成 10 个环的连续结扎，大大提高了治疗效率。临床显示曲张静脉结扎治疗部位均发生浅溃疡，12～16 天可见溃疡愈合。与硬化治疗相比，结扎治疗不良反应更少、发生率低，而两者急诊止血率相当，因此成为急性静脉曲张出血治疗的首选。

### （一）适应证

（1）急性食管静脉曲张破裂出血。

（2）食管静脉曲张二级预防。

（3）外科术后静脉曲张再发。

## （二）禁忌证

（1）有上消化道内镜检查禁忌证者。

（2）出血性休克未得到纠正者。

（3）肝性脑病≥2 级。

（4）严重的肝、肾功能障碍，大量腹腔积液，重度黄疸。

（5）曲张静脉直径 >2 cm。

（6）胃静脉直径 >2 cm。

（7）乳胶过敏。

（8）环咽部或食管狭窄、穿孔。

（9）曲张静脉细小者。

## （三）术前准备

1. 器械准备

可选择工作通道为 2.8 mm 的普通胃镜或 3.7 mm 的治疗胃镜；连续结扎装置主要有 COOK 多环套扎器（4、6、10 环）及 Boston7 连环结扎器。

2. 术前准备

同普通胃镜检查。获得患者知情同意后，常规备血，为减轻患者紧张并减少食管、胃蠕动，急性活动性出血患者为避免治疗中误吸，也可在气管插管全身麻醉下进行。

## （四）操作步骤

结扎器安装完毕后，选择好靶静脉，自食管胃结合部开始，螺旋形向口侧食管进行结扎。将内镜前端靠近静脉负压吸引，当视野全部变成红色时，顺时针转动手柄 180°或听到"咔嗒"一声后，表明橡皮圈已弹出并结扎在该静脉上。如有需要可重新安装第二套结扎器再次进行。

## （五）并发症预防与处理

（1）食管狭窄反复治疗后瘢痕形成可导致食管狭窄，操作时应避免结扎点在同一水平面上。

（2）大出血多由于结扎时吸引不充分或由于进食过早导致结扎环过早脱落。

（3）发热多由局部无菌性炎症引起，体温一般不超过 38.5℃，持续时间不超过 3 天。如长期发热应警惕其他感染。

（4）胸骨后疼痛和吞咽不适约持续 2 ~ 3 天，无需特殊处理，可以自行缓解。

## （六）术后注意事项

（1）禁食 24 小时后进流食，1 周后进半流食，逐渐过渡。

（2）酌情应用生长抑素或奥曲肽，并发胃食管反流者可应用质子泵抑制剂。

（3）急性静脉曲张出血治疗后可给予喹诺酮类或头孢菌素以预防再出血及感染。

# 二、内镜下食管静脉曲张硬化术

## （一）适应证

同 EVL，结扎术中并发大出血，如再结扎治疗失败应立即进行硬化治疗。

## （二）禁忌证

（1）有上消化道内镜检查禁忌证者。

（2）出血性休克未得到纠正者。

（3）肝性脑病≥2 级。

（4）严重的肝、肾功能障碍，大量腹腔积液，重度黄疸。

（5）二度以上胃底静脉曲张。

### （三）术前准备

器械准备：内镜以大孔道或双孔道胃镜为佳。注射针选用 23G 专用针，过粗及过长的针头易造成注射过量、过深，形成深大溃疡，常用的硬化剂包括 1% 聚桂醇、5% 鱼肝油酸钠等。

### （四）操作步骤

常用注射方法有 3 种：血管内注射，血管旁注射，血管内、血管旁联合注射。，每次 1～4 个注射点，初次每支血管注射 10 mL 左右，一次总量不超过 40 mL，之后根据血管的具体情况减少剂量。即在食管腔充气良好情况下，一般每点注射 1～2 mL，同样方法注射曲张静脉的另一侧。最后再行曲张静脉内注射。

### （五）并发症预防与处理

（1）长期反复治疗后，食管狭窄发生率一般为 3%。

（2）迟发出血多由硬化不完全或局部黏膜糜烂溃疡所致，可再行硬化或热凝、止血夹处理。

（3）穿孔发生率约小于 1%，小穿孔通常经保守治疗多可愈合，大穿孔死亡率高达 75%～100%。大多由于注射针粗大且过深，导致肌层坏死而穿孔。

（4）发热多由局部无菌性炎症引起，体温一般不超过 38.5℃，持续时间不超过 3 天。如长期发热应警惕其他感染。

（5）纵隔炎、异位栓塞食管中上段静脉曲张与纵隔内静脉交通存在，大量硬化剂注射易引发成人呼吸窘迫综合征等。

### （六）术后注意事项

同 EVL，卧床休息 1～2 天，避免剧烈活动。给予口服黏膜保护剂。

## 三、胃底静脉曲张栓塞术

胃底静脉曲张出血较食管静脉曲张出血更为危险，硬化及结扎治疗效果不佳。组织黏合剂栓塞治疗术成为内镜治疗首选。组织黏合剂不能为人体吸收，固化后的黏合剂在血管最薄弱处穿破血管，排入胃腔，最终使血管塌陷、闭塞、消失。

### （一）适应证

（1）择期治疗食管以外的消化道静脉曲张。

（2）急性胃静脉曲张出血。

### （二）禁忌证

同一般内镜检查的禁忌证。

### （三）术前准备

器械准备：内镜选择同硬化剂治疗。其余术前准备同 EVL。

### （四）操作步骤

为防止组织黏合剂在注射针芯内发生固化，应用时通常采用两种方法。

（1）稀释法：以组织黏合剂为例，将组织黏合剂与碘化油按 1 mL：1 mL 比例稀释，抽入 2 mL 注射器备用；如为国产 α-氰基丙烯酸正辛酯（DTH 液）则采用原液，不用稀释。

（2）三明治夹心法：以生理盐水 1 mL、组织黏合剂 0.5 mL、生理盐水 0.5 mL 抽入 2 mL 注射器中备用。

操作前注意患者及医护人员眼部保护，防止意外溅入眼内造成损害。

操作时选择曲张静脉破裂处周围 1 cm 或静脉最隆起处为注射点，推入 2 mL 碘油以确保针芯内组织黏合剂完全注入曲张静脉内，可见活动性出血立即停止，如无效可选择再次注射。注射后迅速拔针，并推注生理盐水冲刷掉针管内残余的黏合剂。注意注射针前端远离镜面，确保镜面不被粘住。20 秒内避免吸引，防止漏出的黏合剂阻塞工作通道。如无法进行操作需立即更换内镜。

### （五）并发症预防与处理

（1）术前可行门静脉血管成像评估胃肾、脾肾血管分流。单次注射黏合剂不宜超过 1 mL。

（2）近期排胶出血应保证曲张静脉栓塞完全，有条件可行超声内镜辅助判断。

## 第五节　早期胃癌的内镜治疗

早期胃癌中，没有淋巴结转移风险的病变，可以施行内镜切除术（ER）治疗。但是由于技术上的限制，直径 1 cm 以上的病变或者黏膜下层有纤维化的病变，常需要多次分块切除，因此易产生病变残遗或者局部再发的问题。ER 最大的优势是可以进行完整且详细的组织病理学分析，从而能够更准确、更完整地评价病变根治程度。ESD 近年成为早期胃癌内镜治疗的主流，并越来越得到广泛的普及和临床应用。

治疗方案的选择必须以胃癌的根治为目标。需要强调的是内镜切除仅是局部病变的控制，与外科切除最大的不同点在于无法清扫淋巴结。为保障内镜治疗质量，需要进行详细的术前检查，慎重选择适应证。并且在切除后予以恰当的组织病理学评价，根据其评价结果决定随访时机或追加治疗手段。除了根据病变部位和病变性状以外，还要结合患者身体状态等因素来全面衡量内镜治疗的利与弊。应当不拘泥于内镜治疗，多方面斟酌治疗手段的妥当性，来最终选择治疗方案。临床实际中，有病例最终判断应选择外科切除，也有不加以治疗反而是最佳选择的病例。

## 一、适应证

### （一）绝对适应证（表9-2）

**表 9-2　胃癌 ESD 治疗的绝对适应证和相对适应证**

| 浸润深度 | 溃疡 | 分化型 | | 未分化型 | | 脉管浸润 |
|---|---|---|---|---|---|---|
| M | − | ≤2 cm* | >2 cm** | ≤2 cm** | >2 cm | ly（−），v（−） |
| | + | ≤3 cm** | >3 cm | ≤2 cm | | |
| SM1 | | ≤3 cm** | >3 cm | | | |

注：＊绝对适应证；＊＊相对适应证。

2 cm 以上，未分化型黏膜癌；2 cm 以下，伴有溃疡的未分化型黏膜癌；3 cm 以上，伴有溃疡的分化型黏膜癌；3 cm 以上，黏膜下层轻度浸润分化型癌，均应首选外科切除治疗。

日本胃癌学会发表的《胃癌治疗指南》中指出内镜治疗适应证的原则是：

（1）淋巴结转移的可能性几乎没有的病变（$cN_0$）。

（2）技术上能够完整切除的大小和部位。

满足上述原则的具体适应证的条件如下：

（1）2 cm 以下肉眼评价为黏膜癌的病变（$cT_{1a}$）。

（2）病理类型为分化型（pap，tub1，tub2）。

（3）对于凹陷型病变，要求不伴有溃疡才能作为适应证。

### （二）相对适应证

某学者对 5 265 例单发性早期胃癌（未分化型癌除外）施行的组织病理学研究表明，M 癌不伴有溃疡者不论病变大小，以及伴有溃疡但直径在 3 cm 以下的病变，而 3 cm 以下的 SM1 癌（浸润深度 500 μm 以内）不论有无溃疡，其淋巴结转移率在 3.3% 以下，都可作为相对适应证而成为 ER 的治疗对象。日本消化内镜学会在《消化内镜指南》中要求，相对适应证病变治疗时应进行详细的组织病理学分析，判定根治性，并推荐该类病变最好施行 ESD。

另外 2 cm 以下不伴有溃疡的未分化型 M 癌，其淋巴结转移率为 2.6% 。日本临床肿瘤研究组（JCOG）正在进行一项临床研究，研究该类病变的 ER 治疗的可能性。目前有文献报道指出，上述相对适应证病变的 ESD 治疗在预后以及安全性方面与外科切除疗效相似，不过这仅是停留在溯及性探讨阶段的研究，因此可以说相对适应证病变的内镜治疗尚处于临床试验阶段。

# 二、术前准备

## （一）内镜检查

根据胃癌治疗指南决定内镜治疗的适应证时，需要对病变作出如下诊断：①病理类型；②病变大小；③浸润深度；④病变部位；⑤有无并发溃疡。在病变范围的诊断中，靛胭脂色素内镜以及 NBI 联合放大内镜非常有效。进一步施行活检以确认病理类型。对呈现明显的 SM 深部浸润的病变不可轻易施行 ER。另外，施行 ESD 时不但各种器具的使用手法相异，镜杆的硬度或者先端弯曲部的大小差异，都会影响术中视野变化和靠近病变距离的处理方式。所以术前内镜检查时应考虑如何选择最佳的内镜或刀具，拟定具体的切开及剥离操作的策略。

1. 病理类型诊断（分化型、未分化型）

胃癌根据其组织学分化度诊断是分化型还是未分化型。内镜下将两者完全区别是不可能的，原则上必须参考术前活检的病理诊断。

内镜下病理类型鉴别诊断的要点是：首先，肉眼形态为 0～Ⅰ型、0～Ⅱa 型的病变几乎都是分化型癌，然后关于 0～Ⅱb 型、0～Ⅱc 型，病变边缘部的色调可以参考。具体而言，红色或者与周围黏膜同色的是分化型，退色性病变则多为未分化型癌。肉眼形态最多的 0～Ⅱc 型病变，色素散布后明了化的表面结构也可成为参考指标。即边缘呈不规则的棘状凹陷边界的病变为分化型，呈断崖状峻急的凹陷边界者多为未分化型，内部有非癌黏膜岛的病变，应怀疑是未分化型。

2. 病变大小、切除范围的诊断

内镜由于镜头的曲面变形，原则上不能准确测量病变大小。测量病变大小的方法包括使用一定大小的橡皮圆盘放在病变近旁或者中心来测量的圆盘法；使用双镜头、应用三角测量原理测量病变大小的立体内镜等。除上述以外，X 线下双重造影法也可测量病变大小。

如果癌水平方向的浸润范围不能明确，则无法提供依据来判断内镜切除还是外科切除。ESD 对大范围的病变也可完整地一次性切除。随着时代的变迁，常规内镜下界限不清的早期胃癌越来越多，对该类病变癌浸润范围的判定也需要全周性地施行。

癌浸润范围的诊断一般是使用常规内镜联合色素内镜来进行。常规内镜观察时要注目于背景黏膜的血管透视像，根据血管的中断或消失去判断，或者散布靛胭脂后根据胃小区凹凸与肿瘤凹凸的差异去判断。常规色素内镜下全周性断定困难的早期胃癌约有 20% 。这种情况下放大内镜的观察非常有用。不过，即便使用放大内镜也无法全周性界限诊断的早期胃癌有 4% 。尤其组织学上含有未分化型癌成分的早期胃癌，尽管使用常规内镜观察，联合色素内镜、放大内镜观察也大多无法全周性地断定境界。因此，未分化型癌原则上需要进行详细观察，对周围断定为非癌黏膜处取多处活检（4 点活检），通过确认活检材料中不含有癌细胞来判断切除范围。

3. 浸润深度诊断

使用常规色素内镜或超声内镜进行。常规色素内镜下，癌块如果浸润到黏膜下层，则胃壁的伸展性不良等间接表现可判断浸润深度。操作中可见：内镜送气使胃壁充分伸展后，局限在黏膜内的病变，与周围黏膜同样伸展；而黏膜下层深部浸润处，变硬而不伸展，呈台状上举，同时伴有皱襞集中。如果这两种表现为阳性，可以判定病变伸展不良，从而可诊断为黏膜下层深部浸润癌。超声内镜检查时，使用超声探头，或者超声内镜专用机通过观察包括肿瘤在内的胃壁的断层像，判断黏膜下层有无癌块存在的直接诊断方法，是胃癌浸润深度诊断的有力的辅助诊断方法。

## （二）其他术前检查

施行 ER 时需要使用解痉剂。确认抗凝固药物和抗血小板药物的停药时间也很重要。考虑到发生穿孔时的对策，还应确认有无腹部手术史。并且还需考虑治疗时静脉麻醉药的使用或者因并发症的发生需要外科紧急手术等情况。术前胸部 X 线片、心电图、血液生化学检查，凝固功能检查，血型等检查都应施行。

## 三、内镜黏膜切除术

### （一）胃病变的 EMR

如上所述，目前早期胃癌、食管癌的内镜治疗以内镜黏膜下剥离术（ESD）为主。但是，ESD 操作中可能遇到需要内镜黏膜切除术（EMR）技术，或者不得不改变切除方法应用 EMR 进行分块切除的情况。因此施行 ESD 治疗的医师应当首先掌握好 EMR 的技术。

胃病变的 EMR 适应证仅限于绝对适应证性病变，即 2 cm 以下肉眼评估为黏膜癌的分化型，不问肉眼形态，但限于不伴有溃疡的病变。应尽量限于小病变。

胃增生性息肉中，伴有出血、贫血的病变或者怀疑有癌变的病变也可成为适应证。

对于不需要 ESD，但是 EMR 有可能不易完成一次性切除的病变，可以施行 EMRMS 法。

### （二）十二指肠病变的 EMR

1. 适应证

由于十二指肠肿瘤性疾病的发生率低，该类疾病 EMR 适应证未明确确定。目前有十二指肠癌、腺瘤、类癌等，黏膜内癌作为 EMR 的适应证。临床上，局限于黏膜内或黏膜下层的十二指肠癌，内镜下活检钳钳取的组织病理诊断多作为腺瘤。因此，对诊断为腺瘤的病变，施行 EMR 以完全活检是合理的。但由于解剖学上的特殊性，在十二指肠实施 EMR，比在胃和大肠实施的难度明显增加，故能够确实切除的病变面积比其他部位要小。因此，在临床，十二指肠病变实施 EMR 的适应证应限于 1 cm 以下的腺瘤和黏膜内癌。

关于类癌，有报道肿瘤直径 10 mm 以下，浸润深度达黏膜下层以内病变的 EMR 治疗取得了良好的效果。但是切除标本的组织学检查中有半数以上出现断端阳性。因此，该标准还需要进一步探讨。

2. 并发症预防与处理

（1）穿孔：在十二指肠，固有肌层菲薄，内镜治疗中即便轻度的肌层损伤或者前端透明帽导致的过度牵拉都易于造成穿孔。

另外，由于 Brunner 腺的存在，黏膜下层的局部注射不像胃或者食管那样充分隆起。一旦出现穿孔，如导致胆汁以及胰液流入腹腔内，或者腹膜后腔则会加重病情。因此，出现穿孔后应马上用金属夹闭合。如果不能闭合应马上考虑外科处置。

（2）出血：可以使用金属夹或者止血钳止血。因肌层薄，过度的通电可能成为穿孔的原因。为防止过度通电，通常用金属夹止血。但是金属夹也有造成肌层撕裂的危险。因此，十二指肠的 EMR 时尤其需要注意。

## 四、内镜黏膜下剥离术

### （一）ESD 的基本步骤

（1）观察。确认病变范围。

（2）标记。病变周围大约 5 mm 外周做标记。病变口侧或肛侧作双重标记以确定病变方向。

（3）局部注射。向病变下（黏膜下层）注射生理盐水或者透明质酸钠液。

（4）切开。在标记的外缘黏膜上作 1~2 mm 大小的切口，并根据需要适当扩展。

（5）剥离。进行黏膜下层的剥离，适当止血，以及追加局部注射。

（6）回收。病变切除结束后，将病变回收。对切除面进行止血处置。如果有露出的血管使用止血钳止血。

## （二）并发症预防与处理

ESD 与 EMR 比较有一定的优势，但也有一些劣势。首先技术较为复杂，需要较长时间的训练。另外术中并发症发生率也高。因此，需要进行包括并发症知识及其对策在内的内镜技术的训练。预测可能发生的突发情况，并对此做好充分准备非常重要。

1. 穿孔

一般术中穿孔率为 1% ~ 5%。

胃体上部的病变，直径超过 3 cm 以上的病变，伴有溃疡瘢痕等难度大的病变穿孔率高。

穿孔发生时，使用金属夹闭合后，插入胃管持续减压，抗生素以及 PPI 或者 $H_2$ 受体拮抗剂静脉滴注等，一般可以保守治疗。穿孔大多于术后第 2 天即可愈合。

如有腹膜刺激征，需要马上与外科联系，判断有无外科手术的指征。

迟发性穿孔的发生率在 0.1% 以下，但是保守治疗难以奏效，原则上需要开腹手术。

预防对策：

（1）出血会造成视野不良，因此应尽可能在剥离前发现血管并施以凝固以防出血，有出血时要迅速止血。

（2）运刀时的切开剥离线要与预想的胃壁曲面尽量平行。

2. 出血

（1）术中出血：①术中出血必然发生。②静脉性出血或者细小动脉出血可以用高频电刀止血，粗大一些的动脉性出血需要使用止血钳、电热活检钳等处置。③金属夹有可能妨碍以后的处置，应极力避免，但是高频凝固法无法止血时，可考虑使用。④止血困难的大量出血会带来生命危险，需要输血或者紧急手术，并注意血液反流误吸到气管内。

（2）术后出血：术后出血的发生率在 5% 左右。①有报道治疗后 2 周出现术后出血的情况（除抗血栓药服用者的特殊情况以外）。②切除后溃疡面的血管使用止血钳、电热活检钳、氩离子血浆凝固治疗、金属夹等凝固处理，可以降低术后出血的频度。③溃疡面的过度烧灼可能造成迟发性穿孔，注意不要过度烧灼。④使用 PPI 比 $H_2$ 受体拮抗剂的术后出血少。

其他的并发症有吸入性肺炎、肺栓塞、发热等。还有报道腹部间隔综合征或空气栓塞导致死亡的事故。

ESD 治疗中出现危及生命的情况虽然极少，但还是应该在术前对患者说明有需要外科手术甚至死亡的风险。

# 第六节　经皮内镜下胃造瘘术及经皮内镜下肠造瘘术

胃造瘘术是在胃体前壁与前腹壁之间建立通往体外的通道来解决患者的营养摄入及维持胃肠道功能问题的技术。行胃造瘘术的方式有很多种，其中经皮内镜下胃造瘘术具有创伤小、痛苦小、疗效佳、并发症少和轻、费用低等优点。本节重点阐述经皮内镜下胃造瘘术的内容。

## 一、经皮内镜下胃造瘘术

经皮内镜下胃造瘘术（PEG）是通过应用内镜（如胃镜、超细鼻胃镜等）辅助放置造瘘管进行肠内营养或胃肠减压。该技术最早在 1980 年就有文献报道，由于该技术无须行手术及全身麻醉、造瘘管能留置超过 6 个月以上、护理相对简单等显著优点，目前已成为胃造瘘术的首选方法。PEG 的主要应用在因进食困难，但需要长期肠道摄入营养的患者。该技术更符合人体生理状态，与鼻饲比较更令患者感到舒适及防止鼻咽部食管黏膜的糜烂等；另外相对全静脉内营养费用低。PEG 与外科手术造瘘比较有操作时间短、手术创伤极小、术后并发症少、术后开始肠内营养时间早的优势。

### （一）适应证

PEG 适应证广泛，适用于各种不同病因导致吞咽进食障碍，但胃肠功能存在，需要长期提供胃肠内营养支持的患者。包括：①恶性病变所致吞咽困难（如食管癌、头颈部恶性肿瘤、肺癌致食管狭窄、恶性肿瘤脑转移致神经源性吞咽困难等）及良性病变所致吞咽困难（如放疗后致食管狭窄、外伤及脑部术后意识障碍、神经性厌食及神经性呕吐等所致的吞咽困难等）导致的营养不良，这类患者胃肠道功能正常，能长期行胃肠道内营养支持治疗；②恶性疾病的胃肠减压（如弥漫性腹膜转移癌、胃幽门流出通道的恶性梗阻、肠道恶性肿瘤梗阻等）及良性疾病的胃肠减压（如胃轻瘫、弥漫性肠动力紊乱等）。

### （二）禁忌证

（1）绝对禁忌证：咽部或食管梗阻内镜无法通过、凝血功能障碍、一般内镜检查的禁忌证。

（2）相对禁忌证：心肺功能不全、恶性肿瘤腹壁转移、腹部开放性外伤、腹部疝囊缺损、肥胖、腹部手术后（如胃次全切除术后等）、腹膜透析、巨大食管裂孔疝、腹腔内病变（如肝脏肿大、脾脏肿大、中到重度腹腔积液、门静脉高压所致胃静脉曲张等）、全身性疾病（如近期发生心肌梗死、血流动力学不稳定、影响凝血功能的血液系统疾病、败血症等）。

### （三）操作器械

（1）电子胃镜或电子鼻胃镜，活检钳、圈套器等内镜附件。

（2）胃造瘘术包，按胃造瘘管内垫形态分为蘑菇头式、水囊式或叶片式。

### （四）术前准备

（1）询问患者口服抗凝血药情况；抽血检验血常规及凝血功能；心肺功能检查；行腹部影像学检查了解腹腔内脏器及腹腔积液情况和血管异常情况。

（2）术前禁食8小时。

（3）术前可选择行镇痛/镇静麻醉，如患者耐受性好也可不予麻醉。

（4）常规咽喉部喷洒或口服局部麻醉药麻醉。

（5）进行脉搏、末梢血氧及血压监测。

### （五）操作步骤

PEG主要分为4种基本方式：拖出法、推入法、引导法和直接法。

1. 拖出法

拖出法是最常用、经典的置管方法，术前对口腔、牙齿及咽部进行清洁，置管前后常规应用主要针对革兰阳性菌的抗生素预防感染（如头孢唑林等）。

（1）患者体位：在胃镜进镜时常采用左侧卧位，常规进入到十二指肠降段或水平段，排除幽门及十二指肠腔道梗阻并排除拟穿刺胃前壁部溃疡、静脉曲张、肿物及活动性出血灶等。胃镜退入胃腔后改体位为仰卧位，抬高床头15°来减少误吸发生，操作过程中及时通过吸引装置清除口咽部分泌物，对于血氧偏低患者及时予以吸氧。

（2）选择造瘘穿刺点：在正常解剖情况下造瘘穿刺点定位于左锁骨中线与剑突至脐上1/3处的区域，即在前正中线旁左侧肋缘下2~3指距离处（即3~5 cm处），Billroth Ⅱ术后患者则选择近左侧肋缘处，也可先用细针穿刺试验来确认穿刺安全通道，此时关闭室内灯光，用手遮挡拟穿刺部位光线，部分腹壁不透光病例通过指压胃前壁胃镜观察胃壁活动度来选择穿刺点。

（3）穿刺：麻醉针头可穿透胃壁进入胃腔了解拟穿刺安全通道位置，退出麻醉针后在拟穿刺点做约0.5 cm的皮肤切口。用一只手示指及拇指固定拟穿刺点皮肤，另一只手持套管针在穿刺点垂直腹壁穿刺进入胃腔，胃镜在胃腔内持续注气并实时监视穿刺针穿透胃壁，防止穿刺针误伤胃后壁。

（4）置入造瘘管：为防止胃腔内气体通过套管漏气影响胃镜视野可用手指稍封堵套管外口。经胃镜活检孔道置入能抓取导丝的附件（如活检钳、圈套器等），通过造瘘管向胃腔内注入生理盐水，胃镜直视下确认造瘘管通畅后退出胃镜，并局部消毒造瘘管附近皮肤后使造瘘管固定盘与腹壁保持恰当的紧张度后固定造瘘管。固定盘与腹壁紧张度如果过松可能会导致术后瘘口周围腹壁血管出血或腹腔感染，如果过紧可能导致腹壁皮肤或胃黏膜坏死，一般建议在胃造瘘管外固定盘和腹壁间留约0.5 cm的间隙即可。

（5）造瘘后处理：24 小时内禁食，之后开始通过造瘘管逐步增加管饲进食量，每次管饲前后予温开水冲洗造瘘管确保导管通畅，每天消毒并更换敷料一次至瘘管形成。

2. 推入法

推入法运用的胃造瘘管类似拖出法，其主要不同是推入法造瘘管有个坚硬的锥形头端，且导丝能从中通过。

推入法操作步骤：患者术前准备和穿刺点的选择同拖出法，退出穿刺针针芯后把一根较韧的导丝通过穿刺针的套管进入胃腔，退出胃镜把导丝带出患者的口腔外。把长度较长的造瘘管沿导丝推着通过口咽部及食管进入胃腔并从腹壁穿出，当导丝从造瘘管头端穿出时可抓住导丝并绷紧导丝来帮助更好地推动造瘘管，一旦造瘘管从腹壁穿出，即可抓住造瘘管锥形端的管壁把整根造瘘管拖入胃腔内。再次插入胃镜确认造瘘管头端内垫盘与胃壁适度贴紧，抽出导丝后用固定盘固定胃造瘘管。推入法与拖出法主要不同是前者先是沿着导丝把造瘘管推入胃腔并穿出腹壁再在腹壁外拖出剩余的造瘘管，而后者一直是通过在腹壁外的导丝把造瘘管拖入胃腔并拖出腹壁。

3. 引导法

引导法也是目前常用的 PEG 技术。

引导法操作步骤：术前可选择镇痛/镇静麻醉，患者取平卧位，常规胃镜检查进入胃腔。确定穿刺点，方法同拖出法，穿刺前通过麻醉针头进入胃腔所需长度来评估穿刺通路所需的长度，把鲋田式胃壁固定器的把持片调到所需刻度，用示指、中指和拇指固定住把持片于拟穿刺点上下两边各约 1 cm 处分别垂直腹壁刺入胃腔，通过旋转固定器蓝色针管上的圈套中心到黄色针头的下方，拔出固定器上黄色针管的针芯，缝线继续通过黄色针道进入圈套内并留出可拖出体外并可打结的长度，在两处缝线间的拟穿刺点做一小切口（约 5 mm），将有可剥除鞘套的"T"形 PS 穿刺针垂直刺入胃腔。此时可嘱助手提拉缝线展平腹壁帮助垂直穿刺，胃镜监视下见鞘套通过胃前壁，拔出穿刺针，留置可剥除鞘套，用手指暂时封堵住鞘套外口防止胃腔通过鞘套漏气，然后把水囊式造瘘管通过鞘套插入胃腔。出水囊注水口注入标示量的注射用水，胃镜直视观察水囊充盈，剥除鞘套，牵拉造瘘管贴住胃壁，通过造瘘管注水确保管道通畅，退出胃镜。调整胃造瘘管外固定盘，和腹壁间留约 0.5 cm 的间隙即可。术后 24 小时开始管饲，1 周左右拆除缝线，每天清洁瘘口周围皮肤及更换辅料至窦道形成。

4. 引导法与拖出法比较

带鞘管穿刺针穿刺前已将胃壁和腹壁用手术缝合丝线固定，穿刺针更易安全进针，且在有腹腔积液患者也可安全行 PEG；尚可避免在窦道形成时期腹壁与胃壁分离引起腹腔漏及腹腔感染的可能；不易形成长窦道。造瘘管是在带鞘管穿刺针进入胃腔内退出针芯直接从鞘管进入胃腔的，不需要经口咽及食管腔，因此采用引导法不同于拖出法及推入法，尤其适合头颈部肿瘤致口咽狭窄或食管上段肿瘤致食管狭窄的患者，还可减少造瘘口癌细胞的种植转移。胃镜在 PEG 术中仅起到监测及充气的作用，因此引导法只需要一次内镜的插入即可；只需要在原造瘘管内进入导丝，吸尽固定水囊内水后，退出造瘘管，再沿着导丝更换插入新的造瘘管，按水囊标识注入适量的注射用水，退出导丝，常规清洁创面及辅料覆盖瘘口皮肤。水囊造瘘管胃内水囊呈扁平型，末端突出 <4 mm，能减少胃后壁接触性溃疡发生。见表 9-3。

表 9-3 拖出法/推入法和引导法的比较表

| 术式 | 引导法 | 拖出/推入法 |
|---|---|---|
| 造瘘管进入胃腔方式 | 经皮 | 经口 |
| 术中内镜插入次数 | 1 次 | 2 次 |
| 胃壁腹壁固定 | 有 | 无 |
| 腹腔积液患者 | 适用 | 相对禁忌 |
| 口咽部细菌感染创面 | 无 | 有 |
| 肿瘤种植危险 | 无 | 有 |

5. 直接法

PEG 应用的主要目的是降低口咽部细菌感染造瘘口及口咽食管部恶性肿瘤的转移种植。拖入法造瘘管经过口咽部及食管进入胃腔，所以口咽部细菌感染造瘘口和口咽食管恶性肿瘤转移种植发生风险增加，虽然抗生素能预防部分口咽部细菌造瘘口的感染，但恶性肿瘤的转移种植不易防止，为了避免上述并发症发生的方法即造瘘管不通过口咽部及食管，可选择应用直接法。

## 二、经皮内镜下小肠造瘘术

经皮内镜下小肠造瘘术（PEJ）是在 PEG 的基础上，通过胃造瘘管置入小肠营养管，属于间接空肠造瘘。PEJ 具有胃肠减压及肠道营养的功能，并可减少胃食管反流致误吸的发生。

操作方法：完成常规 PEG 术后，在胃镜辅助下用附件（异物钳等）将软导丝头端抓住后拉到胃镜头端，随胃镜送过幽门口置入屈氏韧带远端的空肠。操作过程中胃镜尽可能深插入小肠，还可应用把持附件重复夹持靠近胃镜头端导丝→往小肠腔深部送一段距离后→松开导丝，再次夹持靠近胃镜头端导丝往小肠送的方法使导丝尽可能深插；助手同时在体外同步送导丝，导丝不宜输送过快，以防在胃腔内盘圈。导丝置入满意的深度后退出胃镜到胃腔内，也可同时行 X 线透视检查确认导丝位置。还可以在胃造瘘管直接置入一条小肠造瘘管后应用异物钳在胃镜直视下直接把小肠营养管送过幽门口进入小肠，或应用重复夹持靠近胃镜头端造瘘管壁→往小肠腔深部送一段距离后→松开异物钳，再次夹持靠近胃镜头端造瘘管壁往小肠送的方法把小肠造瘘管尽量往小肠深部送。术后需要区分小肠造瘘管末端"Y"形管的标示。

## 三、内镜下直接空肠造瘘术

预防性使用抗生素，予咪达唑仑和芬太尼或哌替啶做镇静麻醉。应用肠镜进行操作。常规消毒铺巾，先用肠镜检查到穿刺部位小肠排除阻止妨碍操作的病变。当肠镜通过屈氏韧带，并通过倾斜位 X 线透视确认内镜到皮肤的距离。合适的造瘘管穿刺位置由腹壁位置、皮肤到小肠腔的距离和穿刺通路上没有肠襻阻隔来确定。要避免在肋下区域穿刺。静脉注射胰高血糖素减少小肠蠕动。应用圈套器通过肠镜活检孔道进入空肠腔并打开圈套器，在 X 线透视指导下确定从皮肤到圈套器的合适穿刺通路。在皮肤做标记，局部麻醉后做皮肤小切开。用 18G 穿刺针在 X 线透视下选择安全通路从皮肤穿刺进入小肠腔，当肠镜见到穿刺针后，立刻把导丝通过穿刺针进入圈套器圈内，注意圈套器回缩时避免套到肠黏膜。可以先用圈套器套住穿刺针，在导丝进入肠腔后，再松开圈套器来套住导丝，然后收紧圈套器退出肠镜把导丝拖出患者口腔外，同时由助手帮助推送导丝进入穿刺针。扩张皮肤切口有利于造瘘管通过。当导丝拖出患者口腔外，退出穿刺针，在导丝引导下把造瘘管从造瘘口拖出，通常造瘘管内垫和皮肤间的距离为 3 ~ 6 cm。固定造瘘管。

## 四、PEG 的并发症预防与处理

约 8% 的 PEG 患者发生较严重并发症，有心力衰竭、误吸、胃肠出血、腹腔感染，死亡率为 1% ~ 2%。PEG 并发症包括：①上消化道内镜检查并发症，心肺（包括镇痛/镇静）并发症、误吸、出血、穿孔等。②PEG 术操作并发症，气腹（门静脉和肠系膜静脉积气）、结肠/小肠损伤、胃结肠皮肤瘘、肝/脾损伤、腹腔或后腹腔出血、腹壁出血。③PEG 术后（PEG 管使用及伤口）并发症，有瘘口周围疼痛、瘘口周围炎/脓肿/漏、PEG 造瘘部位疝、胃肠出血和溃疡、胃输入道梗阻、胃轻瘫、胃肠扭转、PEG 管移位或阻塞、造瘘口肿瘤种植、PEG 管置入后腹泻、管饲后的误吸等。

### （一）气腹

气腹为穿刺过程中，胃腔内气体进入腹腔，目前发生率约为 20%。气腹多可以逐渐自行吸收，如出现腹腔感染则需进行抗感染治疗甚至外科干预。穿刺过程中保持穿刺针垂直腹壁进针或应用引导法固定腹壁及胃壁可避免气腹发生。

## （二）结肠/小肠损伤

结肠损伤可发生在横结肠但少见，通过细心的穿刺点叩诊可以避免该并发症，也可通过 X 线透视来预防。有人建议在局部浸润麻醉到胃壁后，注射器以负压缓慢退针，如突然有粪水或多量气体进入注射器则提示穿刺通路可能通过结肠管腔。小肠损伤更少见，因为小肠通常被大网膜保护，如患者曾行腹腔手术则可能使得肠管与腹壁粘连导致小肠损伤。如发生肠内容物漏入腹腔可导致腹腔感染，需应用抗生素甚至外科干预。

## （三）瘘口周围皮肤感染

瘘口周围皮肤感染为常见并发症，可在 PEG 术前应用预防性抗生素来减少此并发症发生，但目前应用抗生素的种类尚无统一意见。预防性用药建议应用针对革兰阳性菌的抗生素，由于瘘口皮肤感染细菌也可能主要来源于消化道，此时建议应用头孢三代针对革兰阴性菌的抗生素。此外，预防瘘口皮肤感染还需定期清洁瘘口周围皮肤及更换敷料。

## （四）瘘口渗漏

瘘口渗漏是因为瘘口大于 PEG 管直径，输注的营养液沿 PEG 管周漏出，也称为外漏，通过更换直径更大的 PEG 管来解决。PEG 管移位脱落时，当瘘管已形成，即沿原瘘口把 PEG 管复位，如系 PEG 管破损或阻塞即予换管。需要注意的是当 PEG 管移位，复位不恰当时可能使瘘管进入腹腔，导致内漏发生腹腔感染，为一种严重的并发症，可能需外科干预。

## （五）误吸

通过清洁口咽部食管及胃内残留分泌物、管饲时保持半卧位及控制并逐渐增加营养液管饲量能预防误吸发生，尚可酌情应用促胃肠动力药物。如误吸引起吸入性肺炎，应予胸部 X 线片检查，进行有效的气道护理及抗感染治疗。

## （六）出血

腹壁出血常见，为操作时损伤腹壁血管所致，通常通过按压造瘘口区即可止血，如难以止血则需外科在出血区域缝扎几针。胃出血发生可能与 PEG 时穿刺点选在偏胃大弯侧有关，胃大弯侧浆膜血管网丰富，此时通过保持造瘘管内垫片和外固定盘合适紧张度来预防出血，酌情使用制酸药及止血药。也有报道 PEG 损伤大血管导致腹腔大量出血甚至腹膜后出血，通过外科干预达到止血的病例，但通过术前正确的评估通常可避免大出血发生。

## （七）胃结肠瘘

胃结肠瘘是由于穿刺时刺透横结肠脾曲和胃壁或术后造瘘管压迫过紧致部分横结肠坏死，胃腔与横结肠腔相通，小瘘口在拔出造瘘管后能自愈，如瘘口过大，可能需要外科干预。因为胃结肠瘘发生时临床症状多轻微，如发热及不全结肠梗阻，如未及时发现，更换造瘘管时进入结肠造成注入营养液时发生腹泻及脱水。

## （八）包埋综合征

如内垫片牵拉过紧可能导致此并发症的发生，即缺血坏死。此时可在局部麻醉下于皮肤做一小切口取出。

## （九）胃造瘘口处的肿瘤转移

应用拖出法和推入法可能会有口咽部及食管恶性肿瘤转移种植的风险，引导法和直接法则可有效降低该并发症的风险。

# 五、PEG 术后注意事项

（1）术后当天患者可行静脉营养，恰当应用抗生素。

（2）24 小时后经造瘘管进行营养素输注，输注方法可根据患者需要选择持续性滴入法或分次集中推入法进行管饲，营养液配方根据患者疾病状态、每日需要的能量及耐受程度来配制。每次进行营养液输注前后用温开水或生理盐水冲洗造瘘管来防止管道堵塞，如回抽量 >100 mL，考虑患者可能不耐受目前输注量，因此需进行促胃肠动力治疗及调整输注量；另外输注营养液的温度适宜（一般为 38 ~ 40℃）可减少患者的不适反应。

（3）进行管饲时尽量使患者坐位或半卧位，管饲结束后保持该体位 60 分钟。

（4）注意观察术后并发症的发生，定期清洁造瘘口周围皮肤，更换纱块预防瘘口周围感染，术后第 1 周每日至少清洁造瘘口并更换敷料 1 次。清洁造瘘口时转动瘘管 180°有利于窦道形成；窦道形成、造瘘口干燥无渗出可酌情进行造瘘口局部消毒，更换敷料。

（5）水囊法需要定期更换水囊内水。

（6）更换造瘘管时间。如造瘘管脱落，需及时插回瘘管，并来医院就诊。

（7）当患者可以通过口咽部自行进食时，即拔除胃造瘘管，但至少要求在窦道形成后方能拔除。拔除后用敷料覆盖造瘘外口，瘘口多可短期内自行封闭；水囊内垫的造瘘管可直接通过把水囊内水抽吸完后直接拔除，蘑菇头和分叶状内垫片的造瘘管则需先在胃镜直视下用圈套器套紧造瘘管内垫片后，在体外把造瘘管剪断，退出胃镜的同时将造瘘管经食管口咽部拖出。

# 第七节 早期大肠病变的内镜治疗

早期大肠病变如大肠癌癌前病变及早期癌被发现，并在内镜下通过微创治疗而达到治愈的目的。早期大肠病变主要指大肠癌癌前病变（如腺瘤性息肉等）及早期癌，也包括较小类癌等黏膜下肿物。

## 一、息肉切除术

### （一）适应证

（1）有蒂息肉：一般息肉大小没有限制，小于圈套器的直径。

（2）无蒂息肉：单纯高频电切除，直径应 <20 mm。

（3）多发息肉：有蒂或无蒂，散在分布，数目较少。

### （二）禁忌证

（1）大肠镜检查禁忌者。

（2）有蒂息肉，体积较大无法圈套或所处位置内镜接触困难、不易切除。

（3）直径 >20 mm 的广基息肉。

（4）多发息肉，密集分布，如家族性腺瘤性息肉病。

（5）息肉癌变（浸润深度超过黏膜下层浅层）。

### （三）术前准备

（1）了解患者，询问有无服用抗凝药物。

（2）肠道准备。

（3）准备术中所用治疗器械，如尼龙圈和金属夹、息肉回收器等，调整好电流强度及模式。

（4）一般不需特殊给予镇静及解痉药物，必要时可给予山莨菪碱、地西泮等解痉、镇静，或静脉麻醉。

### （四）操作步骤

（1）定位。首先，使内镜处于易控制状态，从而容易将息肉定位到最合适的部位；其次，尽可能把息肉置于活检孔出口部位；此外，尽可能使息肉全貌暴露于治疗视野，如为有蒂息肉，尽可能使蒂部清晰可见（如通过改变患者体位，利用重力尽可能看清病变的蒂部）。

（2）切除。直径 <5 mm 广基息肉可直接圈套切除或热活检钳电凝摘除。有蒂息肉，可直接圈套电切，操作时圈套器应尽量靠近头端圈套电切。为避免切除残基出血，可将切除残基用钛夹夹闭，对于细

长蒂息肉，也可先于蒂部钛夹夹闭，再行圈套切除；如蒂较粗，可用尼龙绳结扎蒂部后，在其上方行圈套切除。对于直径 10 mm 以上广基息肉，建议行黏膜切除术切除。

（3）切除息肉回收。较小息肉可直接通过吸引法将其吸入息肉回收装置，较大息肉退出体外收回。

## （五）并发症预防与处理

（1）出血。原因多为术中圈套收紧过快而发生机械切割或电流选择不当以及尼龙绳结扎过松或过紧等，部分为患者本身原因，如患有高血压、动脉硬化或凝血功能异常患者在焦痂脱落时易引发迟发性出血。出血后的止血措施主要是采用钛夹夹闭和尼龙绳结扎来止血。

（2）穿孔。相对少见，多为圈套器电切时距离肠壁太近或切除时圈套器收缩过慢，切割时间长而导致全层肠壁被灼伤。发生穿孔后可在内镜下用钛夹或尼龙绳闭合穿孔，如内镜下闭合条件差需经外科手术修补。

（3）浆膜炎。多为息肉切除时灼伤过深所致，大多数患者无临床症状，部分患者可出现术后腹痛、局部反跳痛，甚至肌紧张，但腹部 X 线平片无膈下游离气体。一般不需要手术，但需对症处理，数天后多能自愈。

# 二、内镜黏膜切除术

## （一）适应证

（1）广基隆起型息肉和扁平息肉，直径 <20 mm。
（2）直径 <20 mm 的侧向发育型肿瘤。
（3）黏膜内或黏膜下层浅层（SM1）癌，直径 <20 mm。
（4）直径 >20 mm 的侧向发育型肿瘤可行内镜黏膜分片切除术（EPMR）切除。
（5）直径 <10 mm 并尚未累及固有肌层的类癌。

## （二）禁忌证

浸润至或超出黏膜下层第二层（SM2）的结直肠癌；抬举征阴性的病变；术后吻合口周围变。

## （三）术前准备

同息肉切除术。

## （四）注射液选择

目前较常用的黏膜下注射液有以下几种类型，见表 9-4。

表 9-4　常用黏膜下注射液

| 注射液 | 持续时间 | 优点 | 缺点 |
|---|---|---|---|
| 生理盐水 | + | 价廉，易获得 | 弥散快，持续时间短，需反复注射 |
| 高渗盐水 | + + | 价廉，易获得 | 组织损伤，注射区局部炎症 |
| 高渗葡萄糖 | | | |
| 透明质酸 | + + + | 持续时间最长 | |
| 甘油果糖 | + + + | 对组织没有损伤，价格相对便宜，容易获取，易于保存 | 尚无相关报道 |
| 羟丙基甲基纤维素 | + + + | 价格相对便宜 | 组织损伤，注射区局部炎症 |
| 蛋白素 | + + | 易注射，易获取 | 价格贵 |
| 纤维蛋白原 | + + + | 易注射，维持时间长 | 价格贵，不易获取 |

## （五）操作步骤

### 1. 注射方法

在注射液内适量加入亚甲蓝或靛胭脂等有色溶液，以便更好地观察病变及判断切除深度。需考虑注射针刺入固有肌层或穿透肠壁，此种情况经缓慢回撤注射针并继续注射，病变可隆起。

2. 切除技术

（1）标准黏膜切除术：即用圈套器直接将注射隆起的病变圈套切除。

（2）透明帽辅助黏膜切除术（EMRCap，EMRC）：尤其适用于直肠小的 SMT（<10 mm），如类癌。

（3）结扎式黏膜切除术（EMRligation，EMRL）：用类似于食管静脉曲张套扎器将肿物从根部结扎，圈套器从结扎圈底部切除病变，适用于黏膜病变和类癌等小的黏膜下肿物。也可用尼龙绳替代。

（4）EPMR：如直径>20 mm 的侧向发育型肿瘤，可通过分次黏膜切除术将肿物切除。但该术式易导致病变组织残留，术后不易评判是否完整切除。

3. 切除标本回收及固定

切除标本用五抓钳或透明帽吸引取出回收。将其摊平，用不锈钢针适宜固定在泡沫板上，然后浸泡在 20% 的甲醛溶液中固定。

### （六）并发症预防与处理

1. 出血

最常见，其发生率约为 6%。可通过 APC 或热活检钳电凝止血。如为动脉出血，则不建议用 APC 止血治疗。可用热活检钳电凝止血或钛夹夹闭出血血管。

2. 穿孔

黏膜切除术穿孔发生率较低，且穿孔较小；如内科保守治疗无效，可开展外科腹腔镜下修补术。

3. 术后狭窄

切除病变范围较大，愈合后瘢痕形成可出现肠腔狭窄。

## 三、内镜黏膜下剥离术

### （一）适应证

（1）直径>2 cm 的黏膜内癌及黏膜下浅层癌（其形态包括侧向发育型和广基隆起型及凹陷型）。

（2）直径<2 cm 并尚未累及固有肌层的类癌。

（3）EMR 术后残留或复发病变。

### （二）禁忌证

（1）患心肺疾病、血液病、凝血功能障碍以及服用抗凝药的患者。

（2）病变浸润深度超过黏膜下层浅层（SM1）。

### （三）术前准备

（1）询问患者有无服用抗凝药物。

（2）充分肠道准备。

（3）告知患者家属术中可能出现的突发情况。

（4）准备术中所用治疗器械，如高频电发生器、各种剥离刀（如 Dual 刀、IT 刀、Hook 刀、Flush 刀、海博刀等，根据术者个人使用情况选择）、注射针、止血钳、金属夹等。内镜前端安装透明帽，最好选择连接 $CO_2$ 气泵，连接副送水装置，调整好电流强度及模式。

（5）准备黏膜下注射液、黏膜染色剂。

（6）一般选择清醒镇静则可，必要时给予全身静脉麻醉。

### （四）操作步骤

（1）大肠病变边界清晰，一般不需要切开前标记，但对于与周围正常黏膜色泽几乎一样的大肠侧向发育型肿瘤，建议标记。

（2）切开黏膜层，从病变口侧开始。对于大肠 ESD，在剥离前不一定要全周切开，可部分注射后就开始剥离，分步交替进行。

（3）在剥离前对切开黏膜层后露出的黏膜下层进行修整，给予一定程度的深切并切透黏膜下层，以利于后续完整剥离。

（4）剥离过程中，可通过患者体位变换利用重力作用以及使用透明帽推开黏膜下层组织，以便更好地显示剥离视野，使 ESD 更安全而顺利地进行。

（5）对于直肠下段及肛管病变，可通过反转镜身操作。病变在直肠，从口侧向肛侧开始切开剥离，如病变在肛管，则从肛侧先开始处理。

### （五）并发症预防与处理

1. 出血

是 ESD 中最常见的并发症。

（1）出血预防：①术前停用抗凝药物治疗 1 周。②可通过凝固电流模式将小血管所在部位切开，如遇粗的血管，不要轻易切开。③在肿瘤完整剥离后，预防止血处理。

（2）出血处理：一旦发生出血，经送水冲洗出血灶，明确出血部位，小的血管可直接通过剥离刀电凝止血，较大血管则需通过热活检钳电凝止血，必要时在不影响进一步剥离情况下也可以使用钛夹夹闭。

2. 穿孔

大肠 ESD 穿孔发生率高于胃，术中发生率 $1.4\% \sim 10\%$，迟发型穿孔发生率为 $0.3\%$。

（1）穿孔主要原因：大肠壁薄，管腔窄，内镜操控性差；肠道内气体注入过多导致肠道内高压，使肠壁更薄；止血时电凝时间长或热止血钳压迫肠壁。

（2）穿孔处理方法：尽快吸引肠内液体，变换体位使肠液不漏出至腹腔内；尽量采用 $CO_2$ 注气，以防大量空气进入腹腔无法吸收而加重气腹。较小穿孔可直接使用钛夹缝合，如穿孔较大可使用双通道内镜，用尼龙绳和钛夹荷包缝合。患者需禁食并给予抗生素抗感染治疗。对于迟发性穿孔，原则上需进行紧急外科手术。

# 参考文献

［1］吴孟超，李梦东．实用肝病学［M］．北京：人民卫生出版社，2011．

［2］辛维栋．临床常见肝胆疾病诊治与护理［M］．青岛：中国海洋大学出版社，2015．

［3］孙忠人，赵旭，谷慧敏．实用肝胆病临床手册［M］．北京：中国中医药出版社，2015．

［4］鲁晓岚，戴菲，龚均．简明实用肝脏病学［M］．西安：世界图书出版西安有限公司，2014．

［5］程星容．消化系统影像学［M］．上海：上海科学技术出版社，2010．

［6］陈筱菲，黄智铭．消化系统疾病的检验诊断［M］．北京：人民卫生出版社，2016．

［7］李荣宽，陈骏，王迎春．消化内科处方分析与合理用药［M］．北京：军事医学科学出版社，2014．

［8］唐承薇，张澍田．内科学—消化内科分册［M］．北京：人民卫生出版社，2015．

［9］罗健，刘义兰．消化内科临床护理思维与实践［M］．北京：人民卫生出版社，2013．

［10］林三仁．消化内科学高级教程［M］．北京：人民军医出版社，2014．

［11］刘晓政．新编临床消化内科疾病诊疗精要［M］．西安：西安交通大学出版社，2014．

［12］谢代彬，郑肖瑾．消化性溃疡合并幽门螺杆菌感染患儿奥美拉唑四联疗法治疗效果分析［J］．中华医院感染学杂志，2016，26（5）：1146-1148．

［13］袁耀宗．消化性溃疡诊断与治疗规范（2016年，西安)［J］．中华消化杂志，2016，36（8）：508-513．

［14］周广玉，吴海静．肝硬化合并上消化道出血患者行系统性护理干预对其疗效的影响［J］．现代消化及介入诊疗，2016（2）：352-354．

［15］艾永华．奥美拉唑联合奥曲肽治疗老年性消化性溃疡并上消化道出血的临床观察［J］．临床军医杂志，2015，43（8）：793-796．

［16］李君，沉承武．消化系统临床药理学［M］．北京：人民卫生出版社，2010．

［17］杨东华．消化系统疑难病例分析［M］．北京：人民卫生出版社，2013．

［18］张俊勇．消化系统疾病临床诊疗学［M］．北京：科学技术文献出版社，2013．

［19］赵玉沛，吕毅．消化系统疾病［M］．北京：人民卫生出版社，2015．

［20］张春清，王强修．消化系统疾病介入治疗学［M］．北京：人民军医出版社，2011．

［21］莫剑忠，江石湖，萧树东．江绍基胃肠病学［M］．上海：科学技术出版社，2014．

［22］叶丽萍，张金顺．消化内镜新技术治疗图谱［M］．北京：科学出版社，2016．

［23］高峰玉，解祥军，陈宏辉，等．实用临床胃肠病学［M］．北京：军事医学科学出版社，2015．

［24］王云祥，王锡山．胃肠肝胰肿瘤淋巴系统解剖与临床［M］．北京：人民卫生出版社，2015．

［25］陆伟．TH肝癌非手术治疗［M］．北京：人民卫生出版社，2015．